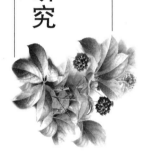

中药刺五加

神经保护作用研究

卢芳　刘树民　主编

项目支持

国家科技重大新药创制候选药物研究

国家自然科学基金

黑龙江省杰出青年科学基金

中国中医药出版社

·北　京·

图书在版编目（CIP）数据

中药刺五加神经保护作用研究/卢芳，刘树民主编 . —北京：中国中医药出版社，

2016. 9

ISBN 978 - 7 - 5132 - 3605 - 8

Ⅰ. ①中… Ⅱ. ①卢… ②刘… Ⅲ. ①刺五加 - 中枢神经系统疾病 - 中药

疗法 - 研究 Ⅳ. ①R289. 56

中国版本图书馆 CIP 数据核字（2016）第 210157 号

中国中医药出版社出版

北京市朝阳区北三环东路 28 号易亨大厦 16 层
邮政编码 100013
传真 010 64405750
三河市双峰印刷装订有限公司印刷
各地新华书店经销

开本 710 × 1000 1/16 印张 25 插页 1 字数 416 千字
2016 年 9 月第 1 版 2016 年 9 月第 1 次印刷
书 号 ISBN 978 - 7 - 5132 - 3605 - 8

定价 59. 00 元
网址 www. cptcm. com

社长热线 010 64405720
购书热线 010 64065415 010 64065413
微信服务号 zgzyycbs

书店网址 csln. net/qksd/
官方微博 http：//e. weibo. com/cptcm

淘宝天猫网址 http：//zgzyycbs. tmall. com

刺五加，又名五加参，原产于黑龙江省山区。属五加科，与人参是同一科，性温，味辛，微苦，无毒，入脾、肾、心经，具有益气健脾、补肾安神之功。可用于治疗脾肺气虚，体虚乏力，食欲不振，肺肾两虚，久咳虚喘，肾虚腰膝酸痛，心脾不足，失眠多梦，自古即被视为具有添精补髓及抗衰老作用的良药。19世纪50年代起，国内外开展了诸多针对刺五加的开发研究。结果发现，刺五加中含有多种皂苷类化合物，可调节中枢神经系统的兴奋和抑制过程，临床常用于治疗神经衰弱等症；刺五加还对心脑血管系统、内分泌系统、免疫系统等有良好的调节作用，且具有抗疲劳、防止记忆衰退、抗癌和适应原样等作用。其作用是非特异性的，毒性很小。刺五加药用价值不仅能与人参相媲美，而且它的生理活性在增强机体防御力方面还优于人参，因而更受国际人士的欢迎。

有关刺五加的文献研究多夹有对五加皮的介绍，这实际上是将刺五加与五加属其他中药混为一谈，如"五加治风湿，壮筋骨，其功良深，宁得五加一把，不用金玉满车"，又"文章作酒，能成其味，以金买草，不言其贵"，这是对五加皮的赞誉而非刺五加。这极易误导人们认识和使用中药刺五加，也会对刺五加的临床安全使用及合理开发带来不利的影响。本书作者正本清源，以便为医家正确研究刺五加的作用提供完整历史资料。

本书作者及其研究团队在国家多项课题基金支持下，通过大量科学研究，创新性发现刺五加是一味重要的神经元保护剂，对于一些神经退行性疾病，如帕金森病有非常好的预防和治疗作用。如此将最新的研究成果呈现给广大科技人员，势必推动该领域的学术发展。

此书是我国中医药学界第一部全面介绍中药刺五加的书籍，奠定了中药刺五加的合理、可持续应用的基础。有鉴于此，在此书即将出版之际，欣然为序。

中华中医药学会中药基本理论分会主任委员
北京中医药大学基础医学院方药系主任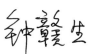

2016年6月

刺五加为五加科植物刺五加 *Acanthopanax senticosus*（Rupr. et Maxim.）Harms 的干燥根和根茎或茎，其根、根茎、树皮、叶、茎、果实均可供药。刺五加属五加科，与人参同属一科。该药性温，味辛、微苦，无毒，入脾、肾、心经。能扶正固本，补肾健脾，益智安神。主治脾肾阳虚、腰膝酸软、体虚乏力、失眠多梦、食欲不振。现代研究表明，刺五加有促性腺、抗疲劳和防止记忆衰退等活性，特别是所含的多种糖类及刺五加苷是理想的干扰素（IFN）促诱生剂，可提高机体内 IFN 水平，增强机体免疫力。

早在 1959 年，前苏联科学院远东分院生物活性物质研究所的研究人员发现，刺五加的药理作用与人参十分近似，它们均能提高机体对多种（物理性、化学性和生物性）有害物质的抵抗力，使紊乱的生理功能趋于正常，提高体力和脑力劳动的效能，黑龙江省祖国医药研究所（现黑龙江省中医药科学院）于 1972 年开始对刺五加进行全面发掘、利用和整理提高，在老年慢性气管炎研究过程中发现，刺五加的扶正固本作用效果较好，无不良反应，对神经衰弱、性功能减退、冠心病、白细胞减少症等病，亦有良好的疗效，成为五加属最具开发价值的种类。

随着科学技术的发展，高科技仪器的问世，人们对刺五加植物的研究越来越深入、透彻，从整株植物到各有效部位的单体成分，从以根皮煎药到片剂、口服液，人们对刺五加资源的开发和应用越来越广泛。刺五加除临床应用外，还可用于保健、食品、饮料和日用化工等方面，现已有刺五加酒、刺五加茶、五加参冲剂、刺五加果汁奶、刺五加鲜野菜、刺五加系列化妆品等。

本书分上、下两篇。上篇刺五加研究综述，包括刺五加的文献研究、刺五加的现代基础研究、刺五加的现代临床应用；下篇为刺五加治疗帕金森病的实验研究，共分八章：从刺五加治疗帕金森病的有效部位的确定，再到有效组分的确定；进而通过整体实验及体外实验对刺五加有效组分及其中的有效成分治疗帕金森病的药效学和作用机制进行深入研究，同时引入代谢组学方法进行刺五加药效学与作用机制研究，并借助 UPLC‒Q‒TOF/MS 仪器完成了刺五加的体内代谢和肠道菌群代谢研究，而且构建了 α‒突触核蛋白的病毒转染系统，完成了刺五加有效组分对转染 α‒Syn 的 SH‒SY5Y 细胞调控及机制研究，获得了大量的实验数据和研究成果。

本书编写以科学精神为指导，力求对中药刺五加进行客观、全面的阐述，以便临床医师及科研工作者查阅。刺五加神经保护作用实验研究，是为了抛砖引玉，为科研人员深入研究刺五加或进行其他中药的实验研究提供参考。

本书以黑龙江省高等学校科技创新团队长期实验为基础，由于水平有限，经验不足，加之时间仓促，书中若有不足之处，希望广大科技人员和读者提供宝贵意见，以便再版时修订提高。

编　者

2016 年 5 月于哈尔滨

目　　录

上篇　刺五加研究综述

下篇 刺五加治疗帕金森病的实验研究

刺五加研究综述

第一章　刺五加的文献研究

药用五加首载于《神农本草经》。五加根、茎、叶皆可入药，但最早记载的入药部位是其根、茎之皮，故称之为五加皮。历代本草著作中没有中药"刺五加"的明确记载，关于刺五加的论述也莫衷一是，故本书中将刺五加的文献研究做为一项重要内容全面论述，为刺五加的临床应用及科学研究奠定坚实的理论基础。

第一节　刺五加概述

刺五加（*Acanthopanacis Senticosi* Radix et Rhizoma Seu Caulis）为五加科植物刺五加 *Acanthopanax senticosus*（Rupr. et Maxim.）Harms 的干燥根和根茎或茎。春、秋两季采收，洗净，干燥。

一、植物形态

灌木；茎通常被密刺并有少数笔直的分枝，有时散生，通常很细，长，常向下，基部狭，一般在叶柄基部刺较密。小叶 5，有时 3，纸质，有短柄，上面有毛或无毛，幼叶下面沿脉一般有淡褐色毛，椭圆状倒卵形至矩圆形，长 7 ~ 13cm，边缘有锐尖重锯齿；叶柄长 3 ~ 12cm，小叶柄长 0.5 ~ 2cm。伞形花序单个顶生或 2 ~ 4 个聚生，具多花，直径 3 ~ 4cm，总花梗长 5 ~ 7cm，无毛；花梗长 1 ~ 2cm；萼无毛，几无齿至不明显的 5 齿；花瓣 5，卵形；雄蕊 5；子房 5 室，花柱合生成柱状。果几球形至卵形，长约 8mm，有 5 棱。

二、药材性状与鉴别

1. 性状

本品根茎呈结节状不规则圆柱形，直径 1.4 ~ 4.2cm。根呈圆柱形，多扭曲，长 3.5 ~ 12cm，直径 0.3 ~ 1.5cm；表面灰褐色或黑褐色，粗糙，有细纵沟和皱纹，皮较薄，有的剥落，剥落处呈灰黄色。质硬，断面黄白色，纤维性。有特异香气，味微辛、稍苦、涩。

本品茎呈长圆柱形，多分枝，长短不一，直径 0.5~2cm。表面浅灰色，老枝灰褐色，具纵裂沟，无刺；幼枝黄褐色，密生细刺。质坚硬，不易折断，断面皮部薄，黄白色，木部宽广，淡黄色，中心有髓。气微，味微辛。

2. 鉴别

（1）本品根横切面：木栓细胞数十列。栓内层菲薄，散有分泌道；薄壁细胞大多含草酸钙簇晶，直径 11~64μm。韧皮部外侧散有较多纤维束，向内渐稀少；分泌道类圆形或椭圆形，径向径 25~51μm，切向径 48~97μm；薄壁细胞含簇晶。形成层成环。木质部占大部分，射线宽 1~3 列细胞；导管壁较薄，多数个相聚；木纤维发达。

根茎横切面：韧皮部纤维束较根为多；有髓。

茎横切面：髓部较发达。

（2）取本品粉末 5g，加 75% 乙醇 50mL，加热回流 1 小时，滤过，滤液蒸干，残渣加水 10mL 使溶解，用三氯甲烷振摇提取 2 次，每次 5mL，合并三氯甲烷液，蒸干，残渣加甲醇 1mL 使溶解，作为供试品溶液。另取刺五加对照药材 5g，同法制成对照药材溶液。再取异嗪皮啶对照品，加甲醇制成每 1mL 含 1mg 的溶液，作为对照品溶液。照薄层色谱法（《中国药典》2015 年版四部通则 0502）试验，吸取上述三种溶液各 10μL，分别点于同一硅胶 G 薄层板上，以三氯甲烷–甲醇（19：1）为展开剂，展开，取出，晾干，置紫外光灯（365nm）下检视。供试品色谱中，在与对照药材色谱相应的位置上，显相同颜色的荧光斑点；在与对照品色谱相应的位置上，显相同的蓝色荧光斑点。

三、产地与采收加工

1. 产地

刺五加生于山地林下及林边，主要生长在寒温带的大陆东北及俄罗斯西伯利亚，其中以中国黑龙江省流域产量最大，分布于黑龙江省的小兴安岭、完达山及张广才岭等山区。在中国吉林、辽宁、河北、山西等省也有分布，向南往西，可经长白山雾灵山到太行山，向北往东，可达朝鲜、日本北海道。

产地：辽宁省丹东、庄河、风城、宽甸、桓仁、本溪、新宾、海城、营口、盖县、辽阳、清原、西丰、开原、铁岭、彰武、绥中等地；吉林省吉林、永吉、桦甸、磐石、蛟河、敦化、通化、集安、抚松、长白、浑江、靖宇及延边地区；黑龙江省小兴安岭、老爷岭、张广才岭、完达山脉等山区，大量生长。内蒙古自治区、河北省、陕西省、山西省、甘肃省、四川省、安徽省、云南省和湖北省等已有生产。

2. 采收加工

（1）采收：刺五加栽植 3 年后即可采收，采收一般在春、秋两季进行，洗净，干燥。挖根一般在秋季进行，应挖侧面根，不能伤及主根。断侧根应距离主根 20cm 以外。

（2）加工：除去杂质，洗净，稍泡，润透，切厚片，干燥。本品饮片呈类圆形或不规则形的厚片。根和根茎外表皮灰褐色或黑褐色，粗糙，有细纵沟和皱纹，皮较薄，有的剥落，剥落处呈灰黄色；茎外表皮浅灰色或灰褐色，无刺，幼枝黄褐色，密生细刺。切面黄白色，纤维性，茎的皮部薄，木部宽广，中心有髓。根和根茎有特异香气，味微辛、稍苦、涩；茎气微，味微辛。

四、性能主治

1. 性味与归经

辛、微苦，温。归脾、肾、心经。

2. 功用主治

益气健脾，补肾安神。用于脾肺气虚，体虚乏力，食欲不振，肺肾两虚，久咳虚喘，肾虚腰膝酸痛，心脾不足，失眠多梦。

五、用量与使用注意

1. 用法用量

9 ~ 27g（2015 年版《中国药典》）；5 ~ 12g（《中华临床中药学》1998 年）。内服：煎汤，6 ~ 15g；或入丸、散；泡酒。外用：适量，研末调敷；或鲜品捣敷（《中华本草》1999 年）。

2. 使用注意

阴虚火旺者慎服（《中药大辞典》）；实证、热证者忌服（2015 年版《中国药典》）；"远志为使。畏蛇皮、玄参"（《本草经集注》）；"下部无风寒湿邪而有火者不宜用，肝肾虚而有火者亦忌之"（《本草经疏》）；"肺气虚、水不足二者禁用"（《得配本草》）。

第二节　刺五加药材的本草考证

一、别名

豺节五加（《名医别录》），五加参（黑龙江），老虎钉子（东北、河北涿鹿），刺拐棒、茨拐棒（东北），刺木棒（辽宁），刺花棒（本溪），刺老鸦子（开原），刺针（临江），一百针（兴隆），五加皮木（朝鲜北部）。

二、本草沿革

古代本草未见刺五加的记载，《神农本草经》只记载五加皮。《名医别录》云："生汉中及冤句。"《蜀本草》云："今所在有之。"《本草图经》云："今江淮湖南州郡皆有之。"据《中国植物志》记载，刺五加分布于黑龙江、吉林、辽宁及河北、山西等地。与《名医别录》《蜀本草》及《本草图经》所述产地不符。但按历代本草对五加皮原植物形态描述分析，古代所用五加皮应来自五加科五加属（Acanthopanax）的多种植物，也可能包括刺五加 *Acanthopanax senticosus*（Rupr. et Maxim.）Harms 在内，近代亦有以刺五加根皮代五加皮药用的记载。

关于五加皮原植物的形态，梁代陶弘景（452—536 年）在其《名医别录》（502—530 年）中写道："五加皮五叶者良。"宋代苏颂（1020—1101 年）的《图经本草》（1062 年）描述五加："高三五尺，上有黑刺，叶生五叉作簇者良。四叶、三叶者多，为次。每一叶下生一刺，三四月开白花，结细青子，至六月渐黑。"《本草纲目》称："此药以五叶交加者良，故名五加，又名五花。"此外，在《经史证类大观本草》（1108 年）、《本草纲目》及《植物名实图考》（1848 年）等重要本草书籍中，还绘有此药原植物的形态图。

在全世界范围内，五加属植物共有 30 余种，而中国产五加属植物共有 27 种，分布几乎遍及全国，供药用的达 13 种以上。加之我国古代对五加的使用存在着根、茎、皮、叶等药用部位的不同，此外又有别名、异名等名称上的混淆，因此，存在着品种及名称上的使用混乱。即使是现代的中药材使用上，也存在着较为普遍的混用现象。《中国药典》收录了五加皮（五加科五加属细柱五加的根皮，又称南五加）、刺五加（五加科五加属刺五加的根及根茎）、香加皮（萝藦科植物杠柳的根皮，又称北五加）3 个易混品种，而本书所论述的是刺五加。

附：关于刺五加与五加皮异同的讨论

刺五加为五加科植物。五加科五加属数种五加的根皮均入药，名为五加皮，刺五加亦属于五加皮中之一种。然刺五加与五加皮的原植物不同，入药部位有别，功用有异。

刺五加为五加科植物刺五加 *Acanthopanax senticocus*（Rupr. et Maxim.）Harms 的干燥根及根茎。而五加皮为五加科植物细柱五加 *A. gracilistylus* W. W. Smith.、粗叶五加 *A. nenryi*（div.）Harms、刺五加 *A. senticocus*（Rupr. et Maxim.）Harms、无梗五加 *A. Sessiliflorus*（Rupr. et Maxim.）Seem、轮伞五加 *A. Verticillatns* Hoo. 的根皮。

刺五加具有健脾益气，补肾安神功效，适用于脾肺气虚、脾肾阳虚、心脾两虚之证，亦可用于风湿痹痛之虚实夹杂证。五加皮能祛风湿，强筋骨，补肝肾，适用于风寒湿痹、筋骨挛急、腰痛、阳痿、脚弱、小儿行迟、体虚乏力、水肿、脚气等。

三、药性与功效主治文献记载

1. 药性

2015 年版《中国药典》收载刺五加："辛、微苦，温。归脾、肾、心经。"此可做为刺五加药性的标准。此外，由于古代著作对五加的药性有论述上的差异，为适应读者不同的要求，本书将五加属植物在该论著中的名称与药性分述如下：

南五加皮（五加皮、五加）药性：辛、苦，温。归经：肝、肾经。

（1）《神农本草经》：五加皮味辛，温。

（2）《名医别录》：五加苦，微寒，无毒。

（3）《药性论》：有小毒。

（4）《医林纂要》：苦微辛，寒。

（5）《四川中药志》：性温，味甘，无毒。

（6）《雷公炮制药性解》：入肺、肾二经。

（7）《本草经疏》：入足少阴、厥阴经。

北五加皮（香加皮）药性：辛、苦，温；有毒。归经：肝、肾、心经。

（1）《四川中药志》：性微温，味甘，有毒。

（2）《河北中药手册》：性温，味辛。

（3）《陕甘宁夏中草药选》：味辛苦，性温，有毒。

2. 功用

2015 年版《中国药典》记载刺五加具有益气健脾，补肾安神之功。可用于治疗脾肺气虚，体虚乏力，食欲不振，肺肾两虚，久咳虚喘，肾虚腰膝酸痛，心脾不足，失眠多梦。

此外，《实用补养中药》将刺五加归属于补气药，具有补虚扶弱的功效，可来预防或治疗体质虚弱之证候，滋补强壮，延年益寿。古代文献中标有"五加"的功效与主治如下。

（1）《神农本草经》：主心腹疝气，腹痛，益气疗躄，小儿不能行，疽疮阴蚀。

（2）《本草经疏》：五加皮，观《本经》所主诸证，皆因风寒湿邪伤于（足少阴、厥阴）二经之故，而湿气尤为最也。《经》云，伤于湿者，下先受之。又云，地之湿气，感则害人皮肉筋脉。肝肾居下而主筋骨，故风寒湿之邪，多自二经先受，此药辛能散风，温能除寒，苦能燥湿，二脏得其气而诸证悉瘳矣。又湿气浸淫，则五脏筋脉缓纵；湿气留中，则虚羸气乏。湿邪既去，则中焦治而筋骨自坚，气日益而中自补也。其主益精强志者，肾藏精与志也。

（3）《名医别录》：疗男子阴痿，囊下湿，小便余沥，女人阴痒及腰脊痛，两脚疼痹风弱，五缓虚羸，补中益精，坚筋骨，强志意。

（4）《药性论》：能破逐恶风血，四肢不遂，贼风伤人，软脚，臀腰，主多年瘀血在皮肌，治痹湿内不足，主虚羸，小儿三岁不能行。

（5）《日华子本草》：明目，下气，治中风骨节挛急，补五劳七伤。

（6）《本草纲目》：治风湿痿痹，壮筋骨，其功良深，宁得一把五加，不用金玉满车，又"文章作酒，能成其味，以金买草，不言其贵"。

（7）《本草再新》：化痰除湿，养肾益精，去风消水，理脚气腰痛，治疮疥诸毒。

（8）《陕西中草药》：活血消肿，治风湿关节痛，阴囊湿疹，跌打损伤，水肿，小便不利。

（9）《云南中草药》：治跌打损伤，骨折，疮毒，疟疾。

（10）《药性类明》：两脚疼痹，风湿也。五加皮苦泄辛散，能治风湿。《药性论》言其破逐恶风血。破逐恶风血，即治痹之义也。朱丹溪治风湿脚痛加减法云，痛甚加五加皮。可见其逐恶血之功大也。

（11）《本草求真》：五加皮，脚气之病，因于风寒湿三气而成，风胜则筋骨为之拘挛。湿胜则筋脉为之缓纵，男子阴痿囊湿，女子阴痒虫生，小儿脚软。寒胜则血脉为之凝滞，筋骨为之疼痛，而脚因尔莫行。服此辛苦而温，辛则气顺而化痰，苦则坚骨而益精，温则祛风而胜湿，凡肌肤之瘀血，筋骨之风邪，靡不因此而治。盖湿去则骨壮，风去则筋强，而脚安有不理者乎？但此虽属理脚之剂，仍不免有疏泄之虞，须于此内参以滋补之药，则用之历久而不变矣。

（12）《本草思辨录》：五加皮，宜下焦风湿之缓证。若风湿搏于肌表，则非其所司。古方多浸酒酿酒，及酒调末服之，以行药势。心疝少腹有形为寒，肺热生痿躄为热，《本经》并主之。五加皮辛苦而温，惟善化湿耳。化其阴淫之湿，即驱其阳淫之风。风去则热已，湿去则寒除。即《名医别录》之疗囊湿、阴痒、小便余沥、腰脚痛痹、风弱、五缓，皆可以是揆之。

参考文献

［1］朱有昌．东北药用植物［M］．哈尔滨：黑龙江科学技术出版社，1989.

［2］肖培根．新编中药志（第一卷）［M］．北京：化学工业出版社，2002.

［3］中国卫生部药政管理局，中国药品生物制品检定所．现代实用本草（上册）［M］．北京：人民卫生出版社，1997.

［4］石福臣．黑龙江省植物志［M］．哈尔滨：东北林业大学出版社，2003.

［5］李时珍．本草纲目［M］．北京：人民卫生出版社，1982.

［6］国家药典委员会．中华人民共和国药典（一部）［M］．北京：中国医药科技出版社，2010.

［7］全国中草药汇编编写组．全国中草药汇编（下册）［M］．北京：人民卫生出版社，1975.

［8］雷载权，张廷模．临床中药学［M］．北京：人民卫生出版社，1998.

［9］黑龙江祖国医药研究所．中国刺五加研究［M］．哈尔滨：黑龙江科学技术出版社，1981.

［10］国家药典委员会．中华人民共和国药典（第一部）［M］．北京：化学工业出版社，2005.

［11］王锦鸿，陈仁寿．临床实用中药词典［M］．北京：金盾出版社，2003.

［12］国家中医药管理局《中华本草》编委会．中华本草［M］．上海：上海科学技术出版

社，1999.

[13] 江苏新医学院．中药大辞典［M］．上海：上海科学技术出版社，1977.

[14] 苏盛刚．刺五加的人工种植、管理与采收［J］．养殖技术顾问，2010，(7)：72.

[15] 李维贤，曹先兰．古代药用"五加"品种的探讨［J］．新中医，1984，5 (4)：22－24.

[16] 宋学华，徐国均．中药五加皮的本草考证［J］．新中医，1985；(5)：53.

[17] 顾哲明，及元乔，吴爱民，等．古代五加药用品种的再考证［J］．中国中药杂志，1993，18 (3)：131－133.

[18] 黄贵生，王贵华．中药材刺五加简介［J］．中药材科技，1980，(4)：27－29.

[19] 杨羽，王琦，宋凤瑞，等．刺五加叶的研究进展［J］．吉林农业，2011，(4)：325－326.

[20] 谢新，狄留庆．刺五加叶化学成分和药理作用研究进展［J］．中国现代中药，2008，10 (11)：6－8.

[21] 陈凌，王利．刺五加叶皂苷研究进展［J］．兰州大学学报（医学版），2005，(3)：91－93.

[22] 刘兵，杨春梅，睢大员，等．刺五加叶皂苷对急性血瘀模型大鼠血液流变学的影响［J］．武警医学，2004，15 (7)：498－501.

[23] 王药默，陈长勋，季敏，等．刺五加花的药理作用研究［J］．中药药理与临床，1985：176.

[24] 丛登立，王浩天，高笑一，等．刺五加果的抗疲劳作用［J］．吉林大学学报（医学版），2010，36 (5)：891－894.

[25] 闫兆威．刺五加果肉化学成分及其药理活性的研究［D］．吉林大学，2011.

[26] 何景．我国五加科的属种数、属间亲缘关系和地理分布［J］．厦门大学学报，1961，(1)：1－11.

第二章 刺五加的现代基础研究

伴随着现代科学的发展，人们对刺五加植物的研究也越来越深入透彻。本章对刺五加的化学成分进行了全面的梳理，介绍了自 1986 年以来研制出的各种刺五加制剂，详尽阐述了刺五加有效成分的提取工艺、质量控制和含量测定，并从现代科学研究角度详细介绍了刺五加现代药理作用、现代分子生物学作用机制及刺五加的药代动力学研究情况。

第一节 刺五加的化学成分

刺五加的多种临床功效与它所含活性成分有关，而这些成分的种类、来源、分布部位不同，便是该药物多靶点、多药效的关键所在。刺五加根茎含有多种苷类及糖类，如三萜类皂苷、木脂素苷、鹅掌揪苷、异嗪皮啶、芝麻脂素和多糖。其叶和花中含有黄酮，果实含有水溶性多糖，全株均含有挥发油。

一、苷类

苷类分布广泛，由于苷元的结构类型不同，各种结构类型的苷类在植物中的分布情况亦不一样。刺五加根茎中所含的苷类是其主要活性成分之一，总苷在根和茎中的含量分别占干药材重量的 0.6% ~0.9% 和 0.6% ~1.5%。

从根茎中已分离出 7 种刺五加苷（刺五加苷 A、B、C、D、E、F、G），包括甾体苷类胡萝卜苷（刺五加苷 A，$C_{35}H_{60}O_6$）、酚式苷类紫丁香酚苷（刺五加苷 B，$C_{17}H_{24}O_9$）、香豆精苷类 7 - 羟基 - 6,8 - 二甲氧基香豆精葡萄糖苷（刺五加苷 B_1，$C_{17}H_{20}O_{10}$），乙基半乳糖苷（刺五加苷 C，$C_8H_{16}O_6$），木质素苷类紫丁香树脂酚二糖苷（刺五加苷 D 和 E，$C_{22}H_{26}O_8$，二者是异构体）；此外，还有刺五加苷 F 和 G，含量比例为 8：30：10：12：4：2：1。研究表明，茎中刺五加苷 B 的含量略高于根部，而刺五加苷 E 的含量则略低于根部。这几种苷中刺五加苷 A 为胡萝卜素，人参中也含这类成分。在人体内能促进胆固醇的排泄，防治血液中胆固醇含量过高症。刺五加苷 B 为紫丁香苷（syringin），是刺五加的主要强壮成分，有促性腺、抗辐射、抗疲劳等作用，具有与人参皂苷相似的生理活性，并且是一种强的抗肝毒药物，其恢复微粒体酶系统的酶活性及抑制脂质过氧化作用可以促进肝毒物代谢并改善肝功能使之正常化。20 世纪 90 年代，kujawa 从根的甲醇提取物中又分离出来两种三萜皂苷，是原报春花素 A 的糖苷。

　　随着刺五加叶皂苷（ASS）活性的不断凸显，已经发现其具有对糖尿病的降糖作用及其合并症的治疗作用，抗肿瘤作用，对供体心脏的保护作用等，因此对刺五加茎叶化学成分的研究也在逐步深入。刺五加叶中除含有刺五加苷 B、K 和 Saponin－1 三种已知成分外，邵春杰等在刺五加叶中发现了 13 种新的化合物，命名为刺五加苷 A_1、A_2、A_3、A_4、B、C_1、C_2、C_3、C_4、D_1、D_2、D_3 和 E，均为三萜皂苷，A_3、A_4、D_3 的苷元为首次从天然界中分离出来。而齐墩果酸被认为是我国目前首次从植物中发掘出来的治疗急性黄疸性肝炎和慢性病毒型肝炎较理想的药物，以它为配基的刺五加叶苷 I、K、L、M 等也从刺五加的茎叶中被分离出来。吴立军等分得新的化合物刺五加酮和新刺五加酚两个新木脂素的化合物 salvadoraside，并首次分得阿魏葡萄苷。Sangyong Park 等人从无刺刺五加叶的甲醇提取物中获得 4 种新的三萜类化合物，均为 3,4－开环－羽扇豆烷型－三萜苷。张杰等从种子中分离出 3 种三萜苷，分别为：3－O－rhamnopyranosyl－（1－2）－arabinopy－ranosyl oleanolic acid、hederagenin－3－O－β－glucuronopyranoside、oleanolic acid－3－O－β－glucuronopyranoside。王大明分离得到豆甾醇葡萄糖苷。

刺五加苷A

刺五加苷B

刺五加苷B_1

刺五加苷C

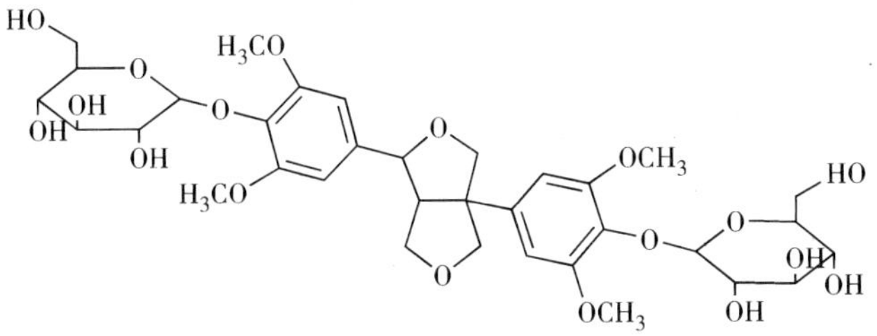

紫丁香树脂酚双糖苷

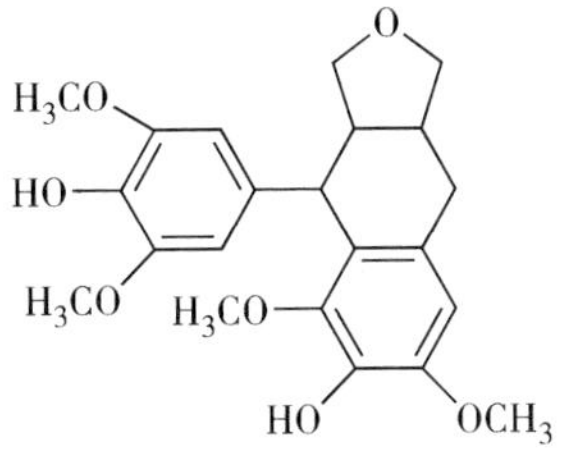

新刺五加酚

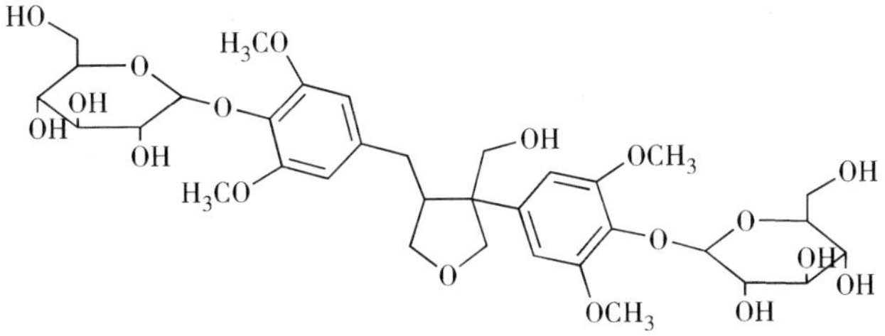

salvadoraside

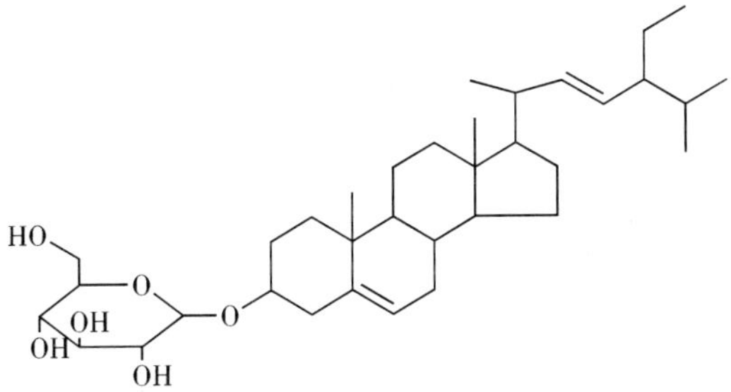

豆甾醇葡萄糖苷

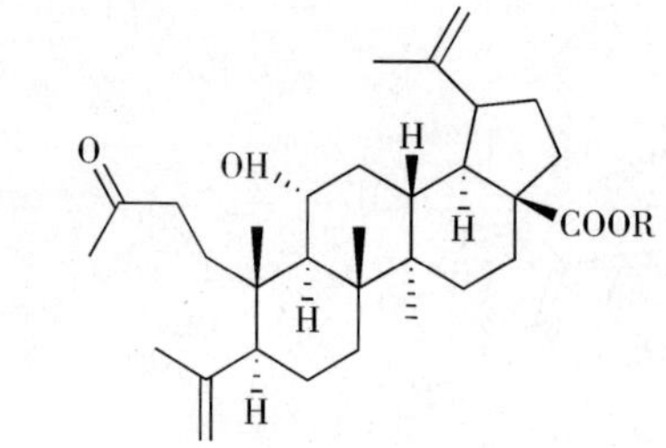

inermomoside

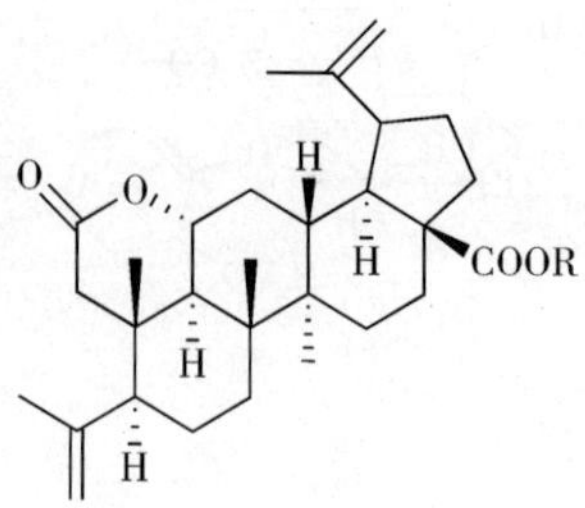

1-deoxychiisanoside

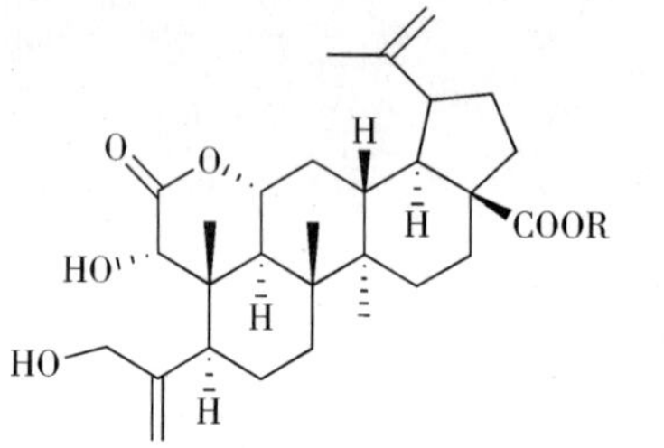

24-hydroxychiisanoside

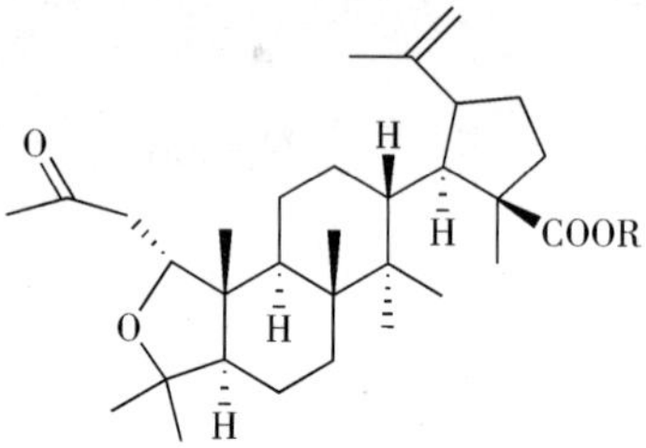

11-deoxyisochiisanoside

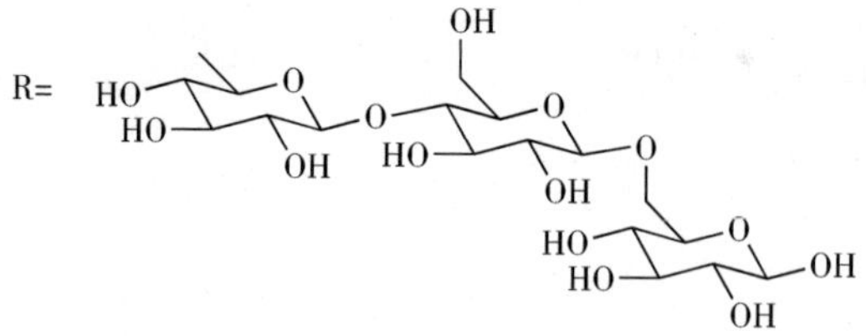

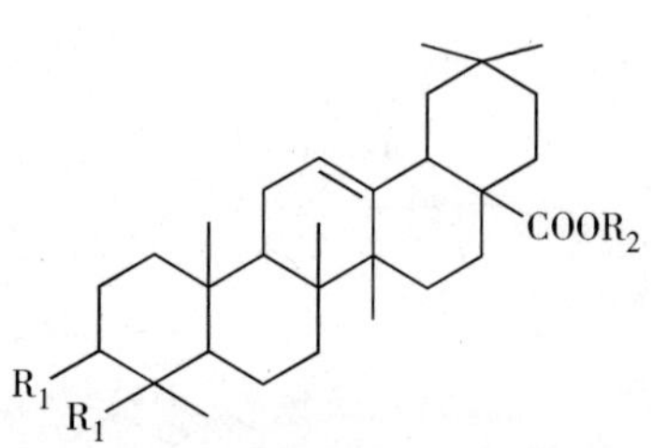

R=

	R_1	R_2
ciwujianosides A_1	-ara（2-1）-glc	-glc（6-1）-glu（4-1）-rha
ciwujianosides A_2	-ara（4-1）-glc	-glc（6-1）-glu（4-1）-rha
ciwujianosides A_3	-ara（2-1）-rha	-glc（6-1）-glu（4-1）-rha
ciwujianosides A_4	-ara	-glc（6-1）-glu（4-1）-rha
		|6
		Ac
ciwujianosides D_3	-ara（2-1）-glc	-glc（6-1）-glu（4-1）-rha
		|6
		Ac

二、多糖

糖类物质是多羟基（2个或以上）的醛类（aldehyde）或酮类（ketone）化合物，是人体所必需的一种营养素，经人体吸收后马上转化为碳水化合物，以供人体能量。主要分为单糖、低聚糖和多糖。单糖分子为六碳单分子链，人体可以直接吸收再转化为人体之所需。低聚糖含有2~10个单糖单位，彼此以糖苷键连接，水解以后产生单糖。低聚糖又叫寡糖。自然界以游离状态存在的低聚糖主要有二糖如麦芽糖、蔗糖和乳糖，三糖如棉籽糖。多聚糖则是由10个以上单糖分子聚合而成，经水解后可生成多个单糖或低聚糖。可分为均一多糖和不均一多糖两类。由一种单糖缩合形成的多糖称为均一多糖，如淀粉、纤维素等；由2种以上单糖或其衍生物缩合形成的多糖称为不均一多糖。

多糖类化合物广泛存在于动物细胞膜和植物、微生物的细胞壁中，是构成生命的四大基本物质之一，也具有多种生物效应。

刺五加中含有的多糖具有抗肿瘤作用，对人体免疫功能亦有一定影响。组成包括葡萄糖、果糖、阿拉伯糖等。刺五加含2%~6%碱性多糖及2.3%~5.7%水溶性多糖。刺五加多糖中，PES-A与PSE-B都为均一体，其分子量分别为7000和7600。其中，PES-A的单糖摩尔比为：葡萄糖∶半乳糖∶阿拉伯糖约为3.3∶2∶1，分子中主要为$1-3\alpha-D-$葡萄吡喃糖及一些$1\rightarrow2$与$1\rightarrow4$连结的吡喃型乙醛糖。刺五加多糖AS Ⅱ和AS Ⅲ经分析证明也为均一多糖，平均分子量分别为150000和30000。其中AS Ⅱ主要为$\alpha-$糖链，而AS Ⅲ主要为$\beta-$糖链。经分析，AS Ⅱ是由单一葡萄糖组成的葡聚糖，而AS Ⅲ是由阿拉伯糖、木糖、4-甲氧基葡萄糖醛酸组成，其单糖摩尔比为1∶11∶1的异木聚糖。

三、微量元素

人体由80多种元素所组成。根据元素在人体内的含量不同，可分为宏量元素和微量元素两大类。对于植物，微量元素通常情况下直接或间接由土壤供给。

刺五加叶中含有多种微量元素，包括Al、Fe、Ca、Mg、B、Ba、Cd、Co、Cr、Cu、La、Mu、Mo、Ni、P、Pb、Sr、Ti、V、Y、Zn、Be。

四、氨基酸

氨基酸（amino acid）是含有氨基和羧基的一类有机化合物的通称。它在抗体内具有特殊的生理功能，是生物体内不可缺少的营养成分之一。现已经发现的天然氨基酸有 300 多种，其中人体所需的氨基酸约有 22 种，分非必需氨基酸和必需氨基酸（人体无法自身合成）。

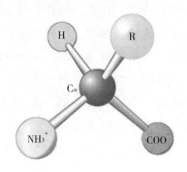

氨基酸通式

　　刺五加的茎叶中含有多种氨基酸，包括天门冬氨酸、丝氨酸、甘氨酸、缬氨酸、异亮氨酸、酪氨酸、赖氨酸、精氨酸、苏氨酸、谷氨酸、丙氨酸、蛋氨酸、亮氨酸、苯丙氨酸、组氨酸、脯氨酸。这 16 种氨基酸中有 7 种是人体必需的氨基酸。在所含有的 7 种必需氨基酸中，赖氨酸（lysine）可以促进大脑发育，是肝及胆的组成成分，能促进脂肪代谢，调节松果腺、乳腺、黄体及卵巢，防止细胞退化；苯丙氨酸（phenylalanine）参与消除肾及膀胱功能的损耗；蛋氨酸（甲硫氨酸，methionine）参与组成血红蛋白、组织与血清，有促进脾脏、胰脏及淋巴的功能；苏氨酸（threonine）有转变某些氨基酸达到平衡的功能；异亮氨酸（lsoleucine）参与胸腺、脾脏及脑下腺的调节及代谢；脑下腺属总司令部作用于甲状腺、性腺；亮氨酸（leucine）用于平衡异亮氨酸；缬氨酸（valine）作用于黄体、乳腺及卵巢。

五、黄酮类物质

　　黄酮类化合物泛指 2 个具有酚羟基的苯环（A 与 B 环）通过中央三碳原子相互连结而成的一系列化合物，其基本母核为 2 – 苯基色原酮。黄酮类化合物广泛分布于植物界，是目前倍受关注的天然活性产物之一。在植物的花、叶、果实等器官中多以苷类形式存在，在植物的木质部则多以游离态存在。

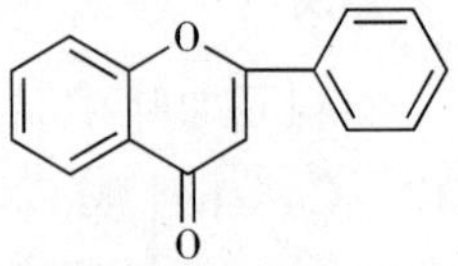

黄酮基本结构

黄酮的功效有很多，它是一种很强的抗氧剂，可有效清除体内的氧自由基，如花青素、花色素可以抑制油脂性过氧化物的全阶段溢出，这种阻止氧化的能力是维生素 E 的 10 倍以上，这种抗氧化作用还可以阻止细胞的退化、衰老，防止癌症的发生。黄酮还可改善血液循环，降低胆固醇，这些作用大大降低了心脑血管疾病的发病率，也可改善心脑血管病的症状。黄酮类化合物花色苷酸在动物实验中被证明可以降低 26% 的血糖和 39% 的三元脂肪酸丙酯，这种降低血糖的功效是很有效的，但更重要的是它对稳定胶原质的作用，因此它对糖尿病引起的视网膜病及毛细血管脆化有很好的作用。黄酮可以抑制炎性生物酶的渗出，可以增进伤口愈合和止痛，栎素由于具有强抗组织胺性，可以用于各类敏感症。

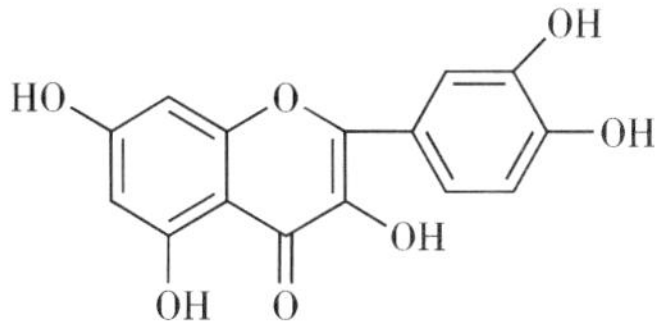

榭皮素

榭皮苷

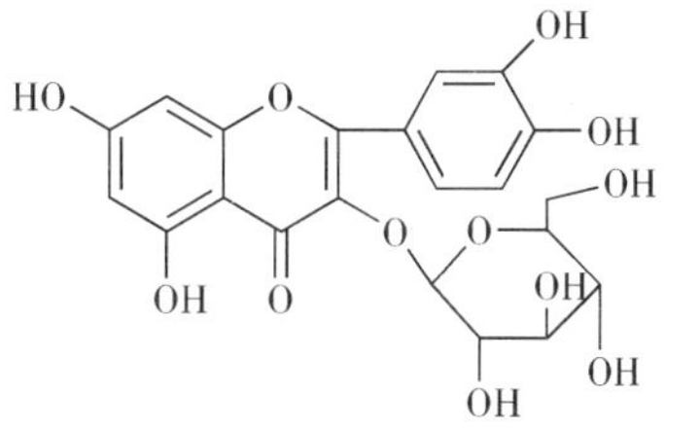

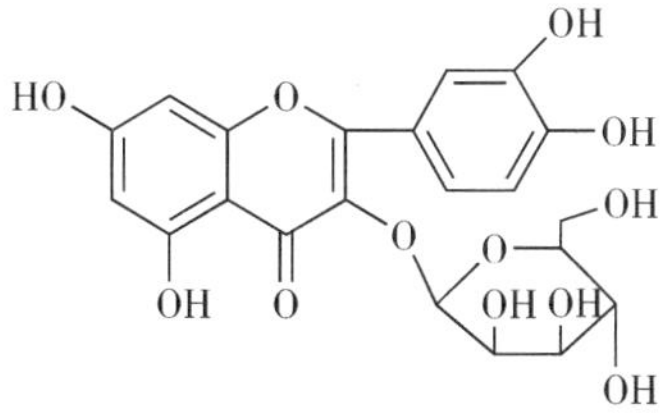

金丝桃苷

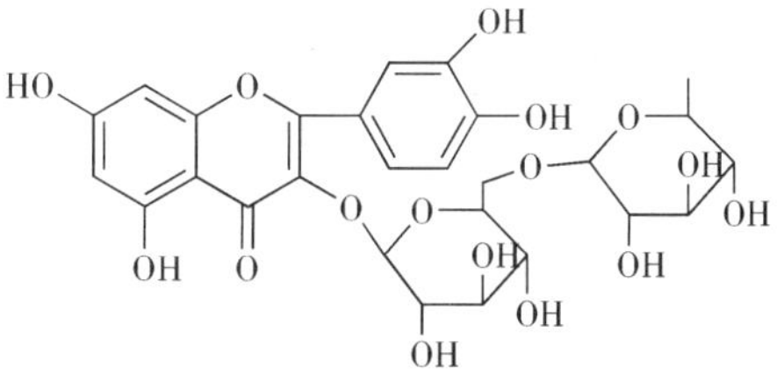

芦丁

陈貌连等发现刺五加叶中含有槲皮素、槲皮苷（槲皮素－3－O－鼠李糖）、金丝桃苷（槲皮素－3－O－半乳糖）和芦丁（槲皮素－3－O－芦丁糖）。后经刘芳芳等人测定，槲皮素叶中含量最高，为 0.0382%；槲皮素鼠李糖苷花蕾中含量最高，为 4.4312%；金丝桃苷花蕾中含量最高，为 2.4161%。在所发现的以上黄酮类化合物当中，金丝桃苷是从刺五加中分离出来的第一个黄酮类化合物，它属于黄酮醇类。据报道该成分有止咳祛痰作用，药理实验证明，它具有明显提高动物耐低压、耐氧能力和镇静效果，对垂体后叶素引起的急性心肌缺血有保护作用，并能调节肌体新陈代谢的机能，提高肌体对有害刺激因子（如寒冷、灼热、过度疲劳、X 射线照射等）的非特异性抵抗力。而槲皮素也有较好的祛痰、止咳作用，并有一定的平喘作用。此外还有降低血压、增强毛细血管抵抗力、减少毛细血管脆性、降血脂、扩张冠状动脉、增加冠脉血流量等作用。可用于治疗慢性支气管炎，对冠心病及高血压患者也有辅助治疗作用。

六、其他成分

除了以上成分外，还有其他许多成分也相继被发现。赵余庆等从刺五加根皮提取物中分离和鉴定了八种脂肪酸类及其酯类化合物，它们分别为油酸甲酯、油酸乙酯、10,13-十八碳二烯酸甲酯、10,13-十八碳二烯酸乙酯、肉豆蔻酸棕榈酸、9,11-十八碳二烯酸和十六碳三烯酸，以上各成分均是从刺五加中首次分离得到。他还从根皮中分离出硬脂酸、β-谷甾醇、芝麻素白桦脂酸、苦杏仁苷、蔗糖及具有促性腺和细胞素作用的活性成分 liriodnchin。从根和根皮的水提物中分得反式4,4'-二羟基-3,3-二甲氧基芪（trans-4,4'-dihydroxy-3,3-dimethoxystilene）和7-羟基-6,8-二甲基香豆素即异嗪皮啶（isofraxidin）。在刺五加的果肉中也存在大量脂溶性成分，闫兆威从中鉴定的13个成分，占样品总量的71.85%，包括8种酯类、4种烷烃类和1种角鲨烯类脂溶性成分，其中，主要成分为油酸乙酯（17.79%）、邻苯二甲酸二丁酯（9.48%）、角鲨烯（9.03%）、棕榈酸乙酯（6.37%）和二十一烷（4.65%）。脂溶性成分中含量较高的油酸乙酯（17.79%）可增加药物透皮吸收；棕榈酸乙酯（6.37%）通过静脉注射可以延长脾脏清除血液中受损红细胞的时间；角鲨烯（9.03%）类成分在血液中具有很强的输送活性氧的能力，不仅可增强机体生理功能提高免疫力，还有助于抵抗紫外线伤害，是性能优良的血液输氧剂和生物抗氧化剂。

总体来看，科学家们已经从刺五加的各个部分提取并发现了多种活性化学成分，但这些成分对于其多靶点、多功效的特点还是解释的不足，不能一一诠释，因此对于其有效化学成分的研究还需要不断的探索和发掘。

紫丁香树脂酚   异嗪皮啶

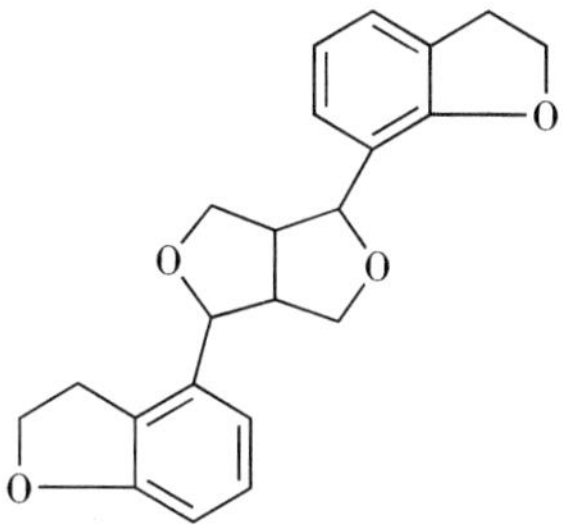

芝麻脂素

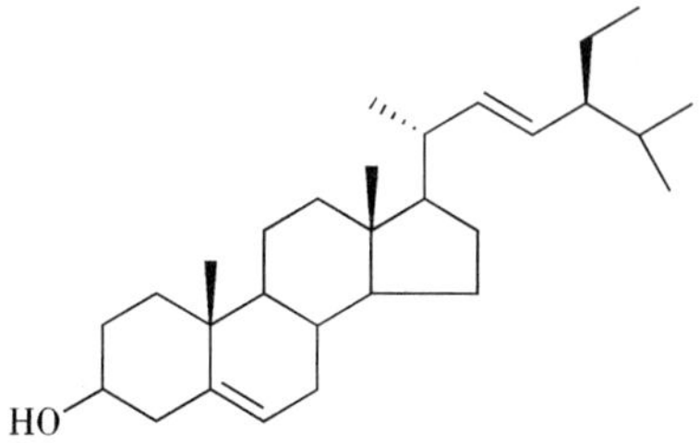

谷甾醇

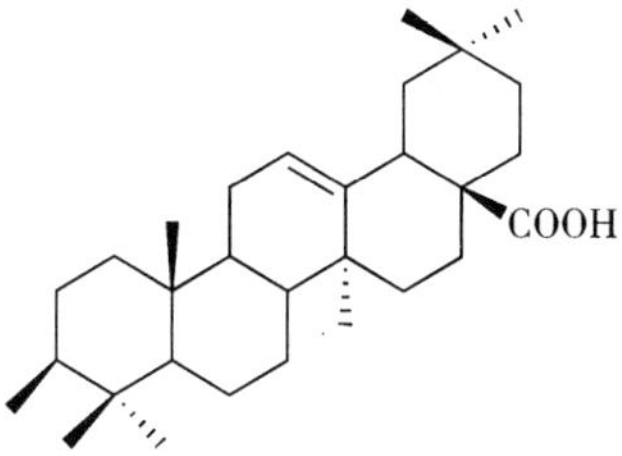

齐墩果酸

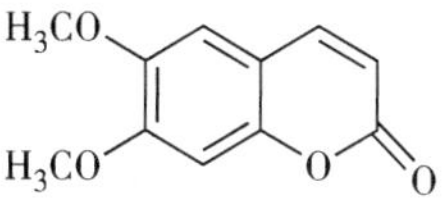

滨蒿内酯

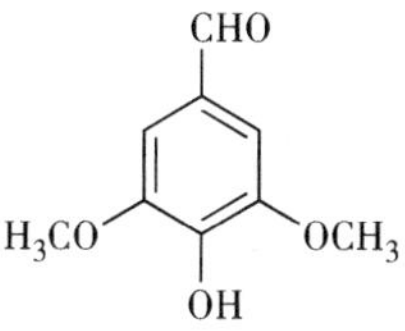

丁香醛

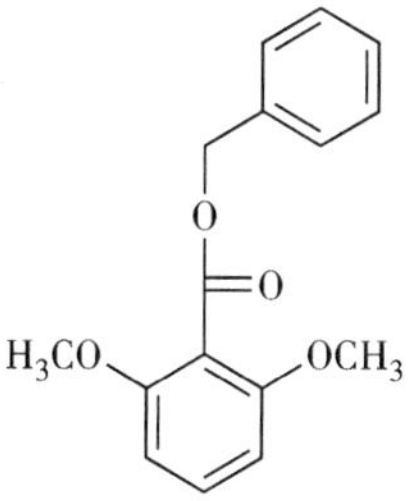

2,6-二甲氧基苯甲酸苄酯

第二节 刺五加现代药学研究

一、刺五加制剂品种

（一）固体制剂

1. 刺五加片

刺五加浸膏 150g，辅料适量。取刺五加粗粉 3000g，加 7 倍量 75％乙醇回流 12 小时，滤过；滤液回收乙醇，浓缩成稠浸膏 150g；取刺五加稠浸膏，加辅料适量，混匀，制颗粒，压制成 1000 片，包糖衣。本品除去糖衣后呈棕褐色，味微苦、涩。本品除去糖衣，研细，加乙醇提取液滤过，滤液加 3% 碳酸钠溶液与新制的重氮对硝基苯胺试液即显红色。本品以甲醇做溶剂测定浸出物，每片含浸出物不得少于 80mg。

曲中原等采用 L_9（3^4）正交试验法考察刺五加总苷提取的各影响因素（A：乙醇体积分数、B：溶剂量、C：提取次数），以多指标（刺五加总苷收率、丁香苷质量分数及浸膏得率）综合评分法进行直观分析及方差分析，确定最佳提取工艺条件。试验结果表明，影响刺五加总苷提取的主要因素为 B（溶剂量），优选出最佳提取工艺条件为乙醇体积分数 60%，10 倍量，提取 2 次，每次 1 小时。曲中原等又采用 L_9（3^4）正交试验法考察影响片剂制备工艺的各因素（A：淀粉用量、B：糊精用量、C：蔗糖用量），以多指标综合评分法进行直观分析及方差分析，筛选出符合片剂成型质量要求的处方，并运用高效液相色谱法测定刺五加总苷片中紫丁香苷的量，对制剂的质量标准进行研究（本品每克刺五加总苷片中含紫丁香苷不得少于 4mg）。结果最佳处方为：刺五加总苷浸膏粉末 20g，淀粉 10g，糊精 15g，蔗糖 2g。

2. 刺五加王浆片

刺五加浸膏 100g，王浆粉 56.7g，辅料适量。取刺五加浸膏与辅料混匀，制粒，干燥，加入王浆粉，混匀，压制成 1000 片，片心重 0.22g，包糖衣。除去糖衣呈棕褐色，味微苦。除去糖衣，加水提取滤过，取滤液加 0.2% 茚三酮试液，呈紫色。本品除去糖衣，研细，加乙醇提取滤过，滤液加 3% 碳酸钠溶液与新制的重氮对硝基苯胺试液 1~2 滴，显红色。

3. 五加首乌片

刺五加浸膏 75g，制何首乌 360g，辅料适量。先取制何首乌 140g 粉碎成细粉，过筛；另取制何首乌 220g 加水煎煮 2 次，滤过，合并滤液，浓缩，干燥，粉细粉。将上述 2 种何首乌细粉与辅料及预热的刺五加浸膏混匀，制粒，干燥，压制成 1000 片，包糖衣，即得。每基片重 0.26g。除去糖衣后呈黄棕色，味微苦、涩。本品除去糖衣研细，加甲醇振摇，滤过。取滤液加 10% α - 萘酚的乙醇溶液 1~2 滴，摇匀，沿管壁加硫酸 1mL，显紫红色环；取滤液加 3% 碳酸钠溶液与新配制的重氮对硝基苯胺试液 1~2 滴，即显红色。取本品细粉适量，另取制首乌粉 0.5g，刺五加浸膏，分别加入甲醇回流，滤过，滤液点于同一层析纸上，用醋酸 - 盐酸 - 水（30：3：10）上行展开，取出，晾干后置紫外灯下观察：首乌液与供试品溶液在相应位置的斑点显亮紫色荧光，刺五加浸膏液与供试品溶液在相应位置的斑点显亮蓝色荧光。

4. 复方刺五加片

刺五加浸膏 50g，玉竹 200g，黄芪 100g，当归 100g，维生素 B₁ 5g。以上五味，黄芪、当归及玉竹 1/2 量粉碎成粗粉，照渗滤法，用 60% 乙醇做溶媒，依法制成流浸膏；其余玉竹粉碎成细粉，过筛；将刺五加浸膏、上述流浸膏、药粉、维生素 B₁ 及适量辅料混匀，制粒，干燥，压制成 1000 片，片心重 0.37g，包糖衣。本品除去糖衣后，呈棕褐色，味微苦。

5. 刺五加脑灵口腔崩解片

刺五加脑灵口腔崩解片是由我国《中药部颁标准》第 18 册收载的刺五加脑灵液改变剂型而得。用于心脾两虚、脾肾不足所致的心神不宁，失眠多梦，健忘，倦怠乏力，食欲不振。谢瑛等通过研究得出，刺五加脑灵口腔崩解片处方：刺五加浸膏 15g，五味子流浸膏 15g，微晶纤维素 30g，甘露醇 30g，低取代羟丙基纤维素 10g，硬脂酸镁 1g，聚乙烯吡咯烷酮适量，共制成 1000 片。制备方法：取处方量刺五加浸膏和五味子流浸膏（每 1g 浸膏相当于原药材 3g）、微晶纤维素、甘露醇、低取代羟丙基纤维素分别研细，过 4 号筛，混合，将聚乙烯吡咯烷酮溶于适量 60% 乙醇中做为黏合剂，制软材，湿法制粒，60℃鼓风烘干，过筛后，加硬脂酸镁，整粒，混匀，压片，即得。

（二）液体制剂

1. 刺五加浸膏

刺五加（粗粉）1000g，75% 乙醇适量。刺五加粗粉加 7 倍量的 75% 乙醇，加热回流提取 12 小时，滤过，滤液回收乙醇，浓缩成浸膏 50g，即得。本品为黑褐色的稠膏状物；具刺五加特殊香气，味略苦涩。本品用 40 倍量乙醇溶解，取其滤液加 3% 碳酸钠溶液 1mL 与新制的重氮对硝基苯胺试液 2 滴，即显红色；另取其滤液加 5% 亚硝酸钠溶液与 10% 硝酸铝溶液稍放置，加氢氧化钠试液即显红棕色。在 105℃干燥至恒重，减失重量不得超过 20.0%；依《中国药典》1990年版规定的铁盐检查法检查，与标准铁溶液 1.5mL 制成的对照溶液比色，不得更深（0.003%）；用 20 倍量甲醇做溶剂，浸出物不得少于 60.0%。

2. 刺五加补膏

刺五加 400g，枸杞子 80g，五味子 125g，黄芪 80g，蜂蜜 200g，饴糖 700g，

香精适量。取上药四味，粉碎。分别用4倍量70%乙醇回流2次，滤过；合并滤液，回收乙醇，浓缩成膏，将各膏与蜂蜜及饴糖、香精混匀，制成1000g，分装。本品为黄褐色稠厚的半流体；味酸、甜。含总黄酮量按无水芦丁计算应不低于45%（mg/g）。

3. 复方刺五加糖浆

刺五加浸膏20g，五味子流浸膏10g，乙醇300mL，蔗糖300g，水适量。用乙醇150mL和水适量溶解刺五加浸膏后，再加入五味子流浸膏，搅匀，静置澄清，取上清液，备用。蔗糖加水溶解，煮沸30分钟，滤过；加入上述清液及剩余的乙醇，搅匀，加水至1000mL，搅匀，滤过，分装，即得。本品为棕色的黏稠液体；味甜、酸。本品甲醇提取液加10% α-萘酚试液，加浓硫酸，呈紫红色环；加3%碳酸钠溶液后加新配制的重氮化试剂应呈红色。

4. 刺五加冲剂

刺五加水浸膏700g，糊精12g，白糖12000g。刺五加水浸膏加60%乙醇适量，搅匀；加白糖粉和糊精，混匀，制粒，减压干燥，整粒，即得。本品为淡黄色颗粒，本品溶液与碳酸钠及重氮对硝基苯胺试液反应显红棕色，与三氯化铁及铁氰化钾混合显绿色。

5. 五加参精

刺五加清膏175g，蜂蜜200g，苯甲酸钠3g，乙醇90mL。刺五加酌情予碎断，加水煎2次，滤过，合并滤液，浓缩至相对密度为1.10的浸膏（80℃测），放冷。加3倍量乙醇，静置，上清液回收乙醇并浓缩至相对密度为1.26的清膏（80℃测）。清膏用乙醇处理2次，静置。上清液回收乙醇，加炼蜜、乙醇、苯甲酸钠，加水至1000mL，搅匀，静置，滤过，按每支10mL分装。本品为红褐色澄明液体，味甘、苦、微辛。本品加入5%亚硝酸钠溶液与10%硝酸铝溶液及1mol/L的氢氧化钠试剂，应显红色，pH值应为4.0~5.0，相对密度应为1.05以上。

6. 五加参归芪精

刺五加200g，黄芪200g，当归100g，蜂蜜500g，山梨酸2g，枸橼酸钠6g。取刺五加加水煎煮4次，滤过，合并滤液，浓缩至糖浆状；加入3倍量95%乙醇，放置，滤过，浓缩，加明胶液至无沉淀产生，再加入5倍量95%乙醇，放置，滤过，浓缩至稠膏状备用。取黄芪、当归加水煎煮3次，滤过，合并滤液，浓缩至糖浆状；以3倍量95%乙醇处理3次，浓缩至稠膏状备用；将蜂蜜加热熔化，将刺五加、黄芪、当归浸膏加水溶解滤过，滤液加入蜂蜜中，搅匀，依次加入山梨酸醇液及枸橼酸钠液，加蒸馏水至1000mL，静置2天，滤过分装。本品为橙色黏稠澄明液体，味甜。pH值4.5~5.5，相对密度1.14~1.16。

7. 五加参蛤蚧精

刺五加130g，蛤蚧（去鳞、头足）2.4g，肉苁蓉50g，人参50g，人参露（加工红参或人参的蒸馏液）350mL。以上五味，刺五加制成刺五加浸膏；蛤蚧粉碎成粗粉，加稀乙醇30mL，浸渍7天后，滤过，滤液回收乙醇，浓缩至60mL，加3倍量乙醇，搅拌，静置24小时，滤过，滤液回收乙醇，浓缩至6mL；肉苁蓉粉碎成粗粉，加热回流提取2次，每次2小时，合并提取液，滤过，浓缩至5mL，加乙醇，静置24小时，滤过，滤液浓缩至无醇味，加蒸馏水适量溶解，滤过；人参酌予碎断，加3倍量稀乙醇回流提取5次，合并提取液，浓缩，加3倍量乙醇，搅拌，静置24小时，取上清液另置，沉淀用3倍量65%乙醇洗脱，合并上清液与洗脱液，回收乙醇，浓缩至适量，蔗糖制成单糖浆，加入人参浓缩液中，搅拌，混匀，加水制成500mL。将上述刺五加浸膏、蛤蚧、肉苁蓉提取物加蒸馏水稀释后加入人参糖浆、人参露350mL及山梨酸1.14g（醇溶），搅拌混匀，加水至1000mL，低温静置，滤过，滤液加香精适量，混匀，分装，每支10mL。本品为棕黄色的澄明液体；气香，味甜、微苦。pH值4.0~5.0。

8. 刺五加注射液

刺五加（全株）1000g，注射用水适量。将刺五加全株粉碎，水煎液按石硫醇法处理，滤液加活性炭适量，滤过；加注射用水至1000mL，灌封，灭菌，即得。每支20mL，每1mL含总黄酮按无水芦丁计算，不得低于5mg，为棕色澄明液体，pH值应为6.0~7.0。

9. 刺五加滴丸

刺五加药材加75%乙醇7倍量，回流提取3次，每次2小时，合并提取液，滤过，滤液减压回收乙醇至尽，取上清液备用。上清液加入已处理的大孔树脂柱，吸附、洗脱，洗脱液浓缩成稠浸膏。称取PEG6000、PEG4000、适量PEG400置水浴锅内，加热熔融，并不断搅拌，温度控制在60℃左右，至无气泡产出。将浸膏加入上述基质溶液中，搅拌均匀后，倾入滴丸滴制设备的储液槽内，在70℃保温，并吹入热空气，以液体石蜡、二甲基硅油混合（比例为1:5）做冷凝液，滴制成刺五加滴丸。将滴出的滴丸滴入冷凝液中（室温），注意滴头与冷凝液表面的距离为3cm，然后捞出制备成型的滴丸，用石油醚清洗，晾干，即得。

10. 刺五加叶总皂苷合剂

刺五加叶总皂苷合剂的有效成分为刺五加叶总皂苷，具有补益强壮、益气健脾、扶正固本作用，是一种免疫增强剂。能调节人体新陈代谢，增强人体对各种疾病的抵抗力，用于治疗神经衰弱，心血管疾病，血细胞减少，高血脂和高血压等症。制法：采用水煎醇沉法提取刺五加叶总皂苷并依法制成合剂。性状：本品为污黄色黏稠状的混悬液，具有刺五加特有的微香气，味甜。鉴别：取本品1mL，加5%硫酸水溶液20mL，置沸水浴上水解1小时，冷却后，加氯仿萃取（3×20mL），合并氯仿溶液，以水洗至中性，回收氯仿至干，用甲醇1mL溶解，作为供试品溶液。另取齐墩果酸1mL，以甲醇定量溶解于1mL量瓶中，作为对照品溶液。分别吸取上述2种溶液各4μL，点于同一硅胶G薄层板上，以氯仿－乙酸乙酯（3∶1）为展开剂，展开，取出，晾干，喷以10%硫酸溶液，105℃加热。供试品色谱中，在与对照品溶液相应位置上，显相同的紫红色斑点。检查：pH值应为3.5~6.0；相对密度为1.13~1.20。

（三）半固体制剂

刺五加黄芪凝胶

用水煎醇沉的方法从生药材刺五加和黄芪中提取其主要成分，以卡波姆940为基质，制备成刺五加黄芪凝胶。

（四）保健药品及食品

1. 刺五加茶

工艺流程为：①采摘与分类：采摘原始森林中的纯天然刺五加嫩叶，一般在上午10时左右，此时阳光初照，露水已干。选择形态整齐美观、不带叶柄、无斑点、无害虫、有光泽的叶片进行采摘。②摊凉与萎凋：将采摘的刺五加鲜叶摊放在竹筛上，放置于阳光下20分钟，并轻翻动2~3次，当顶叶下垂并失去光泽、水分减少10%左右、手捏有弹性时即可。时间与翻动次数依气候而定，如果是雨天则在室内进行。③高温杀青：由于刺五加鲜叶是纸质叶片，杀青温度为200℃~220℃，杀青时间为5~8分钟，以高温破坏酶的活性。同时，因杀青时叶片中的水分大量蒸发，使叶质柔软，散发出刺五加固有的香味，以利于揉捻成型。④揉捻（轻重轻）：将刺五加杀青叶片快速放入揉捻机内进行揉捻，采用轻、重、轻的原则，揉捻 5 ~ 6 分钟，使叶片卷成条索，破碎叶细胞挤出汁，黏附于叶表面，易于冲泡。⑤干燥造型：干燥造型应根据不同造型而掌握干燥时间。根据吉林益华有机科技发展有限公司做珠型刺五加茶的经验，首次干燥温度为 150℃ ~ 180℃，时间 3 ~ 5 分钟，随后次数、温度、时间依包揉而定。⑥包装与储藏：当刺五加茶烘干至含水量为 10% 左右时要及时进行摊凉 1 小时，随后立即复火，待含水量烘干至 6% ~ 7% 时结束干燥。冷却后应选择干燥、避光、阴凉的地方及时包装入库，不能与有异味的产品放在一起，最好在零下 3℃ 左右冷藏，这样可保持刺五加茶的新鲜度。

2. 刺五加发酵乳饮料

以刺五加嫩叶和鲜牛乳为主要原料，杀菌后接种乳酸菌进行乳酸发酵，在此基础上添加各种辅料制成发酵乳饮料，通过单因素试验及正交试验确定原料的配比、发酵条件及产品的配方。

3. 刺五加果果汁

刺五加果果汁饮料的生产工艺和配方，着重研究了如何改善刺五加果汁的风味和稳定性。刺五加果经破碎榨汁，160 目滤布过滤，按果汁浓度 6%、白砂糖 7.5%、柠檬酸 0.08% 进行调配，在 60℃、25MPa 压力下均质两次，灌装密封后，在 100℃ 下杀菌 10 分钟，便可获得营养丰富、风味好、具有保健作用的刺五加果果汁饮料。

二、刺五加主要成分的提取工艺研究

1. 刺五加多糖提取工艺研究

刺五加多糖的提取以刺五加根为原料，经乙醇提取先除去其中的脂溶性成分后，再依次采用水、冷碱、热碱和酸对其多糖组分进行提取，分别得到冷碱提水溶组分（ASC-1）、冷碱提水不溶组分（ASC-2），热碱提水溶组分（ASH-1）、热碱提水不溶组分（ASH-2），酸提水溶组分（ASA-1）和酸提水不溶组分（ASA-2）。刺五加粗多糖提取的实验方法：

（1）原料的预处理 对刺五加根以清水进行洗刷，除去表面的泥沙等附着物。将洗净的刺五加根置于 55℃ 烘箱中干燥。干燥后用粉碎机将其粉碎，过 60 目筛，备用。

（2）乙醇提取 取 200g 粉碎为 60 目的刺五加原料粉，置于 3000mL 三颈瓶中，加入 1600mL 80% 乙醇，在 85℃ 水浴中加热搅拌提取 2 次，每次 1 小时，离心，合并上清液（另作他用），得到固形物 A1。

（3）水提取　将固形物 A1 加入 1600mL 蒸馏水中，在 100℃ 水浴中搅拌提取 2 次，每次 1 小时，离心，合并上清液（另作他用），得到固形物 A2。将固形物 A2 用 95% 乙醇脱水，置于 55℃ 烘箱中烘干。

（4）冷碱提取　刺五加根经过乙醇、水提取后采用冷碱提取，具体提取流程见图 2－1。

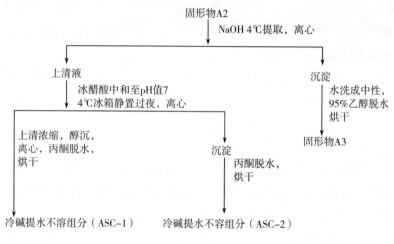

图 2－1　冷碱提取流程图

（5）热碱提取　固形物 A3 加入 NaOH 溶液，在 60℃ 水浴中加热搅拌提取 1 小时，离心，得到上清液和固形物 A4。上清液用冰醋酸中和至 pH 值为 7，置于 4℃ 冰箱过夜，离心，得到热碱提水不溶组分。固形物 A4 继续进行酸提取。

（6）酸提取　固形物 A4 加入 1600mL 2% 的盐酸，在 60℃ 水浴中加热搅拌提取 1 小时，离心，得到上清液和固形物 A5。上清液用冰醋酸中和至 pH 值为 7，置于 4℃ 冰箱过夜，离心，得到酸提水溶组分和酸提水不溶组分。

冷碱提、热碱提、酸提具体提取工艺流程如图 2－2 所示。

2. 刺五加苷 B、刺五加总苷的提取纯化工艺研究

（1）提取方法　刺五加苷 B、刺五加总苷的提取传统采用回流提取的方法，以乙醇的浓度、用量、提取次数等几方面为实验因素提取刺五加中的总苷成分，并采用高效液相法测定刺五加总苷中刺五加苷 B 的含量，确定最佳提取工艺。经过正交试验确定各影响因素的显著性，并结合工业化生产成本及生产效率方面考虑，一般选用 60% ~ 80% 乙醇，提取 2 ~ 3 次，提取溶剂用量为 6 ~ 12 倍，提取时间 1~3 小时。刺五加总苷提取率为 2% 左右、刺五加苷 B 含量为 0.7% 左右，不同的提取工艺和刺五加药材对其含量影响较大。刺五加中的苷类物质是重要的生物活性成分，其中以刺五加苷 B 含量最高，占总苷含量约 20%，药理活性较明显。

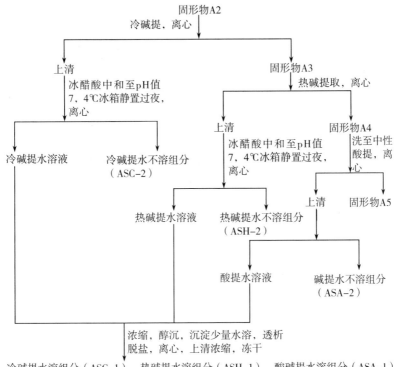

图 2-2 刺五加多糖提取流程

（2）刺五加苷大孔树脂的纯化 文献报道以 AB-8、D-101 大孔吸附树脂为纯化刺五加苷所用的树脂，多以刺五加苷 B 或总苷含量为指标进行考察。大孔树脂的考察指标有树脂型号、上样量、上样速度、水洗用量、洗脱剂、洗脱剂的成分、洗脱剂流速和树脂可重复利用次数等，来确定最佳的工艺指标。

3. 刺五加总黄酮提取工艺研究

马海涛等采用均匀设计方法，应用紫外分光光度法测定了刺五加中总黄酮的含量，最后确定以 50% 的乙醇浓度、20 倍量、提取 3 次、30 分钟/次为最佳提取工艺。

郭文晶等研究了从刺五加叶中超高压提取总黄酮的工艺条件。通过单因素试验确定了各影响因素的较优水平范围，在此基础上采用均匀设计方法进一步优化出最优提取工艺参数为：压力 485 MPa，保压 5 分钟，乙醇体积分数 40%，固液质量体积比 1：50（g/mL）。在此条件下刺五加叶中总黄酮的提取率可达 7.76%，比回流法和超声法分别提高了 31% 和 11%，提取时间分别只有二者的 1/24 和 1/6。超高压提取时间短、提取率高，是一种全新的、快速有效的提取方法。

刘莹等以总黄酮提取率为考察指标，通过单因素及正交实验考察机械化学法辅助提取刺五加总黄酮的主要影响因素，确定最佳工艺条件；采用分光光度法测定总黄酮含量。最佳工艺条件为：$Na_2CO_3/Na_2B_4O_7$ 辅助剂用量 4%（W/W），物料粒度 D95 ≤ 37μm，乙醇浓度为 20%（V/V），料液比为 1：60（g/mL）。该工艺条件下，总黄酮提取率比热回流法提高 13.2%。机械化学法辅助提取具有提取率高、时间短、无需加热、乙醇用量少等特点，是提取刺五加总黄酮的一种有效方法。

4. 刺五加中异嗪皮啶的提取工艺研究

陆兔林等以异嗪皮啶和甲醇浸出物为指标，采用正交试验法，对最佳提取工艺进行工艺参数考察。结果以刺五加粗粉加 12 倍量的 75% 乙醇分 3 次回流提取，每次 2 小时为最佳提取工艺，该提取工艺合理，生产实际操作简单，适合于大规模生产。

马新飞等以异嗪皮啶为指标，采用高效液相色谱法进行分析测定，考察不同溶剂、不同提取方式、不同水解方式对异嗪皮啶提取率的影响。结果以刺五加药材粉末加甲醇回流提取，硫酸水解，以氯仿萃取可获得较高提取率，表明不同溶剂、不同提取方式、不同水解方式对异嗪皮啶的提取率有较大影响。

袁昕蓉等采用正交设计，考察溶剂量、提取时间和提取次数 3 个因素对游离异嗪皮啶含量的影响及水解时间、H_2SO_4 浓度、H_2SO_4 量对结合型异嗪皮啶含量的影响，优化后的提取工艺为：用 12 倍量甲醇，提取 60 分钟，提取 3 次。水解工艺为 10 倍量，15% 硫酸，水解 2 小时。

5. 刺五加中刺五加苷 E 的提取工艺研究

樊如强等以刺五加苷 E 含量为指标，采用大孔树脂法，分别对 HP20、D101、AB-8 及 NKA-9 四种大孔树脂进行动静态分析，优选出最佳大孔树脂，即 AB-8 型大孔树脂效果最佳。最佳工艺条件为：浓度 0.5g/mL，吸附流速 2BV/h，上样量 5BV，洗脱剂 30% 乙醇，用量 11BV，洗脱流速 1BV/h。

三、刺五加成分的含量测定

刺五加及其制剂中有效成分刺五加苷 B、刺五加苷 D、异嗪皮啶及总黄酮等的含量测定方法有 UV 法、TLC 比色法、HPLC 法、比色法、TLC 扫描法。测得的含量依药材的部位、产地、采收期、生长期及贮藏期的不同而变化。以下介绍与药材质量有关的几种主要有效成分的含量测定结果。

1. 刺五加多糖的含量测定方法

陈芬芳等以葡萄糖为对照品，采用苯酚 – 硫酸法测定刺五加药用植物多糖的含量。结果表明，葡萄糖标准曲线为 $A = 0.0133C - 0.0025$，$r^2 = 0.9975$，范围为 $10 \sim 80 \mu g/mL$。刺五加多糖含量为 2.40%。该方法精密度良好，反应产物在 2 小时内吸光值稳定，平均回收率为 99.1%。

测定波长选择：精密量取一定浓度的刺五加供试品溶液，采用苯酚 – 硫酸法，以蒸馏水做空白对照，在波长 $430 \sim 550nm$ 范围内进行扫描。选择最大吸收波长做为刺五加多糖的吸收波长进行测定，测得最大吸收波长为 490nm。

线性关系考察：分别精密量取对照品溶液 0.2、0.4、0.6、0.8、1.0、1.2、1.4、1.6mL，置于 20mL 具塞的试管中，各加蒸馏水至 2mL，加入 1mL 6% 的苯酚溶液，沿壁迅速加入 7mL 浓硫酸，迅速摇匀，放置 10 分钟，在 80℃ 恒温水浴锅内反应 15 分钟，取出后冷却至室温，另以蒸馏水为空白对照，在最大吸收波长处测定吸光度（A）值。以葡萄糖浓度（C）为横坐标，A 为纵坐标进行线性回归分析，绘制葡萄糖标准曲线。

样品含量测定：制得刺五加提取液，减压抽滤后得滤液，记录滤液体积，然后精密量取 1mL 加入 50mL 容量瓶中，定容，摇匀。测定吸光度值。根据下式计算样品中多糖含量：多糖含量（%）＝（$C \times D$）/$m \times 100\%$。

式中：C 为测得样品溶液中葡萄糖的含量（$\mu g/mL$），D 为样品溶液的最终稀释体积（mL），m 为样品质量（μg）。计算得样品溶液中刺五加多糖含量为 2.40%。

2. 刺五加苷 B 的含量测定方法

彭新生等采用高效液相色谱法，研究了不同生长年限、不同药用部位的刺五加中刺五加苷 B 含量的变化规律。结果显示，3 年生刺五加中刺五加苷 B 的含量高于 1 年生刺五加，且均以茎皮中含量较高，茎中含量次之，根中最低。

色谱条件及系统适用性试验：色谱柱：Hypersil C_{18}（$4.6mm \times 250mm$，

5μm）；流动相：乙腈、水；梯度洗脱条件：流动相从 5% 乙腈到 45% 乙腈，分析时间为 15 分钟；检测波长：264nm；柱温：35℃；流速：1mL/min。

制备对照品溶液，绘制标准曲线：精取刺五加苷 B 对照品溶液，分别进样 1、2、4、8、10、20μL，以进样量与峰面积进行线性回归，以进样量（μg）为横坐标，峰面积积分值为纵坐标，绘制标准曲线，回归方程为 $Y = 13\,912.88X - 2\,270.09$（$r = 0.9998$）；线性范围为 $0.24 \sim 4.8$μg。

刺五加药材中刺五加苷 B 的含量测定：精密称取刺五加粉末（60 目）300mg，置 50mL 量瓶中，加甲醇 20mL，超声提取 30 分钟，离心 15 分钟，取上清液用 0.45μm 微孔滤膜过滤，得供试品溶液，取 10μL 注入液相色谱仪中，测定刺五加苷 B 含量。

张崇禧等利用 Alltech 高效液相色谱仪对不同采收期刺五加根与茎中的刺五加苷 B 的含量进行测定。色谱柱为 ODS – C_{18}（4.6mm × 250mm，5μm）；流动相：乙腈 – 水（20∶80）；检测波长：265nm。结果：刺五加苷 B 在 $0.1 \sim 2.0$μg 与峰面积具有良好的线性关系，以 10 月 25 日采收的仿生刺五加根中刺五加苷 B 含量最高，为 0.204%。结论：本方法简便、快速、可靠、易行、重现性好，适合刺五加苷 B 的含量测定。

3. 刺五加总苷的含量测定方法

杜爱琴等以刺五加总苷的相对含量为指标，采用紫外分光光度法确定分析方法。刺五加总苷含量快速测定条件为以质量分数为 75% 的乙醇做参比，测定波长 325nm。

刺五加总苷最大紫外吸收波长的确定：用吸量管准确吸取提取清液总体积的 1.00%，用质量分数为 75% 的乙醇稀释至 10mL，取 1mL 再稀释至 25mL，以质量分数为 75% 的乙醇溶剂做参比，在 $300 \sim 400$nm 内测定，绘制吸收曲线。实验结果表明，波长 325nm 为最大吸收波长。

金焱等采用 AB – 8 型大孔吸附树脂分离刺五加总皂苷，利用此类化合物的分子结构皆为三萜皂苷，在齐墩果烷型配基上连有单糖链或双糖链，与香草醛浓硫酸加热反应生成物在 540nm 处显最大吸收的特性，选用齐墩果酸为对照品，用 UV 法测定刺五加总皂苷的含量。结果：该方法在 $20.96 \sim 125.76$μg 浓度范围内具有良好的线性关系，$r = 0.9999$；平均回收率为 99.64%，RSD 为 0.56%。结论：该方法准确、可靠、重复性好，可做为刺五加口服液质量控制的方法。

4. 刺五加总黄酮的含量测定方法

张崇禧等使用722S分光光度计应用比色法,以芦丁为对照品,在420nm下测定吸光度,计算刺五加根与茎中总黄酮的含量。结果:在0.059~0.2065mg范围内,芦丁质量与吸光度A值线性关系良好,平均回收率为100.46%,$r^2 = 0.999$,RSD为0.77%。茎中总黄酮含量以4月6日采收的野生品中含量最高,为5.30%;根中总黄酮含量以10月25日采收的仿生刺五加根中最高,为16.12%。结论:本方法简便、快速、可靠、易行、重现性好,适合刺五加总黄酮的含量测定。

显色剂溶液的配制:0.1mol/L三氯化铝溶液的配制:取结晶三氯化铝2.46g于100mL量瓶中,用无水乙醇定容,摇匀,备用。1mol/L醋酸钠溶液的配制:取结晶醋酸钠13.6g于100mL量瓶中,用蒸馏水定容,摇匀,备用。

对照品溶液的制备:精密称取干燥至恒重的芦丁对照品5.8mg,置50mL量瓶中,以75%乙醇定容至刻度。

标准曲线的制备:吸取对照品溶液0、1.0、1.5、2.0、2.5、3.0、3.5mL于7支250mL试管中,加试剂75%乙醇,氯化铝溶液3mL,醋酸钠溶液5mL,混匀,静置40分钟。在420nm处测吸光度,3次平行,以吸收值A为纵坐标,质量(mg)为横坐标,绘制标准曲线,将所得数据进行统计处理,得回归方程,$Y = 0.1035X + 0.1299$,$r^2 = 0.999$。

样品溶液的制备:取干燥的刺五加样品(过40目筛)各约1000mg,精密称定,置50mL具塞锥形瓶中,分别精密加入75%乙醇40mL、30mL、30mL,密塞超声30分钟(共3次),合并提取液,摇匀,过滤,转移至100mL量瓶中定容。吸取5mL于试管中,加入75%乙醇1mL、0.1mol/L三氯化铝溶液3.0mL及1mol/L醋酸钠溶液5.0mL,摇匀,静置40分钟,备用。

样品中总黄酮含量的测定:在420nm处测吸光度,3次平行,得刺五加总黄酮的含量。

5. 异嗪皮啶的含量测定方法

张萍采用高效液相色谱法,色谱柱:Kromasil C_{18}分析柱(200mm×4.6mm,5μm);流动相:乙腈 - 0.1%磷酸(20∶80);流速:1mL/min;检测波长:343nm;柱温:30℃;进样量:20μL。结果:异嗪皮啶进样量在0.0171~0.3024μg范围内呈现良好的线性关系,平均回收率为99.4%,RSD为2.9%($n = 9$)。铁西产刺五加根中异嗪皮啶含量2年生最高(110.15μg/g),茎中1

年生最高；漠河产不同生长年限刺五加中含量差别不大，根中异嗪皮啶的含量明显高于茎；铁西产刺五加中异嗪皮啶含量比漠河产高。结论：本法操作简便、准确，专属性强，适用于刺五加中异嗪皮啶含量测定，该研究可为刺五加最佳产地、最适宜采收年限及最佳药用部位的确定提供参考。

张海丰等采用 Agilent XDB – C$_{18}$ 色谱柱（4.6mm × 150mm，5μm），以甲醇 – 0.2% 磷酸溶液（27∶73）为流动相，流速为 1.0mL/min，柱温为室温，进样量 10μL，检测波长为 343nm。结果异嗪皮啶进样量在 0.334~4.175μg/mL 内呈良好的线性关系，$r = 0.9996$，平均加样回收率为 100.74%，RSD 为 0.44%（n = 6）。结论：该方法灵敏快速、结果准确、重现性好，可用于刺五加果实中异嗪皮啶含量的测定。

6. 刺五加苷 E 的含量测定方法

张琳等建立 HPLC – MS/MS 方法，进行色谱和质谱方法的考察，得到最优的分析条件，即流动相为乙腈 –0.05% 的甲酸溶液（20∶80，V/V），流速为 0.5mL/min。采用电喷雾离子源（ESI）进行电离，多离子反应监测（MRM）模式进行信号采集，采用外标法进行定量；采用 HPLC – MS/MS 方法测定刺五加果实中刺五加苷 E 的含量。结果：刺五加苷 E 在 0.4~10000ng/mL 浓度范围内呈良好的线性关系（$r > 0.9997$），检出限（LOD）为 0.12ng/mL，定量限（LOQ）为 0.4ng/mL，不同浓度下的平均加标回收率为 98.19%；在最优提取条件下刺五加果实中刺五加苷 E 的含量为（0.2730 ± 0.0035）mg/g。结论：HPLC – MS/MS 法灵敏度高、选择性好、分析时间短，可对刺五加果实中刺五加苷 E 进行准确的定量分析。

劳凤云等采用高效液相色谱（HPLC）法测定刺五加苷 E 的含量。结果：在同一色谱条件下，刺五加苷 E 在 2.34~37.52μg/mL 范围内线性关系良好，$r = 0.9996$，回收率为 101.9%，RSD 为 2.0%。结论：该分析方法简便、准确、重现性好，可用于刺五加药材中刺五加苷 E 的含量测定。

第三节　刺五加现代药理作用及毒理学研究

一、刺五加的药理作用

（一）适应原样作用

前苏联学者将刺五加的"扶正固本"作用称为"适应原"（adaptogens）样

作用，并附之以学说。所谓"适应原"，就是能使机体处于"增强非特异性防御能力状态"（a state of nonspecifically increased resistance，SNIR）的药物。其实早在1500年前，我国刘宋时期的雷敩在《雷公炮炙论》中，就已把这一历史时期豺节五加（刺五加）的药理总结成"阳入使阴，阴入使阳"。即能使人体的各种生理功能，若偏高者能使之降低（阳入使阴），偏低者又能使之升高（阴入使阳），从而保持"人之常平"。可以说，"阳入使阴，阴入使阳"不仅是我国临床药理的经典理论，而且也是世界"调节药理学"的最早渊源。

刺五加具有较人参更好的"适应原"样作用。①在增强机体抵抗力方面，作用相当广泛，能增强机体对有害刺激因素的抵抗能力。如减轻物理性质的寒冷、灼热、过重或失重、过度运动（给刺五加的小鼠游泳时间较对照组的为长）或强迫性不动、离心（小鼠放在离心机中旋转）及放射（1次急性X线照射或多次慢性照射，刺五加可延长大鼠生命并改善血象及其他指标）等对机体的伤害；又如阻止化学性质的四氧嘧啶所致的糖尿病大鼠的体重下降，降低血糖，延长生命等；在生物性质方面，它能延迟肿瘤的发生（如小鼠的肺腺瘤等），阻止肿瘤的转移（如对大鼠瓦克癌），降低动物自发性肿瘤的形成过程等。②调节病理过程，使其趋于正常化的作用。如在食物性或肾上腺素高血糖时，有降低血糖的作用（并可应用于轻度或中度的糖尿病患者），而在胰岛素性低血糖时，又能升高血糖；可阻止家兔皮下注射牛奶后所引起的白细胞增多症，又可减轻因痢疾杆菌所引起的白细胞减少症；可阻止由促皮质素引起的肾上腺增生，又可减轻由考的松引起的萎缩；对甲状腺之改变也有此种"正常化"的作用。还能降低人的基础代谢及抗利尿作用，在抗应激作用方面，五加皮苷强于人参皂苷。③毒性低，对正常生理功能干扰小。如刺五加总苷的毒性即很低，其半数致死量为4.75g/kg（小鼠皮下注射）。对正常家兔的脑电图有轻度的激活作用，如以小鼠活动做指标，五加皮苷的兴奋作用较其流浸膏强40～140倍。能削弱水合氯醛、巴比妥及氯丙嗪的抑制作用，增强大脑皮层的内抑制过程；在急性实验中，仅引起轻度的血压降低。总之，增强机体非特异性抵抗力的剂量，不引起正常功能的显著变化；但在机体抵抗力下降或遇额外负担而有特殊需要时，却能增加体力或智力工作的效能。与苯丙胺类药物不同，不但毒性较低，而且不引起兴奋，不扰乱正常的睡眠。

"适应原"的作用原理可能与改变一般应激反应的过程有关，刺五加可阻止应激反应"警戒期"所特有的解剖及生化学改变，如肾上腺增生、胆甾醇含量降低、胸腺缩小及胃出血等。此种"抗警戒期"作用，以刺五加苷 E 为最强，刺五加苷 B_1 较弱，而刺五加苷 C 则无作用，故作用与一定的化学结构有关。刺五加也能阻止动物在应激反应"衰竭期"中所出现的肾上腺、胸腺、脾、肝及肾等的重量降低。这些动物实验说明，适应原的作用与应激反应不同，其作用完全是向着对机体有利的方向进行的，应激反应是一种非特异性反应，机体有许多器官和系统参与；同样，适应原也具有多方面的作用，它既影响神经系统、心血管系统，又影响其他许多生理指标。适应原的作用原理正在进一步研究，现已有些试验证明，它对细胞及蛋白质、核酸生物合成过程有某些影响。如刺五加可刺激某些原虫、细菌和酵母细胞的生长繁殖，对红细胞遭受放射样作用物质侵害时有保护作用。它还有抗氧化剂的作用，刺激免疫体的形成等；在一定条件下，对大鼠有降血糖作用。

（二）免疫调节作用

免疫系统是由免疫器官、免疫细胞和免疫分子组成，它能对各种抗原刺激做出相应的反应。免疫调节是指免疫系统中的免疫细胞和免疫分子之间，以及与其他系统如神经内分泌系统之间的相互作用，使得免疫应答以最恰当的形式维持在最适当的水平。刺五加不仅能作用于免疫器官，而且能激活免疫细胞，促进免疫分子的生成，从而对免疫系统发挥多方面的调节作用。

1. 刺五加对免疫器官的影响

胸腺是免疫系统的中枢器官，其功能的增强可导致 T 淋巴细胞增多，免疫杀伤力增强，整体免疫功能上升。脾做为机体重要的免疫器官，机体的细胞免疫、体液免疫及非特异性免疫都与脾功能密切相关。

卢广林等人研究了在饲料中添加刺五加对仔猪和犊牛免疫调节的影响。其在仔猪补饲日粮中添加 50mg/kg 刺五加醇提取物（AE50）、200mg/kg 刺五加水提取物（AW）、1000mg/kg 刺五加生药粗粉（AP）和金霉素（CTC）（15%），提高了脾和胸腺的相对质量；在犊牛补饲日粮中添加 1g/kg 刺五加化微粉、1g/kg 刺五加超微粉和 2g/kg 刺五加粗粉，也能显著提高犊牛脾和胸腺相对质量。提示刺五加及其加工产品能增加仔猪和犊牛免疫器官的相对质量、促进免疫器官发育并增强机体免疫器官机能。有人研究了刺五加中药复合剂添加到雏鸡饲料中对其免疫调节的影响，但对于不同种类的雏鸡其影响不尽相同。817 系弱雏鸡每天摄入一定量（10mL）的刺五加中药复合制剂后，鸡的平均脾脏指数、法氏囊指数、胸腺指数均明显地高于对照组，其中，在试验中期，中药添加组对法氏囊指数和胸腺指数均有相对地抑制作用；而在 23 日龄时，中药添加组的各免疫器官指数略高于健康对照组，提示刺五加中药复合制剂对雏鸡的胸腺指数和法氏囊指数的影响表现呈先抑制后促进的趋势。而肉仔鸡饲养前期，复方刺五加中草药制剂可显著提高肉仔鸡胸腺和脾指数，但对法氏囊指数无影响，说明该复方刺五加中草药制剂能够促进免疫器官的发育，增强机体免疫功能，且对免疫器官发育的促进作用主要存在于肉仔鸡生长的前期。肉仔鸡饲养前期和后期，添加中草药复方制剂使肉仔鸡血清免疫球蛋白水平均有不同程度提高，说明该方剂能增强肉仔鸡的体液免疫机能。有人研究刺五加对正常小鼠免疫器官的作用。刺五加不仅明显增加正常小鼠脾脏和肠系膜淋巴结重量；还使小鼠脾脏细胞数及肠系膜淋巴结细胞数明显增加；使小鼠脾脏白髓增大，淋巴细胞密集，肠系膜淋巴结皮质变厚，淋巴小结增多增大；还能使小鼠脾脏白髓总体积和淋巴结皮质总体积明显增加。提示刺五加通过对小鼠脾脏和肠系膜淋巴结的重量、细胞数目及组织形态学方面的作用，来实现对小鼠的免疫调节作用。刺五加体外分析表明其刺激皮细胞的增殖作用，亦有刺激巨噬细胞的作用。

刺五加多糖（ASPS）、刺五加苷（CG）和刺五加叶皂苷是从刺五加植物中提取的有效成分。ASPS 可使发育中的幼年小鼠胸腺显著缩小，脾脏显著增大，这是一级淋巴器官抑制，二级淋巴器官受抗原的刺激而增殖的表现。ASPS 亦能使小鼠脾脏和肠系膜淋巴结的细胞数目增多，使脾脏白髓总体积和淋巴结皮质总体积增大。提示 ASPS 有增强小鼠免疫功能的作用。在免疫抑制剂环磷酰胺作用下，淋巴器官受到抑制时，ASPS 可对抗环磷酰胺抑制脾脏的作用及减少白血球的作用。这提示在临床实践中，ASPS 可与环磷酰胺配伍使用，能明显对抗环磷酰胺所致的免疫抑制作用，以克服环磷酰胺降低白血球的副作用。有学者研究中、高浓度刺五加苷（CG）可提高 D - gal 衰老模型组大鼠胸腺指数，表明其可以通过减缓胸腺萎缩改善机体的免疫功能。而按 50、100、200mg/kg 给小鼠腹腔注射，连续 7 天，可使正常及免疫抑制小鼠胸腺及脾脏重量明显增加，并明显增加小鼠网状内皮系统吞噬功能。提示刺五加叶皂苷具有增强免疫功能的作用。

2. 刺五加对免疫细胞的影响

（1）刺五加对淋巴细胞的影响　T 淋巴细胞增殖功能提高，吞噬细胞功能增强，整体免疫功能增强，导致免疫防御功能增强。在肉仔鸡日粮中添加复方刺五加中草药均可以明显地提高 T 淋巴细胞转化率，可能因为该方由刺五加、麦芽、炒山楂、贯众、苍术和五味子等众多中草药组成，含有大量免疫活性成分，即多糖、苷类、生物碱及挥发性成分和有机酸，这些免疫活性成分进入机体后可诱生内源性细胞因子白介素－1和白介素－2等，直接影响机体的细胞免疫、体液免疫和免疫调节作用，加强T淋巴细胞的增殖功能，激发机体细胞及体液免疫应答，提高机体的免疫功能。D－gal衰老模型大鼠以不同浓度的刺五加苷（CG）灌胃后，测定不同实验组T淋巴细胞增殖功能，发现CG具有提高D－gal衰老大鼠T淋巴细胞增殖功能的作用，提示CG可能通过增加D－gal衰老大鼠T淋巴细胞增殖功能来提高其免疫功能。

有人研究刺五加浸膏对母羊产前免疫调节的影响，发现刺五加浸膏能防止母羊产前T淋巴细胞抑制。其研究灌服10日刺五加浸膏的实验组母羊，不仅白细胞总数、淋巴细胞数（43.6%和46.4%）、B淋巴细胞（10.0%和95%），而且T淋巴细胞（35.33%和0.0%）和移动指数均基本保持最初水平。因受带有植物细胞凝集素的淋巴细胞的刺激，致使羊只抑郁，乳酸蓄积量比最初水平降低50%之多。对实验与对照组所获得的各项数据做统计学比较发现，只有T淋巴系统免疫特性的一些指标有着显著差异。由此可见，刺五加浸膏能防止母羊产前T淋巴细胞抑制，进而影响母羊的免疫调节作用。刺五加叶粗多糖在Sephadex G－75凝胶层析上得到的纯化物ASP－2－1，对小鼠脾T淋巴细胞在体外有促进作用，并且表现出了剂量依赖关系。

ASPS对异基因骨髓移植（ABMT）小鼠免疫功能重建也有影响。ASPS对ABMT鼠，移植后45日，用每日100mg/kg剂量的ASPS经腹腔连续给药10日，小鼠对胸腺不依赖抗原TNP－Ba的溶血空斑形成细胞反应（PFC反应）及对ConA和细菌脂多糖（LPS）增殖反应均较对照小鼠明显增加，表明刺五加多糖对B细胞功能重建有较好的效果。刺五加多糖能有效促进免疫重建小鼠B淋巴细胞的功能。

淋巴细胞增殖（转化率）是评价细胞免疫功能的一个重要指标。饲粮中添加不同水平ASPS能显著提高仔猪外周血淋巴细胞转化率。与对照组相比，500mg/kg ASPS组、800mg/kg ASPS组、1000mg/kg ASPS组仔猪外周血淋巴细胞转化率显著或极显著升高。随ASPS添加水平的增加，外周血淋巴细胞转化率呈线性变化。表明ASPS可以显著提高断奶仔猪外周血淋巴细胞转化率，提示ASPS可以通过提高仔猪外周血淋巴细胞转化率来提高其免疫调节作用。

ASPS也可通过影响小鼠的迟发型超敏反应（DTH）来提高其免疫调节作用。

小鼠腹腔注射 100mg/kg ASPS 4 日后，与对照组相比较，发现给药组小鼠牛血清蛋白（BSA）对所诱导的 DTH 反应明显增强，说明 ASPS 能特异地增强小鼠的细胞免疫功能。

（2）刺五加对巨噬细胞的影响 腹腔巨噬细胞是一种多功能免疫细胞，在机体的特异性和非特异性免疫反应中发挥重要功能。小鼠灌服刺五加茶液后，对刺五加茶组小鼠进行脾淋巴细胞转化实验和腹腔巨噬细胞吞噬功能检查，发现腹腔巨噬细胞吞噬功能及脾淋巴细胞转化反应均较对照组显著增强。表明刺五加茶能显著提高小鼠巨噬细胞的吞噬能力及脾淋巴细胞对 ConA 的增殖反应，促进机体的免疫功能。有人用中性红检测 ASPS 对小鼠腹腔巨噬细胞吞噬活性，发现 ASPS 能增强小鼠腹腔巨噬细胞吞噬的能力，进而影响小鼠的免疫功能。

（3）刺五加对红细胞和白细胞的影响 刺五加中药复合成分可以提高红细胞的受体转化率，增强了红细胞的免疫功能。其机制可能是通过提高红细胞膜上受体的免疫活性来实现的。

刺五加可提升癌症或其他不明原因引起的白细胞减少症患者（白细胞均下降至 4000 以下）的白细胞数。患者每日服刺五加片（或胶囊）3.6g（每片或每胶囊含 0.3g，黑龙江一面坡药厂生产），经服 3~15 日（平均两周）白细胞回升到正常水平，能继续接受化疗或放疗。用药后白细胞均有不同程度上升，特别对化疗致白细胞减少者疗效非常显著。其中有 2 例化疗后白细胞分别下降到 2300 和 2800，使用刺五加每次 1.2g，每日 3 次，1 周后即分别提升到 5800 和 6200，骨髓检查呈增生现象。提示刺五加可通过提升白细胞数来提高机体的免疫功能。

3. 刺五加对免疫分子的影响

（1）刺五加对抗体产生的影响 刺五加中药复合制剂添加到雏鸡日粮中饲养雏鸡，5 日龄称重并接种新城疫Ⅵ系弱毒疫苗，使用微量血凝试验检测 NDV HI 抗体，发现刺五加中药复合制剂对雏鸡 NDV 抗体平均效价显著高于对照组，刺五加中药复合制剂可以明显提高健康鸡群 NDV 的 HI 水平。

对小鼠腹腔注射 ASPS 0.34g/kg，连续 3 日，用溶血空斑法测其抗体数，发现 ASPS 使小鼠脾脏抗体形成细胞明显增多。

ASPS 的 4 个不同剂量使小鼠的脾分泌 IgM 的溶血空斑试验（PFC）均较对照组明显增加，且 ASPS 对 IgM 的 PFC 的增强作用似随用药剂量的增加而加强。100mg/kg 的 ASPS 使小鼠脾分泌 IgG 的 PFC 较对照组明显增加。ASPS 也能特异地增强小鼠对绵阳红细胞（SRBC）的体液免疫反应性，表现为脾抗体分泌细胞数明显增加。

（2）刺五加对细胞因子的影响　IL-2是与T淋巴细胞从细胞周期G1期到S期进展相关的主要细胞因子，IL-2作用于产生它的同一细胞，也作用于附近的T淋巴细胞，因此IL-2既是一种自分泌生长因子也是一种旁分泌生长因子。IL-2可刺激NK细胞生长并增强它的溶细胞作用，产生所谓的淋巴因子激活的杀伤细胞（LAK）。IL-2还可以作用于人类B细胞，既可以做为生长因子又是抗体合成的刺激物。由此可见IL-2对机体的免疫功能亦有明显的促进作用。IL-2一定程度上反映了机体细胞免疫功能的状态。中、高浓度CG具有提高衰老大鼠血清IL-2浓度，改善机体细胞免疫功能的作用，并且该作用随着CG作用浓度的升高而逐渐增强。ASPS对小鼠脾细胞IL-2分泌亦有明显的促进作用。有人研究了ASPS添加到仔猪饲料中对其免疫调节的影响。对照组饲喂基础饲粮，试验组饲喂在基础饲粮中分别添加150、300、500、800和1000mg/kg ASPS的试验饲粮，试验期21日。结果表明：饲粮中添加ASPS能显著增加仔猪外周血白细胞数量和淋巴细胞数量，且随ASPS添加水平增加，白细胞数量和淋巴细胞数量呈二次曲线变化。添加ASPS能显著提高仔猪血清细胞因子白细胞介素-2（IL-2）和干扰素-γ（IFN-γ）含量，且随ASPS添加水平增加，IL-2和IFN-γ含量呈二次曲线变化。ASPS对仔猪外周血白细胞数量和淋巴细胞数量及血清IL-2和IFN-γ含量的影响存在剂量依赖关系，500~1000mg/kg的ASPS能显著或极显著提高仔猪外周血白细胞数量、淋巴细胞数量，促进IFN-γ分泌；800mg/kg的ASPS能显著促进IL-2分泌；而当剂量低于500mg/kg时，这种影响效果不显著。由此可见，ASPS可剂量依赖性地提高断奶仔猪外周血白细胞数量和淋巴细胞数量，增加血清细胞因子IL-2、IFN-γ的分泌，提高仔猪的免疫功能。

IL-6是老年人感染与死亡的重要预测指标，是单核细胞、巨噬细胞及T淋巴细胞产生的多效能细胞因子，它不仅在免疫网络中传导免疫反应信号，而且在活化淋巴细胞产生抗体等方面起到重要作用。IL-6作为一种主要的免疫调节物，可以作用于神经内分泌系统，影响全身各系统的功能活动，是神经内分泌和免疫系统之间相互作用的重要途径。中、高浓度CG具有降低衰老大鼠血清IL-6浓度，增强免疫功能的作用。

TNF-α是一个由T细胞和活化巨噬细胞产生的多功能细胞因子，能诱导多种细胞增殖或凋亡，具有调节细胞免疫反应、炎性白细胞浸润和炎症反应的能力。中、高浓度 CG 可以显著降低衰老大鼠血清中 TNF - α 浓度，增强免疫功能作用。

综上所述，刺五加从免疫器官、免疫细胞、免疫分子 3 方面对机体免疫系统进行调节，能促进免疫器官脾及胸腺的增长，促进 T 细胞、B 细胞、巨噬细胞等细胞免疫及体液免疫，诱生 IL - 2、IL - 6、TNF - α、IFN - γ 等细胞因子，调节抗体及抗原的生成。刺五加做药物应用广泛，毒副作用少，有望成为一种理想的生物反应调节剂。

（三）促进睡眠作用

睡眠是一种最基本的生理行为，是保障身心健康的最重要条件。睡眠的分期包括非快动眼期（NRME）慢波睡眠，占总睡眠量的 75%；快动眼期（REM）异相睡眠，占总睡眠量的 25%。研究发现，RME 的作用与近期的学习能力及记忆、理解关系尤为密切，能使人体平和而迅速地从睡眠转入清醒姿态。NRME 的作用主要为消除躯体疲劳，恢复体力。根据脑电图的变化把睡眠时相分为觉醒（W）、慢波睡眠 I 期（SWS1）、慢波睡眠 II 期（SWS2）和快动眼睡眠（REMS）四个时相。总睡眠时间（TST）包括 SWS1 期、SWS2 期和 REMS 期。现代医学认为，SWS2 期属于深睡，有利于机体的恢复，能使深睡期延长，可以更有效地改善睡眠，提高睡眠质量。REMS 是睡眠的特殊时相，能使 REMS 延长，则有利于机体精力的恢复，促进脑功能的发育和发展。入睡困难、睡眠维持困难或早醒、睡眠量不足或质的欠佳则是失眠。

1. 中药刺五加及其制品对睡眠的影响

近年来，大量研究结果证明果蝇具有类似哺乳动物的睡眠行为，可以用于睡眠研究。李廷利教授从量效关系和时效关系方面考察中药刺五加干粉对果蝇睡眠的改善作用。量效关系中浓度为 0.125%、0.25% 和 0.50% 的给药组均能显著延长雌果蝇的总睡眠时间（$P < 0.05$）和显著增加雌果蝇的睡眠指数（$P < 0.05$），其中 0.25% 的给药组对雌果蝇睡眠时间（$P < 0.01$）的延长作用和睡眠指数（$P < 0.01$）增加作用最强；浓度为 0.125%、0.25%、0.50% 和 1% 的给药组均能显著延长雄果蝇的总睡眠时间（$P < 0.05$），只有 0.25% 的给药组能显著增加雄果蝇的睡眠指数（$P < 0.01$），同时 0.25% 的给药组对雄果蝇睡眠时间的延长作用最强（$P < 0.01$）。时效关系中浓度为 0.25% 的刺五加喷干粉给药时间 ≥3 日均能显著延长雌果蝇睡眠时间（$P < 0.05$），给药时间 ≥2 日能显著增加雌果蝇的睡

眠指数（$P < 0.05$），给药时间 4～7 日能极显著增加雌果蝇的睡眠时间（$P < 0.01$）；浓度为 0.25% 的刺五加给药 2 日能显著增加雄果蝇的睡眠时间（$P < 0.05$），给药 ≥3 日能极显著增加雄果蝇的睡眠时间（$P < 0.01$）；给药 4 日能显著增加雄果蝇睡眠指数（$P < 0.05$），给药 ≥5 日能极显著增加雄果蝇睡眠指数（$P < 0.01$）。结果表明，刺五加喷干粉在一定剂量范围内可以延长果蝇睡眠时间和睡眠指数，可明显改善果蝇睡眠质量，但不同性别果蝇在给药剂量和时间上稍有差异；从量效关系看，雌、雄果蝇的起效剂量相同，但随着剂量的增加，刺五加对雌雄果蝇的药效都逐渐减弱，说明给药超过一定剂量时，刺五加对果蝇显现出一定兴奋性；以上结果证明，刺五加一定剂量范围可以改善果蝇睡眠。对其深入研究显示，刺五加并不是通过简单的中枢抑制作用来增加果蝇的睡眠，而刺五加对果蝇睡眠剥夺模型睡眠 – 觉醒周期的影响实验结果表明，刺五加对雄果蝇的夜间睡眠没有作用，进一步证实了刺五加对正常雄果蝇睡眠的作用特点，也进一步说明了刺五加并非通过中枢抑制作用来改善果蝇睡眠。

随后金阳等进行了刺五加对光照条件变化所致雌果蝇睡眠时间和睡眠日觉醒节律改变干预作用的机制研究，结果显示刺五加改善 24 小时持续黑暗环境下 7 日龄 CS 雌雄果蝇睡眠时间和睡眠日觉醒节律的最佳给药剂量分别为 0.25% 刺五加给药 4 日和 1% 刺五加给药 4 日。但对 12/12 小时明暗颠倒环境和 24 小时持续光照环境下的 7 日龄果蝇，刺五加改善其睡眠时间和睡眠日觉醒节律作用不明显。刺五加能部分恢复 12/12 小时明暗交替环境下 7 日龄 FBst 0025859 品系 cry 基因敲除型雌果蝇的睡眠 – 觉醒节律。推测刺五加改善果蝇睡眠日觉醒节律的机制可能与果蝇脑部神经递质 5 – HT 和 DA 及 per、tim、Obp99a 等基因变化有关。

李廷利教授深入研究了中药刺五加干粉对睡眠剥夺型果蝇睡眠的改善作用。与模型组相比，浓度为 0.25%、0.5% 和 1% 的刺五加对雌果蝇的睡眠有显著的改善作用；与模型组相比，浓度为 1% 的刺五加给药 2～7 日能显著改善果蝇的睡眠，给药 3 日以上对雌果蝇睡眠改善作用最强。结果表明，刺五加在一定剂量范围内可以增加果蝇睡眠时间和睡眠指数，可明显改善果蝇睡眠质量。并进一步进行全基因表达谱的研究，与模型组相比，刺五加干预组共有已知功能的差异表达基因 685 个，上调基因 188 个，下调基因 497 个，按照 Go 分类标准进行基因功能分类注释，其中涉及的生物过程主要包括免疫反应、代谢过程、昼夜节律、刺激应答和生物过程调节等；部分差异基因参与精氨酸代谢、昼夜节律、叶酸合成、黏多糖生物合成、鞘糖脂生物合成、溶酶体、尼古丁和烟碱代谢、氮代谢、聚糖降解、色氨酸代谢等路径的调控。结果表明，刺五加可引起果蝇睡眠剥夺模型脑部异常表达的基因主要以参与免疫反应、生物黏附和生物反应等过程为主，少数基因主要参与了生物节律过程，表明刺五加在改善果蝇睡眠剥夺模型睡眠的同时，对机体多种生理功能具有调节作用，刺五加可以增强果蝇睡眠剥夺模型的免疫功能和对生物刺激反应的能力。

徐光辉等进行了刺五加对小鼠睡眠剥夺模型免疫功能和抗疲劳能力的实验研究。碳粒廓清实验显示，刺五加低剂量和高剂量组廓清指数和吞噬指数均显著增加，说明刺五加低、高剂量均能增加睡眠剥夺小鼠的非特异性免疫功能。小鼠负重游泳实验和小鼠转棒疲劳实验显示，刺五加低、高剂量组能明显延长睡眠剥夺小鼠的负重游泳时间，刺五加低、高剂量组有极显著性差异；刺五加低、高剂量组能明显延长睡眠剥夺小鼠的疲劳转棒时间，刺五加低剂量组有显著性差异，高剂量组有极显著性差异。总之，刺五加可以提高睡眠剥夺小鼠的碳粒廓清指数，吞噬指数，延长睡眠剥夺小鼠的负重游泳时间和疲劳转棒时间，具有增强睡眠剥夺小鼠非特异性免疫功能和运动耐力的作用，提示刺五加可能是通过增强睡眠剥夺小鼠非特异性免疫功能和运动耐力的作用来改善睡眠剥夺模型小鼠的睡眠。

张茹等研究了刺五加对睡眠剥夺大鼠学习记忆能力的影响。大鼠随机分为5组，大平台对照组，睡眠剥夺组，刺五加高、中、低剂量组。给药组分别给予刺五加溶液（11.2g/kg、5.6g/kg、2.8g/kg），大平台对照组、睡眠剥夺组给予相应容量的蒸馏水，连续给药 7 日后开始实验。用小平台法建立快动眼睡眠（REMS）剥夺大鼠模型，4 日后，以六角迷宫行为学方法测试学习记忆能力，并测定大鼠海马突触长时程增强（LTP）的影响与海马匀浆液中 AChE、5-HT、NE、5-HIAA 的含量及计算出 5-HIAA/5-HT 的比值。六角迷宫行为学方法测试结果显示，与大平台对照组比较，睡眠剥夺组错误次数增多、认知率降低，且差异显著（$P < 0.01$），但寻找时间缩短（$P < 0.05$）；在刺五加干预下，错误次数明显减少，认知率升高（$P < 0.01$），寻找时间缩短（$P < 0.01$）。大鼠神经电生理测定结果显示，强直刺激后各组动物 PS 幅值及 EPSP 斜率的增加均超过20%，睡眠剥夺组虽然也有一定增强，但比大平台对照组明显降低，高、中、低剂量组强直刺激后 PS 幅值增强及 EPSP 斜率增加均明显大于睡眠剥夺组。从时程上观察，睡眠剥夺组在强直刺激后的 30 分钟一直低于 20%，表明睡眠剥夺组 LTP 的维持能力下降。高剂量组、中剂量组 PS 幅值和 EPSP 斜率的增加超过40%均可维持 90 分钟以上。各给药组大鼠海马匀浆液中的 5-HT、NE、5-

HIAA、5 - HIAA/5 - HT 含量均显著高于睡眠剥夺组（$P < 0.05$ 或 $P < 0.01$），且呈剂量递增趋势；各给药组 AChE 含量显著低于睡眠剥夺组而高于大平台对照组（$P < 0.05$ 或 $P < 0.01$）。提示刺五加具有增强正常大鼠的兴奋性和探寻积极性的作用。刺五加提高睡眠剥夺动物的学习记忆能力，一方面是通过保护海马神经突触，增强神经突触传递功能而改善睡眠剥夺大鼠的学习记忆能力；另一方面是通过对抗睡眠剥夺造成的海马组织 AChE 活性增高而实现的，该作用使突触间隙 ACh 水解减少，在突触间隙的含量增加，与 ACh 受体结合而改善胆碱能神经突触的传递效应。刺五加也可通过调节睡眠剥夺造成的单胺类神经递质紊乱，加速 5 - HT 的代谢转化，提高 DA 的含量，改善中枢性疲劳，提高动物兴奋性，调解 NE 的异常改变，保护神经元的正常结构和功能而改善动物的学习记忆能力。其研究结果表明，刺五加可通过保护神经突触可塑性和调节神经递质紊乱而改善睡眠剥夺动物的学习记忆能力。

刺五加注射液是刺五加总黄酮制成的注射液。临床观察发现，刺五加注射液对失眠、围绝经期失眠症、老年人失眠性睡眠障碍疗效确切。刺五加注射液对甲状腺功能亢进症伴失眠的疗效也很好。刺五加注射液合用其他药物或是疗法治疗失眠效果显著。刺五加注射液联合丙泊酚治疗失眠疗效确切，且副作用轻微。静滴刺五加注射液配合口服加味逍遥散治疗失眠效果好，且价廉，易于临床应用。刺五加注射液配合针灸治疗颈性失眠效果甚佳。刺五加注射液穴位注射治疗老年功能性失眠症可以提高睡眠质量，有良好的临床疗效。星状神经节阻滞联合刺五加注射液治疗失眠症，患者的睡眠潜伏期缩短，睡眠时间延长，睡眠效果改善，精神状态明显好转，疗效确切。刺五加注射液与甲氯芬酯联合治疗失眠症不仅可以改善患者对睡眠的主观评价，而且还可以减少白天困倦，改善日间脑功能，调整睡眠觉醒周期，提高患者生活质量。

肖军等探讨刺五加注射液对 SD 大鼠睡眠周期的影响，连续腹腔注射刺五加注射液，与对照组比较，刺五加组大鼠从第 5 天开始睡眠周期发生较显著的变化。总睡眠时间（TST）显著增加（$P < 0.05$），其中以慢波睡眠（SWS）的增加最为显著（$P < 0.05$），第 9 天时作用最明显，深慢波睡眠（SWS2）、SWS 和 TST 分别增加 104.3%、27.3% 和 31.3%（P 均 < 0.01）；觉醒期（W）减少 38.9%（$P < 0.01$）。注射后第 13 天睡眠开始恢复正常。提示刺五加注射液有效成分可能影响引起 SWS 睡眠物质产生或作用的过程。本研究表明，刺五加注射液的有效成分有助于大鼠的入睡，并使深睡时间明显延长，无疑对体力的恢复作

用很显著。刺五加注射液能够选择性增加 SWS，在治疗睡眠障碍方面具有极大的优越性。

2. 刺五加提取物及其有效组分对睡眠的影响

李廷利教授进行了刺五加根水提液对自由活动大鼠睡眠时相的影响研究。发现刺五加根水提液相对于空白组延长了大鼠睡眠时间，增加了 REMS 和 SWS2 的作用时间，减少了 W，对 SWS1 的作用时间无影响。相对于阳性对照组增加了 REMS 的时间。刺五加对 SWS2 期有显著的延长作用，而且能显著延长 REMS 期，这说明刺五加能明显延长睡眠时间，改善睡眠质量。

韩春霞等研究了刺五加水煎液改善睡眠的作用。采用戊巴比妥钠所致小鼠睡眠的实验方法，使用酒石酸唑吡坦片为阳性对照药。刺五加水煎液对戊巴比妥钠诱导的小鼠睡眠时间具有显著延长作用，刺五加水煎液高、中、低剂量组与空白对照组相比均具有显著性差异（$P < 0.001$），刺五加水煎液低剂量组与阳性对照组比较，有显著性差异（$P < 0.001$）。说明刺五加水煎液具有改善睡眠的作用。

董梅对刺五加水煎液改善睡眠作用的机制进行了研究，从中药具有多成分、多靶点的作用特点出发，通过 GABA、5-HT、DA 能神经神经系统、NO 信号通道、SP、OrexinA、IL-1β、TNF-α 等睡眠调控的多个环节开展刺五加水煎液改善睡眠的多靶点作用机制研究。其研究结果显示，刺五加水煎液改善睡眠作用通过上调苯二氮䓬类受体发挥作用，与 DZ 作用相似；刺五加水煎液协同 5-HT 前体物质 5-HTP 发挥改善睡眠作用，刺五加水煎液改善睡眠作用依赖于 5-HT 的存在；刺五加水煎液连续给药 7 天不能明显改变小鼠全脑中 DA 含量，可见刺五加水煎液改善睡眠作用可能是 DA 受体 D1 和 D2 拮抗剂产生协同作用而起效；NO 信号通路介导刺五加水煎液改善睡眠作用，刺五加水煎液可降低脑内 NO 水平；刺五加水煎液通过降低全脑内 SP 含量发挥改善睡眠作用；刺五加水煎液通过降低全脑内 OrexinA 含量发挥改善睡眠作用；刺五加水煎液通过降低全脑中 IL-1β 和 TNF-α 含量发挥改善睡眠作用。综合其研究结果，刺五加水煎液通过以上多靶点作用机制改善睡眠。

刺五加醇提取物对睡眠剥夺型小鼠的影响研究，通过抗疲劳作用（负重游泳能力）和 ICR 小鼠生化指标基础变化进行了检测，显示刺五加苷 E 作用于睡眠剥夺小鼠，刺五加有减轻身体疲劳和精神疲劳的作用，而刺五加苷 E 可能有抗疲劳的药理作用，推测其可能有促进睡眠的作用。

李文仙等采用乙醇回流法提取刺五加皂苷，提取物总皂苷含量 2.5%。分别以刺五加皂苷提取物低、中、高剂量［2.5mg/（kg·bw）、5mg/（kg·bw）、10mg/（kg·bw）］连续灌胃小鼠 30 日，观察不同剂量刺五加皂苷组与对照组小鼠在注射戊巴比妥后 30 分钟内睡眠发生率、睡眠潜伏期和睡眠延长时间。结果低、中、高剂量组的刺五加皂苷对小鼠均无直接致睡眠作用。但注射戊巴比妥后 30 分钟内高剂量组小鼠的睡眠发生率明显高于对照组（$P < 0.05$）。中、高剂量组睡眠时间较长（$P < 0.05$ 或 $P < 0.01$），且睡眠潜伏期缩短。显示刺五加皂苷具有对小鼠睡眠的促进作用。

　　刺五加总苷是中药刺五加的有效成分。李求实等观察刺五加总苷穴位贴敷疗法对大鼠睡眠剥夺（sleep deprivation，SD）作用的影响。用小平台水环境法（flower pot technique）对大鼠进行连续 96 小时快速动眼相（rapid eye movement，REM）睡眠剥夺，以自制刺五加总苷复方制剂于神阙穴处贴敷，观察其对模型动物外观疲劳程度及血乳酸（lactic acid，LA）、皮质醇（cortisol vor）、睾酮（testosterone，T）等血生化指标的影响。刺五加总苷穴位贴敷组大鼠外观疲劳程度、睡眠剥夺所致血乳酸浓度升高及低睾酮状态均较对照组为轻（$P < 0.01$），血皮质醇含量变化与对照组比较无显著差异（$P > 0.05$）。刺五加总苷穴位贴敷可改善睡眠剥夺型大鼠的疲劳状态，调节机体应激反应水平，具有对抗睡眠剥夺所致疲劳的作用。进而温瑞丽等观察刺五加总苷神阙穴位贴敷疗法的抗睡眠剥夺作用。以健康青年男性为研究对象，以自制刺五加总苷复方制剂于神阙穴处贴敷，观察其对睡眠剥夺人体的心理影响及对皮质醇、睾酮等血液生化指标的影响。48 小时睡眠剥夺后，刺五加总苷穴位贴敷组皮质醇浓度增高值（44.482 ± 96.065nmol/L）低于对照组增高值（146.809 ± 71.075nmol/L），自评抑郁量表增加值（2.833 ± 16.746）亦低于对照组增加值（20.417 ± 10.358），差异均具有显著性（$P < 0.05$）；而睾酮浓度降低和焦虑量表增加值，处理组与对照组无明显差异（$P > 0.05$）。刺五加总苷穴位贴敷可调节机体应激反应水平和心理承受能力，具有对抗睡眠剥夺的作用。

　　综上所述，刺五加对正常动物的睡眠时相及周期均有影响，可延长睡眠剥夺型动物的睡眠时间，并减轻其疲劳状态。由于中药的多成分、多靶点的特点，起促进睡眠作用的机制是多方面的，可能与神经系统、信号通路及其他因子有关系。刺五加促进睡眠作用的机制尚需进一步研究。

（四）抗癌作用

　　刺五加具有一定的抗癌和抑制肿瘤的作用。其主要活性成分为多糖和苷类化合物。刺五加皂苷（ASS）对动物实验性的移植瘤（如肉瘤180、256、艾氏腹水癌等）、药物诱发瘤、小鼠自发白血病均有一定的抑制作用，同时能抑制癌瘤的转移，对多种实验动物均能抑制其肿瘤扩散，增强化疗药物的抗癌效应且可降低其毒性；还能延长患肿瘤小白鼠的生存期，恢复因环磷酰胺引致的体重减轻，并能增加体重；再者可降低小鼠移植艾氏腹水癌的阳性率和缩小癌的病灶，提高噻替哌对移植和发展的艾氏腹水癌的作用；对某些化学物质所致的动物肿瘤和自发性肿瘤亦有抑制作用，如能抑制6-甲基硫氧嘧啶所致的大鼠甲状腺肿瘤；能对抗吲哚诱发的小鼠骨髓白血病；减少小鼠自发性白血病等。同时，刺五加注射液（ASI）有诱生小鼠产生肿瘤坏死因子（tumirnecrosostactor，TNF）的作用。

刺五加皂苷做为抗肿瘤作用活性成分之一，目前研究其对体外肿瘤细胞的作用，主要是促进细胞凋亡、抑制DNA合成。张曼颖等利用流式细胞仪和透射电镜观察刺五加叶皂苷对Spc-A-1/肺癌细胞的细胞周期动力学的影响和形态改变情况，发现ASS可诱发体外培养的肺癌细胞凋亡，抑制DNA合成。ASS在体内的抑瘤作用是多个凋亡相关基因作用的结果。刺五加皮水提物可以显著抑制colon26-M3.1腺癌细胞的肺转移，其作用可能与活化NK细胞和巨噬细胞有关，抑制KATO细胞的生长，促进凋亡，芝麻素可能是促凋亡作用的活性成分。

刺五加多糖（ASPS）对人白血病K562细胞体外增殖有强烈的抑制作用，对615白血病无效，能够抑制Lewis肺癌小鼠肿瘤生长，抑制肿瘤肺组织和血浆中PAI-1活性，降低血浆中μPA含量，适于用作抗癌辅助药品。ASPS加环磷酰胺组的效果比单纯刺五加多糖组和单纯环磷酰胺组效果好。研究表明，刺五加多糖对肿瘤无直接灭杀作用，而是促进T细胞、NK细胞及巨噬细胞发挥杀灭肿瘤细胞效应，通过调节机体的免疫功能而抑制肿瘤的生长。对S180细胞磷脂酰肌醇（PI）转换有显著的抑制作用，其抑制作用与剂量呈正相关性，这可能是刺五加抑制肿瘤细胞增殖的作用机制之一。ASS还对体外培养的肝癌细胞和胃癌细胞凋亡具有一定的诱导作用，其效应与作用时间和剂量有关。丰俊东等研究显示，一定剂量的刺五加叶皂苷能抑制HepG2细胞株的VEGF mRNA表达及蛋白的表达，提示刺五加可能是通过抑制VEGF介导的肿瘤血管新生，抑制肿瘤的生长与转移。张松等将刺五加叶皂苷与冬凌草甲素联合应用，对人食管癌Eca-109细胞的增殖具有明显抑制作用，并诱导细胞凋亡。叶红军等通过研究ASS对胃癌和肝癌的作用发现，ASS可抑制肝癌细胞DNA的合成，亦能减少GZM期细胞数量。

（五）抗辐射作用

刺五加能加强机体的抗辐射能力，无论是急慢性辐射损伤，还是一次急性 X 线照射或多次慢性照射，均有对抗作用。刺五加能加速细胞修复能力，对机体起到保护和修复作用，其作用主要表现在：对超微水平细胞单位膜的作用；对其 DNA 分子的作用；对骨髓作用并不明显。

刺五加具有抗辐射作用，对红细胞遭受放射样物质侵害时，起保护作用；对造血系统放射损伤后的小鼠细胞结构的恢复也有促进作用。从刺五加根中提取出的热稳定组分，可增加受辐射小鼠的存活率，延长骨髓细胞的死亡时间并改善血象；另外，刺五加提取物能明显提升受辐射患者的白细胞数目，对 X 线照射引起的小鼠白细胞减少也能给予防护。刺五加多糖则是抗辐射作用的活性成分。

因此，刺五加可做为放射损伤的预防和治疗药物。

（六）抗氧化应激作用

1. 抗氧化作用

刺五加具有抗氧化作用，其主要活性成分是多糖、苷类化合物。Lin & Huang 研究发现，刺五加根茎的水提物能够抑制氯化亚铁 – 抗坏血酸诱导的氧化损伤，抑制脂肪氧化和氧自由基的产生。Park 等研究指出，刺五加提取物具有较强的清除自由基的能力，对 DNA 的氧化损伤具有很强的保护作用。Lee's 等研究发现，刺五加茎正丁醇提取液能显著增强肝细胞抗氧化酶活性，如超氧化物歧化酶、过氧化氢酶、谷胱苷肽过氧化物酶，分别提高 30.31%、19.82%、15.5%。从正丁醇提取液中分离的刺五加苷 B、木聚糖成分有清除自由基的作用。这些结果都表明，刺五加茎具有抗氧化作用。Lin 等研究发现，刺五加水提物显著抑制了血清中一氧化氮的产生，有效地预防多脏器功能紊乱。刺五加多糖对 H_2O_2 诱导建立的细胞氧化损伤模型具有明显的抗氧化损伤保护作用，并具有一定的浓度依赖性。对红细胞膜脂质过氧化有明显的抑制作用，且当多糖浓度达到 0.4g/L 以上时，不仅 H_2O_2 对红细胞膜的氧化作用完全被抑制，而且对红细胞膜产生还原作用。

2. 抗应激作用

与现有的抗应激化学药品相比，许多中草药既能发挥出良好的抗应激作用，又避免了毒物残留对人体健康造成的危害。其中有补气类中药：人参，其茎、叶皂苷对各种化学性和物理性刺激引起的应激反应均具有保护作用，还有西洋参、黄芪、绞股蓝、苍术、厚朴、甘草；另外滋阴补血中药：白芍、五味子；安神中药：天麻、酸枣仁及复方中药：柴胡加龙骨牡蛎汤、半夏泻心汤等。

刺五加的抗应激作用具有广谱、非特异性、双向调节、延长抵抗期等特点。刺五加的广谱、非特异性的抗应激作用，具有和人参相似的适应原样作用，可对物理、化学和生物的各种有害刺激，如疼痛、低（高）温、缺氧、疲劳、辐射、感染、炎症、中毒等均具有非特异的抵抗力，增强耐受力。动物实验表明，刺五加提取物有较强的抗冻死作用，使大鼠因低温冷冻引起的死亡率明显降低，较大幅度提高大鼠对低压缺氧的应激能力，如刺五加水浸膏及醇浸膏。刺五加中所含有的天然配基，能抑制正负反馈应激激素受体的占位，从而发挥双向调节应激反应的作用，延长对应激反应的抵抗期，显著地降低了应激刺激对机体的不良影响。

当机体遭受刺激，引起应激反应时，刺五加对垂体－肾上腺系统的功能是有一定影响的，能使正常大鼠肾上腺维生素 C 含量明显降低，却不能使垂体鼠肾上腺维生素 C 含量降低。可改变肌体应激反应的病理过程，使此过程中产生的肾上腺肥大、肾上腺中胆固醇含量降低、胸腺萎缩及胃出血等情况减少，表现出明显的抗应激作用。

（七）抗衰老作用

机体衰老是身体各部分器官系统的功能逐渐衰退的过程。中医理论认为，人到中年以后，肾气衰退是人体衰老的主要原因，脾气虚和血瘀则在衰老过程中起到一定的作用。因此，中医在对抗衰老药物的选择、应用和研究上，主要是以补肾者居多，其次是补脾、益气和活血化瘀的药物，如人参、黄芪、当归、枸杞等。下面介绍一下衰老的本质和抗衰老中药的用药机制，其主要表现在：

1. 清除自由基

随着年龄的增加，一些不利因素加速了衰老进程，机体产生抗氧化剂和氧化酶能力逐渐下降，体内自由基产生过量的积累，血清中过氧化脂质（LOP）升高，组织脂褐素沉积过多，而超氧化物歧化酶（SOD）活性下降。实验证明，许多中药对自由基有不同程度的清除作用，能降低 IDP，促进 SOD 活性的提高，从而起到延缓衰老的作用。

2. 促进 DNA 修复

抗衰老中药促进人体衰老组织器官内 DNA、RNA 和蛋白质的生物合成，提高老年人降低的外周淋巴细胞 DNA 非程序合成水平，并对 DNA 模板具有激活作用，对体外不同组织来源的 DNA 聚合酶有明显的抑制作用，从而提高 DNA 修复能力，减缓器官组织的衰老。

3. 调节神经功能

抗衰老中药具有双向调节作用，即调节中枢神经系统（CNS）的兴奋与抑制过程。使 CNS 兴奋过程灵活、抑制过程逐渐集中，分化更趋完全。在衰老进程中，脑内神经元呈进行性丧失，脑内儿茶酚胺含量相应改变，表现为去甲肾上腺素（NE）和多巴胺（DA）减少，而单胺氧化酶 B 却随年龄的增长而增加。刺五加具有的 CNS 双向调节作用可使交感神经和副交感神经活动趋于正常，平衡和调节大脑及中枢神经的兴奋与抑制，从而明显提高智能，起到抗衰老的作用。

4. 促进免疫功能

抗衰老中药能激活和增加单核巨噬细胞的吞噬能力，增加 T 细胞数，延长 T 细胞的活性和抗体产生，有很好的抗衰老作用。

5. 调节内分泌功能

抗衰老中药有兴奋垂体－肾上腺皮质功能，兴奋甲状腺机能，兴奋垂体－性腺轴功能等作用。刺五加、人参、灵芝等中药材能显著增加淋巴细胞糖皮质激素受体，增加唾液皮质醇浓度，促进肾上腺皮质功能，从而改善和平衡老年人内分泌水平，延缓人体衰老。

6. 促进物质代谢

刺五加、黄芪等均能提高蛋白质与核酸水平，促进机体代谢，防治老年脂代谢紊乱、动脉粥样硬化等病症。抗衰老药物通过益肾健脾，增强机体免疫功能，降低自由基的损伤及脂褐质的沉积等诸多环节来发挥抗衰老作用。

机体衰老时其红细胞 SOD（超氧化物歧化酶）和 GSH－Px 活性下降，其红细胞膜 $Na^+－K^+－ATP$ 酶活性下降，而血浆和红细胞膜的 LPO 水平升高。刺五加维持红细胞膜 $Na^+－K^+－ATP$ 酶的作用较强，但抗自由基损伤作用较弱，仍有一定的抗衰老作用。此外，刺五加还可以提高单胺类介质水平，改善神经系统功能，而且刺五加中的金丝桃苷和绿原酸等主要成分对大鼠肝微粒体中脂质过氧化物有抑制作用，还能够温和地促进小鼠脑内蛋白质、DNA 和 RNA 的生物合成。潘永进等采用无血清培养方式制备离体培养的 ICR 小鼠胎鼠脑皮质神经元衰老模型，从生化和形态方面观察刺五加皂苷对衰老条件下的神经元的保护作用。对照组 MTT（2.782 ± 0.028），LDH（23.07 ± 2.64），与正常组比较 $P < 0.01$。实验组加用 1.25mg/100mL、2.5mg/100mL、5mg/100mL 浓度的刺五加皂苷后，MTT 依次为 0.0827 ± 0.023、0.861 ± 0.026、0.905 ± 0.098；LDH 依次为 20 ± 1.05、18.41 ± 1.64、18.55 ± 3.83，与对照组比较 $P < 0.01$。刺五加皂苷能明显提高衰老神经细胞的 MTT 活性，降低 LDH 的活性。显微镜及扫描电镜观察，加用刺五加皂苷保护的研究组神经细胞损伤明显减轻，部分细胞形态基本趋于正常。刺五加皂苷能明显提升衰老神经细胞的 MTT 活性，降低 LDH（乳酸脱氢酶）活性，有效地延缓神经元细胞的衰老。刺五加的乙醇提取物能够延长小鼠结扎双侧颈总动脉或断头喘息的存活时间；降低大鼠肝、脑中过氧化脂质的水平，提高血浆中 SOD（超氧化物歧化酶）的活性，对缺血后再灌注脑内的过氧化脂质含量增加起保护作用，对记忆的增强也有一定的作用。

（八）抗疲劳作用

中医理论认为刺五加具有"益气健脾，补肾安神"的功效。其他中药材，如人参，富含人参皂苷，具有显著的抗疲劳作用；葛根，富含类黄酮物质，具有抗疲劳、提高机体耐缺氧能力、增强免疫功能等作用。

疲劳产生的原因有很多方面，有糖原、ATP 等能量物质的消耗，以及体内乳酸的蓄积，摄氧量减少，代谢产物的堆积等。不同种类、不同性质会引起不同类型的疲劳。针对疲劳产生的原因，将刺五加的抗疲劳作用机理做简要阐述：

1. 对肝糖原、肌糖原的影响

体内糖原的储备是有限的。在运动着的肌肉中，当能量平衡代谢遭到破坏，蛋白质和含氮化合物的分解代谢增强，并伴随尿素的形成增加。机体对运动负荷的适应性越低，这种分解代谢的作用就越强，形成的尿素也就越多。实验研究表明，刺五加制剂可使持续恒定负荷运动时脂肪对运动供能增加，即可大量节省肌糖原，由于肌糖原的耗竭与疲劳密切相关，先期对脂肪的充分利用节省了肌糖原，提高了机体对肌糖原和肝糖原的贮备，通过调节机体的代谢，减少体内蛋白质动员的分解作用，加强机体对运动负荷的适应能力，从而提高运动能力，提高机体血糖与肌糖原水平，从而有效地延缓疲劳的发生与发展。

丛登立等利用超声提取法提取刺五加果实，制备刺五加果实水提液。采用耐力游泳小鼠为抗疲劳动物模型，随机分为阴性对照组、阳性对照组和 3 个不同剂量（0.5g/mL、1.0g/mL 和 1.5g/mL）刺五加果实组（每组 10 只）。通过对力竭游泳时间、肝糖原、肌糖原、超氧化物歧化酶（SOD）、乳酸脱氢酶（LDH）、血乳酸（LAC）和血尿素氮（BUN）等指标的测定，检测刺五加果实水提液抗疲劳效果。结果，与阴性和阳性对照组比较，刺五加果实不同剂量组小鼠负重游泳时间明显延长；运动小鼠 LDH 活力显著提高，LAC 及 BUN 水平降低（$P < 0.01$）；运动后小鼠肝糖原和肌糖原储备量显著提高，有氧运动糖分供给增加；运动小鼠 SOD 活力增高（$P < 0.05$）。

除动物试验外，吴永宁等人还进行了人体试验，研究刺五加制剂对人体运动的影响。结果指出，服用刺五加制剂后，机体摄氧量增加 7%；同时，CO_2 生成量下降。呼吸商从服用前的 0.99 下降至 0.86，按不同的呼吸商中脂肪与糖原的功能比例计算，脂肪对运动供能上升了 43%，这就大量节省了肌糖原。研究表明，肌肉疲劳和肌糖原的消耗在时间上是一致的，因此，保持一定的肌糖原储备可以增强运动耐力，起到抗疲劳作用。

2. 对血乳酸、摄氧量的影响

代谢产物的堆积是机体产生疲劳的主要原因，其中乳酸的堆积、H^+ 浓度增加是重要因素。剧烈的体力活动使乳酸在体内堆积，pH 值由 7.0 降低至 6.6 ~ 6.3。由于 H^+ 浓度的升高，抑制了磷酸果糖激酸等多种能量代谢过程中酶的活性，使糖酵解受到影响，ATP 供应减少，导致肌肉疲劳。

戎爱群等的实验研究以游泳小鼠为模型，观察小鼠力竭游泳时间；测定 BLA、BUN 等指标。将小鼠随机分为 4 组，每组 10 只，分别为对照组，复方刺五加低、中、高剂量组，灌胃给药 2 周，给药剂量为复方刺五加低剂量组 5.3g/（kg·d），中剂量组 10.6g/（kg·d），高剂量组 21.2g/（kg·d），对照组小鼠给予等量生理盐水。在小鼠末次给药 0.5 小时后，置水中游泳 90 分钟，出水静止 10 分钟后，眼球取血，一部分用来测 BLA 含量（对羟基联苯显色法），另一部分离心，取血清测定其中 BUN 含量（二乙酰 - 肟 - 硫氨脲法）。结果如表 2 - 1 所示。

表 2 - 1 复方刺五加对小鼠游泳时间的影响（$\bar{x} \pm s$）

组别	n	游泳时间（s）	BLA（mmol/L）	BUN（mmol/L）
对照组	10	440.41 ± 6.03	64.43 ± 12.16	5.01 ± 0.25
低剂量组	10	540.00 ± 6.40 *	57.09 ± 8.00	4.09 ± 0.83 *
中剂量组	10	508.92 ± 7.51 **	40.06 ± 6.07 **	4.13 ± 0.26 *
高剂量组	10	635.37 ± 5.50 **	53.09 ± 8.83 *	3.72 ± 0.16 **

注：与对照组相比 * $P < 0.05$，** $P < 0.01$。

本实验中各实验组的 BUN 与 BLA 含量均低于对照组，说明复方刺五加可降低疲劳的程度。刺五加制剂降低定量负荷运动后的血乳酸值，有效地降低运动后血乳酸水平，增加机体有氧供能能力，消除机体在运动中所积累的乳酸，降低血液中乳酸及血清中血尿素含量，而且由于有氧供能能力水平增高，相对无氧代谢比例减少，消除运动中积累的乳酸能力增加，促进运动后乳酸水平恢复正常，从而提高机体耐乳酸的能力。同时刺五加使每搏摄氧量增加，有氧运动时较少的心脏跳动次数就可以维持同样强度负荷下机体对氧气的需求，可以发挥抗疲劳作用。

3. 对肝肾组织中的 MDA、肝组织中 SOD 的影响

刺五加液使肝、肾组织中的 MDA 显著减少，同时肝组织中 SOD 活性提高。肝组织中的变化可能与复方刺五加液清除氧自由基，减少过氧化脂质生成，以及促进肝脏 SOD 合成的功能有关。所以刺五加液在急性力竭运动时有一定抗氧化作用及间接的抗疲劳作用。

此外，还能改善大脑皮层的兴奋、抑制过程，可能与刺激垂体 – 肾上腺皮质系统功能有关。

综上所述，刺五加能改善能量代谢，显著提高运动后 LDH 活力；降低血 LAC 和 BUN 的含量；提高血清肌酐水平，减少体内蛋白质动员分解的作用，同时显著降低机体内自由基的含量，改变机体供能效果，使能量代谢由肌糖原转向脂肪，从而节省肌糖原，有效延缓运动性疲劳的产生、发展。

针对不同类型的疲劳，刺五加不同的化学成分也起到不同的作用。如刺五加苷 B 对含氧运动疲劳方面有影响；刺五加苷 E 和绿原酸有明显增强机体运动耐力作用，能增强机体活动能力，具有抗运动性疲劳作用。

刺五加的主要活性成分为刺五加苷和刺五加多糖，苷类物质则具有抗疲劳作用。刺五加苷 E 和绿原酸是刺五加中抗疲劳的活性成分，其中刺五加苷 E 的抗疲劳作用与恢复 NK 细胞活性和抑制皮质酮上升有密切关系。Rhim 等发现刺五加能够抑制运动大鼠中缝背核 5 – 羟色胺合成及色氨酸羟化酶的表达，从而缓解疲劳的产生。刺五加根的提取物也具有较强的抗疲劳作用。

（九）耐缺氧作用

吴立军对小鼠灌胃给予 20g/kg 刺五加乙醇提取物，可明显提高小鼠耐低压缺氧能力。刺五加总黄酮、浸膏水溶液、茎水提取物、刺五加花果醇提取物均有显著的耐低压缺氧作用。可提高小鼠耐低压缺氧能力，延长常压缺氧小鼠生存时间，显著提高小鼠在低压或常压缺氧条件下的存活率，降低小鼠的整体耗氧量，减轻人的高原反应。其中刺五加总黄酮可能是刺五加抗缺氧作用的有效成分，给小鼠灌胃总黄酮 0.2mL（0.2mg）/只，可延长小鼠存活时间 152%。徐晓等也测定出刺五加口服液中黄酮类化合物的含量至少 0.63mg/mL。

血栓的形成使血液循环发生障碍，氧的供需平衡失调，机体对缺氧的耐受力降低，尤以心脑对缺氧甚为敏感，反射地引起交感神经兴奋，造成缺氧的恶性循环。刺五加茎叶乙醇提取液（EA）能提高机体对多种缺氧的耐受能力，特别对心脑的耐缺氧能力较强，直接对抗异丙肾的心率加快，心肌收缩力加强等作用。提示 EA 适合心脑血栓形成的缺氧治疗，对心脏性血栓性缺血的治疗尤为适合。其抗缺氧能力一方面可能与抗血小板聚集，抗血栓形成有关；另一方面可能与其扩张血管有关，特别是扩张冠脉血管，增加冠脉流量，扩张脑血管，增加脑血流量，提升氧供，提高患者的耐缺氧能力，从而改善缺氧症状。临床上针对冠心病、心肌梗塞及脑血管栓塞性疾病可能有一定的疗效，但有待于进行深入研究。

（十）抗菌、抗病毒和抗炎作用

1. 抗菌、抗病毒

刺五加对白色葡萄球菌、奈瑟菌、大肠杆菌、蜱媒脑炎病毒感染均有一定的抑制作用。需要说明的是，刺五加水煎剂对大肠杆菌不但没有抑菌作用，反而有帮助细菌生长作用。顾晓琪研究发现，用人参多糖灌胃的小白鼠平均存活率较对照组显著提高，人参多糖能抑制肾内白色念珠菌的生长。五加科植物多糖在体内外皆具有抗病毒作用，具体表现为抑制体内外病毒繁殖，保护细胞免于感染，提高被感染动物的存活率。张莅峡等研究认为，红毛五加多糖具有明显的抗病毒效应，可进入细胞或吸附在细胞膜上，直接抑制或杀伤病毒。提示刺五加等五加科植物的多糖成分为其发挥抗菌、抗病毒作用的有效成分。同时也有报道指出，刺五加提取物有提高肠道杆菌的能力；皮下注射或口服刺五加提取物可兴奋其特异性抗病毒免疫力，以起作用。

2. 抗炎作用

刺五加提取物可明显抑制二甲苯所致的耳部的炎症，明显抑制甲醛性及角叉菜胶性足肿胀，抑制棉球肉芽肿；对佐剂所致的大鼠足部早期渗出性炎症及后期迟发变态反应性炎症均有显著的抑制作用。

生活生产中，尤其在畜禽集约化生产中，尤以由内毒素所致的细菌性疾病呈流行性发生，由内毒素引发的内毒素血症和休克死亡率极高。目前常用于治疗的药物有抗生素和甾体药物，两者虽有助于控制内毒素血症和休克，但抗生素的治疗靶点是细菌，而对释放的内毒素无效，甾体药物则会产生免疫抑制并对胃肠道有较明显的副作用，因此，中药对抗内毒素血症和抗休克的作用逐步得到人们的关注。有试验研究证实，刺五加对内毒素血症和内毒素休克所导致的多脏器损伤有较强的预防和保护作用，可显著提高实验动物的存活率，在畜禽养殖中拥有广阔的应用前景。

（十一）对中枢神经系统作用

近代有研究证实，刺五加对中枢神经系统具有双重作用，即影响中枢神经的兴奋与抑制过程，增加大脑皮层兴奋过程，提高思维、记忆能力；亦可加强中枢神经系统的抑制过程，使抑制趋于集中，提高大脑皮层内的抑制过程，从而使兴奋和抑制过程达到平衡。刺五加的兴奋作用原理与苯丙胺类的化合物不同，刺五加毒性低，且不扰乱正常睡眠。其对神经系统的影响作用与用药时神经系统的功能状态和剂量大小有关系。单独一次给药显示出中枢神经系统的刺激作用，连续给药则显示出抑制作用。

刺五加对于神经系统的作用，各国学者均有研究，为能提供出较好的证据，做了大量的药理实验。在神经元保护方面，日本学者 Tohda 等研究发现，刺五加的水和醇的提取物均能很好地促进大鼠损伤神经元的修复及神经突触的重建。Fujikawa 等对刺五加及其成分芝麻素的研究表明，刺五加和芝麻素对鱼藤酮和 1-甲基-4-苯基 1,2,3,6-四氢吡啶（MPTP）诱导的帕金森大鼠的多巴胺能神经元的流失具有保护作用。刺五加可引起帕金森大鼠纹状体中脑和延脑中活性显著下降，通过影响单胺类介质水平发挥改善神经系统功能的作用。临床上刺五加中化学成分及其提取物在老年痴呆、帕金森病的治疗上有一定功效。

石学魁等研究发现，刺五加总黄酮能减轻缺血缺氧对尼氏体的损害，促进尼氏体的恢复，具有神经保护作用。陈剑峰等研究提示，刺五加皂苷可以提高体外缺氧损伤的运动神经元的细胞活性，对细胞的缺氧损伤有明显的保护作用，可提高细胞存活率。陈应柱、刁波等研究表明，刺五加及其提取物可以明显提高神经元存活率，降低凋亡率，抑制 NO 和 LDH 释放，下调 INOS mRNA 的表达，减轻谷氨酸（Glu）毒性所致的神经元损伤。顾晓苏研究实验证明，刺五加皂苷对大鼠海马脑片长时程增强效应（LTP）有明显促进作用，可提高大脑学习、记忆能力。黄德彬等在对喹啉酸（quinolinic acid，QA）致衰老模型大鼠学习记忆力及脑海马匀浆中单胺类神经递质（ACh、NE、5－HT）的影响实验中也发现，刺五加能够改善衰老模型大鼠的记忆能力。临床上应用刺五加治疗神经官能症的有效率达 90% 以上，对惊厥的治疗也显示明显效果。临床资料表明，刺五加具有"益气、安神、活血"三方面功能，并互相协同作用。

（十二）对心脑血管系统的作用

刺五加叶、茎、根中的皂苷成分药理作用与人参相似，因此被临床广泛用于扶正固本的治疗或滋补营养品中，尤其是治疗心脑血管疾病。

1. 对心脏的作用

刺五加中水溶性黄酮类物质可扩张冠状动脉，增加冠脉血流量，并有轻度减慢心律和抑制心收缩力作用。给豚鼠静脉注射刺五加叶总黄酮 6mg/kg，对垂体后叶素引起的心肌缺血有保护作用。对兔耳血管试验证明，刺五加有显著的扩张血管作用。对小鼠心肌营养血流量的试验表明，刺五加能显著增加小鼠心肌 C5134 的摄取能力，起到增加心肌血流量的功效。

2. 对血管的作用

给麻醉猫皮下注射刺五加提取液 1～2mL/kg 或静脉注射 0.05mL/kg、0.5mL/kg，能扩张脑血管，改善大脑供血量，但只有在大剂量时才观察到此作用。

3. 对血小板聚集的作用

刺五加能明显抑制 ADP 诱导的血小板聚集。刺五加皂苷可对大鼠的"高脂血症"血小板聚集具有抑制效用，对"高脂血症"大鼠血浆内的"血清中高密度脂蛋白"、前列腺素的含量有提高效用，其对总胆固醇含量无显著作用。表明其也许具有预防产生"动脉粥样硬化"及发展的功效。

4. 对胆固醇代谢的作用

每日给小鼠腹腔注射刺五加叶总黄酮 3mg/kg，连续 5 日，对蛋黄乳剂快速形成的高胆固醇血症有显著下降作用。

5. 实验性血栓的作用

给大鼠静脉注射刺五加总黄酮 66mg/kg，有非常显著的对抗大鼠实验性血栓形成的作用。

刺五加中对心脑血管产生作用的活性成分是皂苷和黄酮类物质。可扩张外周血管、冠状血管，增加冠状动脉回流量，降低冠脉阻力，减慢心率，增加心肌血流量，减少心肌氧量及心肌耗氧指数，降低心肌氧利用率，改善血液循环。刺五加苷对外周血管、冠状血管有扩张作用，从而降外周阻力而降压。双向调节血压，可使患者高血压、低血压均恢复正常。临床上，刺五加用于治疗冠心病、心绞痛、心律失常引起的各种并发症；还可用于脑动脉粥样硬化症、脑血栓形成、脑栓塞等。

心脑血管疾病与血液的黏度、细胞膜的流动性有关。温筱熙等研究证明，刺五加黄酮类化合物可以增加小鼠红细胞膜流动性，从而降低血液黏度，改善血液流变学指标，为刺五加黄酮类化合物治疗由肝肾不足引起的心脑血管疾病提供理论依据。刺五加还可能是通过抑制血管降钙素基因相关肽（CGRP）mRNA 表达下调，达到防治蛛网膜下腔出血（SAH）、迟发性脑血管痉挛（DCVS）及其所致的迟发性脑缺血的目的。

刺五加叶皂苷对大鼠心肌缺血再灌注损伤及心律失常具有显著保护作用。对于大鼠实验性心肌梗死的保护作用，睢大员、张玉华等认为可能与其增强抗氧化酶活性、减少自由基对心肌的氧化损伤、纠正心肌缺血时 FFA 代谢紊乱、纠正 PGI_2/TXA_2 失衡、减少 Ca^{2+} 超负荷对心肌的氧化损伤、减少内源性血管活性物质 ET 及 Ang II 释放等机制相关。

刺五加皂苷能抑制高脂血症大鼠的血小板聚集，增加高脂血症大鼠血浆中的前列腺素和血清中高密度脂蛋白的含量，但对总胆固醇含量无明显影响，提示刺五加可能具有防止动脉粥样硬化发生和发展的主要作用。

刺五加注射液能明显修复放射损伤小鼠骨髓微血管，保护骨髓造血微环境，并可明显降低放射损伤小鼠骨髓血红蛋白含量，提高外周血红细胞和白细胞的数量，以及增加骨髓毛细动脉根数、面积和骨髓造血组织容量百分率。

（十三）其他作用

1. 保肝利胆

刺五加多糖对实验性肝损伤具有保护作用。张文智等观察发现，刺五加多糖具有明显的延缓肝细胞增生癌变过程。近年来有文献报道，刺五加中的多糖类成分对乙酰胺（acetamide）、硫代乙酰胺（CH_3CSNH_2）和四氯化碳（CCl_4）所导致的鼠肝脏的中毒症状有显著的改善效果，同时多糖类成分还可以加快体内抗体的形成，从而增强机体对抗感染的能力。

2. 调节代谢系统功能

刺五加可以使多种疾病过程趋于正常化。如使化学、生物因素引起的红细胞、白细胞增加或者降低趋于恢复正常；使食物引起或者肾上腺性高血糖、胰岛素性低血糖趋于正常值；纠正心律失常，保护缺血心肌和增加冠状动脉流量等。

（1）对糖代谢的影响　服用刺五加制剂，可抑制高血糖的发生，起到良好的调整作用。既可使高血糖降低到正常，又可使低血糖恢复至原来水平。

（2）对蛋白质代谢的影响　刺五加能够很快动员脂质氧化，以保持能量来源。

（3）对氮、磷等代谢的影响　刺五加对有机体能量消耗的氮代谢，以及在肌负荷条件下的脑内碳水化合物、磷代谢和钾钙代谢均起到良好的作用。

3. 增强骨髓造血功能

刺五加能预防苯引起的小白鼠与兔的白血球减少，亦能拮抗环磷酰胺引起的小白鼠白血球减少，刺激小白鼠骨髓粒系祖细胞集落生成。

4. 对泌尿系统的影响

许多实验证实，给小鼠口服刺五加根浸膏，能产生明显的抗利尿作用。刺五加叶亦具有与根相似的抗利尿效应。刺五加对大多数患者肾脏的浓缩功能，以及肾小管上皮细胞的分泌机能，均有增强作用。

5. 抗抑郁作用

刺五加可以通过改变抑郁模型大鼠结肠组织 MDA、SOD 和 COX－2 的表达来改善其结肠的功能。与氟西汀做对照在临床随机双盲试验中也表现出较好的治疗青少年抑郁的疗效。

6. 其他

刺五加还具有对呼吸系统的作用，有显著祛痰、抗利尿作用，抗脑部病变，雄性激素样作用，瘦身保健作用，还有待我们进一步研究。

二、刺五加的毒理作用

程秀娟等取小鼠9只，按1.89g/kg剂量静脉注射刺五加多糖（ASPS），动物安静，竖毛，3～4小时恢复正常，观察3日无死亡。表明ASPS毒性很低。吴秉纯等取小鼠20只，按2.00g/kg剂量，口服给药3日，未见一只死亡。用家兔做亚急性毒性实验，给药组与对照组无明显差异，病理学观察也未见异常。试验证明，本品几乎无毒性，据测定其总苷的 LD_{50} 为 4.75g/kg，其根按 500g/kg 给小鼠灌胃，未见死亡。以人用量 10 倍剂量，给家兔服用刺五加根药液，连续给药 15 日，动物在此期间饮食正常，肝、肾功能也无明显改变；给药结束后，检查动物的心、肝、脾、肺、肾脏器，亦未见到异常变化。

以上毒性实验表明，刺五加几乎无毒性，长期给药未出现明显的不良反应。刺五加注射液与临床常用的 4 种注射液配伍稳定，应用安全，无不良反应，无副作用。但由于机体过敏体质、给药量大小、药液滴速、药物本身杂质、灭菌过关与否等因素会引起极少数不良反应，提醒读者注意。

第四节 刺五加现代分子生物学作用机制研究

分子生物学（molecular biology）是从分子水平研究生物大分子的结构与功能，从而阐明生命现象本质的科学。自 20 世纪 50 年代以来，分子生物学蓬勃发展，其主要研究领域包括蛋白质体系、蛋白质 – 核酸体系（中心是分子遗传学）和蛋白质 – 脂质体系（即生物膜）。生物大分子，特别是蛋白质和核酸结构功能的研究，是分子生物学的基础。近年来，随着刺五加研究的深入，其分子生物学机制逐渐被人们认识，为刺五加在临床中的深入应用提供良好的理论基础。

一、治疗帕金森病

帕金森病（Parkinson's disease，PD）是一种以黑质纹状体通路的退变为主要特征的神经系统变性疾病。临床上以锥体外系运动障碍为特征，表现为运动迟缓，静止震颤和强直，自主神经功能障碍和痴呆。帕金森病的发病机制现在仍不清楚，目前有以下说法：多巴胺（DA）、乙酰胆碱（ACh）等神经递质失衡学说，线粒体功能障碍学说，氧化应激学说，细胞凋亡学说，转运体失调学说，谷氨酸的毒性机制，免疫炎性机制，遗传因素及基因因素，环境因素等。帕金森病的治疗一直是医学界的难题，目前尚无根治的方法。

中医学认为，帕金森病属于虚风内动之"内风"证，阴血不足、筋脉失养之"痉"证。《神农本草经》刺五加谓"壮筋骨"。《日华子本草》曰："治中风骨节挛急，补五劳七伤。"能益气健脾，补肾安神。

（一）DA、ACh 等神经递质失衡机制

有研究报道，随年龄的增长，多巴胺能神经元和多巴胺（DA）含量逐渐减少。正常成年人的黑质 DA 含量以每年 7.4% 的速率，呈年龄依赖性下降。当多巴胺能神经元减少了 50% 时，或者多巴胺的生成减少 80% 以上时，则出现 PD 症状。

最早系统描述这种疾病的是英国内科医生詹姆斯·帕金森博士。在 1960 年，受到利血平引起实验动物震颤麻痹症状的启发，他对 PD 患者进行脑尸检分析，发现中脑黑质和纹状体的多巴胺含量减少，从病理形态上发现，黑质多巴胺能神经元发生变性，因此认为，黑质多巴胺能神经元死亡为原发性帕金森病最主要的病理改变，多巴胺不能在其致密部合成，导致纹状体区多巴胺与乙酰胆碱的功能失衡而发病。但引发黑质多巴胺能神经元发生变性的机制仍不明确。

Fujikawa T 等研究发现，刺五加口服给药可显著提高纹状体多巴胺含量，还可提高皮质、下丘脑、纹状体、海马区、黑质部的去甲肾上腺素含量，这表明刺五加能够通过调节脑特定区域的 DA 和去甲肾上腺素（NA）水平而影响帕金森病。

刘树民等研究发现，刺五加组分（其所在实验室提取并通过大孔树脂柱纯化分离而得到）对 MPTP 所致 PD 小鼠的爬杆行为具有改善作用；可以逆转 MPTP 所致小鼠纹状体 DA 含量的下降，能明显提高黑质 - 纹状体通路中 DA 的含量，减少 DA/HVA 比值的代偿性增加。刺五加组分能明显改善 DRD1、DRD2 的上调效应，使基底核的直接回路和间接回路的功能恢复平衡。表明刺五加组分具有保护黑质 - 纹状体中 DA 能神经元形态和功能的作用。

（二）线粒体功能障碍机制

线粒体功能障碍可导致 ATP 水平的降低，并诱发自由基生成而最终导致神经元凋亡。研究发现，在 PD 患者中可检测到线粒体功能障碍，主要为线粒体复合物 I 受损。线粒体复合物 I 的缺失可导致氧化应激及增加神经元对兴奋性毒性死亡的易感性。

元红花等将神经细胞生长因子（NGF）诱导的 PC12 细胞用 10mol/L Aβ25 ~ 35 处理，建立体外老年性痴呆模型。采用线粒体琥珀酸脱氢酶活性测定法、乳酸脱氢酶（LDH）测定法、丙二醛（MDA）含量检测法、流式细胞仪检测法、

Western 印迹方法检测活化的 Caspase - 3 蛋白水平。结果 Aβ25 ~ 35 损伤组与对照组比较，噻唑蓝（MTT）代谢率下降，LDH 释放量增多（$P < 0.05$ 或 $P < 0.01$），MDA 含量增高。细胞凋亡率明显增高，活化的 Caspase - 3 蛋白水平明显增高。刺五加皂苷组可不同程度地保护 Aβ25 ~ 35 的细胞毒性及细胞凋亡。结论：刺五加皂苷对 Aβ25 ~ 35 处理 PC12 细胞毒性及细胞凋亡有较好的保护作用。

（三）氧化应激机制

目前大量研究表明，氧化应激可能在 PD 的发生、神经细胞最终凋亡中发挥着重要作用。与脑内其他部位相比，黑质致密部暴露于较高水平的氧化应激状态，PD 患者 H_2O_2 不能有效清除，反应后可生成高度毒性的羟自由基。

陈应柱等进行的离体实验结果表明，刺五加皂苷（ASS）能抑制缺氧复氧引起的一氧化氮释放。研究取胎鼠大脑皮质神经元进行原代分离培养，建立缺氧复氧诱导的皮质神经元损伤模型。随机分成正常对照组、缺氧复氧组及 ASS 组；用 MTT 法测定神经元存活率，用硝酸还原酶法测定细胞培养上清液中一氧化氮合酶（NOS）的含量，用流式细胞仪检测神经元凋亡率。结果：神经元缺氧 2、4、6、8 小时复氧 24 小时后，存活率分别为（0.604 ± 0.022）%、（0.592 ± 0.017）%、（0.543 ± 0.037）%、（0.534 ± 0.021）%；缺氧 8 小时复氧 24 小时后，神经元凋亡率由（4.13 ± 0.87）% 增加至（31.34 ± 0.85）%，NOS 含量由（5.23 ± 0.28）μmoL/L 增加至（11.39 ± 0.21）μmoL/L（$P < 0.01$）；ASS 组神经元存活率、神经元凋亡率、NOS 含量分别为（0.636 ± 0.021）%、（16.37 ± 0.66）%、（8.02 ± 0.18）μmoL/L，与缺氧 8 小时复氧 24 小时比较，差异有非常显著性意义（$P < 0.01$）。提示 ASS 对缺氧复氧引起的神经元损伤有保护作用，刺五加皂苷可能是通过抑制一氧化氮的释放、抑制神经元凋亡来拮抗神经元损伤。

安丽凤等研究刺五加有效部位对 MPP$^+$ 诱导的 PC12 细胞损伤的帕金森病体外模型的保护作用，其通过 MTT 实验和流式细胞仪等手段，检测 PC12 细胞的存活率及细胞内乳酸脱氢酶（LDH）、一氧化氮（NO）、一氧化氮合酶（NOS）和丙二醛（MDA）的量。结果显示，刺五加有效部位可以有效地提高 PC12 细胞的存活率，降低凋亡，并且可以降低细胞内乳酸脱氢酶（LDH）、一氧化氮（NO）、一氧化氮合酶（NOS）和丙二醛（MDA）的量。提示刺五加有效部位可以很好地保护 MPP$^+$ 诱导的 PC12 细胞损伤。

（四）细胞凋亡机制

细胞凋亡又称程序性细胞死亡（PCD），它是 20 世纪 70 年代提出的不同于坏死的一种细胞死亡方式。PCD 不是一种被动过程，而是一种主动过程，并涉及一系列基因的激活、表达及调控等作用，是维持组织细胞内环境稳态、清除一些多余细胞的必不可少的机制。然而，PCD 也是一种病理现象，如在神经退行性疾病中发现有大量的神经元发生凋亡。国外学者研究发现，在 PD 患者脑部有 0.6% ~ 4.8%（平均 2.1%）的黑质多巴胺能神经细胞发生凋亡，并且在多巴胺能细胞中观察到染色质浓缩和凋亡小体等特征。Tompkins 等在 PD 患者的中脑黑质致密部发现了凋亡小体，提供了 PD 及其相关疾病的神经元凋亡的确凿证据。

研究发现，神经递质、自由基、化学毒物、营养缺乏、物理性损害等都能诱发细胞凋亡。导致 PD 患者黑质多巴胺能神经细胞凋亡的可能原因是：①线粒体功能缺陷与氧化应激。②细胞色素 C：细胞色素 C 做为凋亡起始因子在启动细胞凋亡的过程中起重要作用。③凋亡诱导因子：它是一种 57 kD 的双功能黄素蛋白，可独立作用于核染色质，具有促凋亡作用。④金属离子：研究表明，中脑黑质区含色素的神经元具有蓄积金属元素的特性，此部位蓄积的多种金属元素已被证实有促黑质细胞凋亡的作用，主要有锰离子、钙离子、铁离子、镁离子等。⑤Caspase：它是一种天冬氨酸特异性半胱氨酸蛋白酶，研究证实 Caspase 的激活都发生在细胞凋亡之前，属于凋亡起始因子，被活化的 Caspase 蛋白酶激活后通过多种级联反应激活下游的 Caspase 效应分子，最后水解一系列底物，造成 DNA 降解，进入细胞凋亡的最终通路。⑥受凋亡相关基因影响，主要是 Bcl - 2 家族（c - myc，c - fos，c - jun，ICE，P53，Fas，survivi 等）。⑦信号转导系统：目前认为主要有两条通路，即膜受体通路和线粒体通路，这两条通路的下游途径都是通过激活 Caspase 级联反应，最终导致细胞死亡。

1. 通过调控相关基因抑制细胞凋亡

细胞凋亡是基因调控的结果，Bcl - 2 基因、P53 基因、Bax 基因和半胱氨酸蛋白酶 3（Caspase - 3）等是目前研究较多的凋亡相关基因。Jang MH 等通过 MTT 实验、流式细胞法、DNA 片段化分析、RT - PCR 反应及 Caspase - 3 蛋白检测等方法来评价刺五加对人神经细胞的保护作用，研究结果显示，刺五加可以提高 Caspase - 3 蛋白的 mRNA 的表达和活性，提示刺五加对乙醇诱导的人神经母细胞瘤细胞系（SK - N - MC）的细胞凋亡有保护作用。

董杨等观察刺五加苷 B 对 MPP^+ 诱导损伤的 PC12 细胞 ERK1/2 蛋白及相关转录因子表达的影响，探究其神经保护作用机制。研究以 MPP^+ 损伤的 PC12 细胞为模型组，以正常 PC12 细胞为对照组，Western blot 法检测细胞 ERK1/2 表达及磷酸化水平，荧光定量 PCR 法检测 c-fos 和 c-jun mRNA 的表达水平。结果显示，模型组 ERK1/2 磷酸化水平较对照组显著降低（$P < 0.01$），c-fos 和 c-jun 表达明显上调，差异有统计学意义。给予刺五加苷 B（10mg/L）后，受损细胞 ERK1/2 的磷酸化水平明显升高，c-fos 和 c-jun 基因的过表达水平降低。提示刺五加苷 B 对 MPP^+ 诱导的 PC12 细胞损伤的保护作用机制可能与提高 ERK1/2 蛋白磷酸化水平，避免诱发 c-fos 和 c-jun 基因过表达有关。

卢芳等研究刺五加苷 B 对 MPP^+ 诱导损伤的 PC12 细胞凋亡及 Caspase-3 蛋白的活性印迹的影响，用紫外法检测乳酸脱氢酶的释放及细胞中超氧化物歧化酶和丙二醛的含量，用流式细胞仪检测细胞的凋亡及线粒体膜电位和细胞内钙离子浓度的变化，用 Western blot 法监测 Caspase-3 蛋白的表达。结果显示，刺五加苷 B 可以有效降低细胞凋亡，降低细胞中乳酸脱氢酶的释放及细胞中超氧化物歧化酶和丙二醛的含量，起到抗氧化应激的作用，提高线粒体膜电位，降低细胞内钙离子浓度，从而抑制 Caspase-3 蛋白的表达。

2. 通过调节 Ca^{2+} 浓度抑制细胞凋亡

细胞内 Ca^{2+} 浓度异常升高可使受 Ca^{2+} 调节的磷酸酶、蛋白酶、核酸内切酶等被激活，导致膜磷脂分解和细胞骨架破坏；另外胞浆内 Ca^{2+} 浓度异常升高可激活一氧化氮合酶（NOS），使 NO 大量生成，也可引起神经元细胞的坏死。钙在神经易性方面和介导凋亡过程的明确作用，有学者提出了钙拮抗剂对凋亡做为细胞死亡最终模式情形的有益作用的可行性。研究表明，钙拮抗剂对毒素 1-甲基-4 苯基-1,2,3,6-四氢吡啶（MPTP）处理的黑质神经元具有保护作用。

睢大员等采用大鼠结扎双侧颈总动脉伴低血压模型，探讨刺五加苷对实验性脑缺血大鼠脑含水量、脑组织病理、超氧化物歧化酶（SOD）、丙二醛（MDA）、钙离子（Ca^{2+}）及乳酸（LA）的影响。结果刺五加苷能明显降低实验性脑缺血大鼠的脑含水量，改善脑组织病理变化，提高脑组织 SOD 活性，降低 MDA、Ca^{2+}、LA 水平。结论：刺五加苷对大鼠实验性脑缺血具有明显保护作用，可能与其抑制脂质过氧化物损害、提高抗氧化酶活性及降低 LA 酸中毒和细胞内钙超载有关，表明其对脑组织的保护作用可能与降低脑组织中 Ca^{2+} 水平有关。

（五）谷氨酸的毒性机制

兴奋性氨基酸毒性学说认为，兴奋型神经递质如谷氨酸（Glu）等的大量释放，通过激动 α - 氨基羟甲噁唑丙酸（AMPA）受体、N - 甲基 - D - 天冬氨酸（NMPA）受体、代谢型 Glu 受体和膜去极化激活电压依赖性钙通道而造成胞内钙超载，最终通过一系列机制导致细胞死亡。

陈应柱等还进行了刺五加皂苷（ASS）对神经元谷氨酸毒性损伤的保护作用研究，无菌条件下对胎鼠大脑皮层神经元进行原代分离培养，建立谷氨酸诱导的皮层神经元损伤模型。用 MTT、LDH 测定神经元活性，用硝酸还原酶法测定细胞培养上清液中 NO 的含量，用流式细胞仪检测细胞凋亡率，并在电镜下观察细胞形态学变化。结果表明，经谷氨酸处理的神经元，其细胞存活率呈剂量和时间依赖下降，ASS 能不同程度提高细胞存活率；谷氨酸处理组的神经元凋亡率、LDH 释放量和 NO 含量均升高，与正常对照组及 ASS 组比较有明显差异（$P <$ 0.01）。表明一定浓度的 ASS 对谷氨酸引起的神经元损伤有保护作用，可能是通过抑制 NO 的释放和稳定细胞膜，拮抗神经元损伤。

周纯等用大鼠离体海马脑片和组织学检查，观察使用刺五加注射液组（AS 组）和未使用 AS 组（对照组）对谷氨酸（Glu）所致的缺血海马脑片顺向群峰电位（OPS）的影响，及两组脑片的超微结构变化。结果 AS 组脑片在加入 Glu 后 5 分钟左右 OPS 减小并消失，去除 Glu 1 小时后 OPS 恢复率为 83.3%，平均恢复程度为 86.4%；对照组脑片加入 Glu 后 OPS 在 3 分钟左右迅速减小并消失，去除 Glu 1 小时后 OPS 恢复率为 16.6%，恢复程度为 41.5%。两组比较有显著性差异（$P < 0.05$）。电镜下观察发现，加有 Glu 脑片的 CA1 区锥体细胞核染色加深，核膜不完整，核内染色质凝聚成块，胞浆中内质网高度扩张。使用 AS 后的神经细胞核膜完整，核内染色质轻度凝聚，内质网轻度扩张。结论：AS 对 Glu 毒性作用所致的脑损伤具保护作用。

（六）免疫炎性机制

Abramsky 等在 1978 年提出免疫学异常可能与帕金森病有关的学说。以后多项研究认为，免疫炎性机制可能参与了 PD 神经变性的发病过程。活化的胶质细胞可能通过产生超氧化物阴离子、自由基、神经生长因子、白细胞介素 - 1β（IL - 1β）、肿瘤坏死因子 α 等多种物质，参与 PD 黑质神经元的变性及坏死。因此，目前免疫炎性机制已成为 PD 发病机制研究的又一热点。

现已有多项研究认为，免疫炎性机制可能参与了帕金森病神经变性的发病过程。刺五加具有调节免疫功能、增强巨噬细胞吞噬功能、促进抗体生成、促诱生干扰素等作用。刺五加茎皮中分离的鹅掌楸碱有抗炎和抗损伤作用。已有研究表明，刺五加水提物通过刺激免疫系统而有抗肿瘤转移活性，Ha ES 等通过实验研究得出刺五加中提取的糖蛋白（EN－SP）有抗肿瘤及免疫激活活性。体外研究表明，刺五加可溶蛋白层（GF－AS）可促进脾细胞增殖，还可刺激腹腔巨噬细胞，继而产生细胞活素类，如 IL－1β、TNF－α、IL－12 和 IFN－γ。

（七）环境毒素机制

环境因素导致 PD 发病学说可源于 1983 年。当时美国一群年轻瘾君子在吸食毒品后，出现了严重的不可逆的 PD 样综合征，包括运动迟缓和肌僵硬，并且左旋多巴能够对其产生很好的疗效。随后对他们吸食的合成毒品进行检测，发现其中含有 1－甲基－4－苯基－1,2,3,6－四氢吡啶（MPTP）。大量的流行病学调查显示，除草剂、杀虫剂等农药也是 PD 的重要危险因素。动物实验证实，环境毒素通过抑制线粒体复合酶的活性能够导致 PD 的发生。

有研究显示，刺五加对黑质纹状体的多巴胺系统有特异性活性，因而对 MPTP 引发的帕金森病中运动过缓和僵直反应的发生有预防作用。芝麻素（sesamin）是刺五加的活性成分，能够缓解鱼藤酮（rotenone）诱发的帕金森病行为迟缓和僵直，对酪氨酸羟化酶（TH）和胶质细胞源性神经营养因子（GDNF）两种细胞的减少均有明显抑制作用。因此，芝麻素可防治因环境神经原毒素或杀虫剂所引发的帕金森病。

二、心血管疾病

心血管疾病，又称循环系统疾病，是一系列涉及循环系统的疾病。循环系统指人体内运送血液的器官和组织，主要包括心脏、血管（动脉、静脉、微血管），可以细分为急性和慢性，一般都与动脉硬化有关。这些疾病都有着相似的病因、病发过程及治疗方法。

孟德欣等通过观察不同剂量的刺五加叶皂苷对实验性非胰岛素依赖型（NIDDM）大鼠心肌 LDH 和 ICDH 的影响，对心肌病变治疗的机制做初步探讨。大鼠造成 NIDDM 模型后分别给予刺五加皂苷 100mg/kg、200mg/kg 灌胃 8 周。结果显示，刺五加叶皂苷能提高糖尿病大鼠心肌 LDH、ICDH 的活性，治疗组明显高于模型组（$P < 0.01$）。表明刺五加叶皂苷可提高糖尿病大鼠心肌中 LDH 和 ICDH 的活性，恢复心肌的正常能量代谢。

吕文伟等观察刺五加冻干粉针剂对心肌三酶、心肌梗死面积、心肌细胞超微结构的影响。采用麻醉开胸结扎犬的冠状动脉左前降支制备急性心肌梗死模型，取血测心肌三酶（AST、CPK、LDH）；组织学切片染色法和落点求积法测量心肌梗死区面积和非梗死区面积；采用透射电镜观察心肌细胞超微结构。结果显示，刺五加冻干粉针剂可以减少心肌三酶的释放，降低缺血造成的心肌细胞损伤，减少缺血心肌的梗死范围，对缺血心肌具有保护作用。

周逸等研究刺五加皂苷 B（Sb）对心肌线粒体 ATP 敏感性钾通道（mito KATP）的作用。用酶解法获取兔心室肌细胞，分为对照组、0.1mmol/L Sb 组、0.5mmol/L Sb 组、1mmol/L Sb 组、格列本脲组和格列本脲 + 1mmol/L Sb 组。用罗丹明（Rhodamine 123）染色，激光扫描共聚焦显微镜（多光子模式）观察线粒体荧光强度变化。结果显示，15 分钟对照组线粒体荧光强度无明显变化；0.1、0.5 和 1mmol/L Sb 组均可见用药后线粒体荧光强度明显增加，分别增加 $10.3\% \pm 6.78\%$、$18.4\% \pm 5.51\%$ 和 $24.1\% \pm 7.64\%$，荧光强度的增加以前 5 分钟为主；3μmol/L 格列本脲不影响线粒体荧光强度，但可以阻断 Sb 对线粒体荧光强度的作用。表明刺五加苷 B 对 mito KATP 有开放作用。

刘宝堂等研究刺五加注射液对缺血再灌注损伤心肌细胞的保护作用机制中 PI3K/AKT 信号通路的作用。取 Wistar 大鼠幼鼠心室肌细胞进行体外培养，缺氧及复氧各 3 小时建立缺血再灌注损伤细胞模型。培养的心肌细胞分成正常对照组（Co）、缺血再灌注组（I/R）、I/R + 复方刺五加注射液组（Pi）和 I/R + 复方刺五加注射液 + LY294002（Pi + Ly）组。采用免疫细胞化学染色法和 Western – bloting 检测细胞内 P – AKT 蛋白含量。免疫细胞化学染色法及 Western – bloting 结果均显示，I/R 组 P – AKT 蛋白表达水平明显高于正常对照组；实验组（Pi）与其他各组（I/R、Pi + Ly）比较，实验组（Pi）P – AKT 蛋白表达水平明显升高。提示刺五加注射液减轻心肌缺血再灌注损伤可能与其激活 PI3K/AKT 信号通路有关。

三、肿瘤相关疾病

肿瘤已逐渐取代心脑血管疾病成为全球头号杀手，2007 年全球有 760 万人死于恶性肿瘤。环境污染、老龄化与城市化，是肿瘤发病率直线上升的主要推力。近年来，刺五加及其制剂的抗肿瘤作用已被大量药理试验所证实。刺五加抗肿瘤的作用机制目前认为有如下几种：

（一）诱导肿瘤细胞凋亡

细胞凋亡是受基因控制的自动性细胞自杀过程，在控制生物体细胞的增殖和分化、肿瘤的发生和生长方面有非常重要的意义。

罗强等研究刺五加多糖对体外培养人白血病 K562 细胞有无增殖抑制和凋亡诱导作用。取培养至对数生长期的 K562 细胞（密度为 $5 \times 10^4/mL$ 和 $1 \times 10^6/mL$）分别接种于 96 孔培养板（100μL/孔）及 50mL 培养瓶（1.5mL/瓶）中，加入不同浓度的刺五加多糖作用 24 小时后，用 CCK - 8 法检测刺五加多糖对 K562 细胞的增殖抑制作用；荧光显微镜检测细胞凋亡。结果显示，不同浓度刺五加多糖（0.405、0.810、1.620、2.430、3.240mg/mL）作用于 K562 细胞 24 小时，抑制率分别为 16%、27%、48%、50%、55%；荧光显微镜下观察发现，培养 K562 细胞中出现核固缩、凋亡小体。表明刺五加多糖对体外培养 K562 细胞生长有明显的抑制作用，可诱导 K562 细胞凋亡。

赵俊霞等研究刺五加多糖（ASPS）诱导 H446 细胞凋亡及其可能的作用机制。采用 MTT 法检测 ASPS 对小细胞肺癌 H446 细胞增殖的抑制作用；Hoechst 33258 染色和流式细胞技术检测经 ASPS 处理后 H446 细胞凋亡的形态特征及凋亡率的变化；Western 印迹法检测凋亡相关基因 Bax、Bcl - 2、P53 表达的变化。MTT 分析表明，ASPS 作用 48 小时后可明显抑制 H446 细胞的增殖，半数抑制浓度（IC_{50} 值）为 476.36μg/mL；Hoechst 染色结果表明，H446 细胞 ASPS 诱导下出现典型的凋亡形态；流式细胞术检测结果显示，对照组及浓度为 240、480、960μg/mL 药物处理组凋亡率分别是（5.02 ± 0.4）%、（11.12 ± 1.8）%、（19.89 ± 2.5）%、（22.54 ± 1.8）%；Western 印迹显示，在 ASPS 的诱导下 Bax、P53 的表达量提高，而 Bcl - 2 的表达量下降。表明 ASPS 对 H446 细胞增殖有抑制作用，并能促进其凋亡；ASPS 通过上调 Bax、P53 表达，下调 Bcl - 2 表达促进 H446 细胞凋亡。

张曼颖等探讨刺五加皂苷（ASS）诱导肺癌细胞凋亡的作用机制。经流式细胞仪和透射电镜观察 ASS 对 Spc - A1 肺癌细胞的细胞周期动力学的影响和形态改变。结果显示，ASS 可诱发肺癌细胞凋亡，电镜观察肺癌细胞呈凋亡改变，其效应与其作用的剂量成正比。表明 ASS 可促进体外培养的肺癌细胞凋亡，抑制 DNA 合成。

叶红军等探讨刺五加叶皂苷（ASS）诱导体外培养肝癌细胞凋亡的作用。流式细胞仪检测 ASS 对 Hep G_2 肝癌细胞的细胞周期动力学和凋亡诱导率的影响，并用维甲酸（RA）做为对照药物。结果显示，ASS 和 RA 均作用于细胞周期的 S 期，抑制肝癌细胞的 DNA 合成，ASS 还减少 G_2M 期细胞数量，抑制细胞有丝分裂，诱发细胞凋亡率显著高于 RA 的作用，上述效应与其作用时间和剂量有关。表明 ASS 可促进体外培养肝癌细胞凋亡，抑制 DNA 合成。

王秀岩等探讨刺五加皂苷（ASS）对肝癌细胞凋亡的影响及其可能机制。将刺五加皂苷以不同浓度和时间作用于肝癌细胞，采用免疫组化法检测 Bcl－2 和 Bax 的表达。结果显示，刺五加皂苷（0.25mg/mL、0.5mg/mL、1.0mg/mL）作用于肝癌细胞，随着作用时间和剂量的增加，Bcl－2 表达降低，Bax 的表达增高。表明刺五加皂苷促进肝癌细胞凋亡，其作用机制可能与 Bcl－2 表达降低，Bax 的表达增高有关。

李颖璐等采用 EC9706 细胞株建立裸鼠人食管癌移植瘤模型，随机分为 5 组，刺五加叶皂苷（ASS）低、中、高浓度组分别按 50、100、150mg/kg 剂量给予 ASS 腹腔注射；5－FU 组按 20mg/kg 体质量给药；对照组给予等体积的生理盐水，腹腔注射。观察用药前后肿瘤生长情况、裸鼠体质量变化，测定抑瘤率；检测肿瘤组织的凋亡相关基因 Bax 及 Bcl－2 蛋白的表达情况，并取裸鼠的肝、肾组织进行形态学观察。结果发现，ASS 组肿瘤较 NS 组肿瘤明显缩小；凋亡相关基因 Bax 蛋白表达增加，Bcl－2 蛋白表达下降；肝肾组织学观察未见明显异常。认为 ASS 具有一定的体内抗肿瘤作用。

王恩军等探讨刺五加注射液对人宫颈癌细胞 Hela 体外增殖的抑制作用。采用 MTT 法测定了不同浓度的刺五加注射液对人宫颈癌细胞株 Hela 的体外抑制作用，倒置显微镜观察细胞形态变化。结果显示，刺五加注射液浓度越高，对 Hela 细胞抑制作用越好，作用时间越长抑制效果越强，量效关系和时效关系良好；形态学观察到细胞凋亡。表明刺五加注射液对人宫颈癌细胞株 Hela 的细胞增殖有较强的抑制作用。

（二）抑制肿瘤细胞的侵袭和转移

侵袭与转移是恶性肿瘤最显著的生物学特征，是导致癌症患者临床死亡的主要原因。因此阻止肿瘤细胞的侵袭和转移是恶性肿瘤治疗的关键因素。

张敬一等探讨刺五加对小鼠 Lewis 肺癌侵袭、转移干预作用的效果。Lewis 肺癌 C57/BL 雌性小鼠分成刺五加 + 环磷酰胺组、环磷酰胺组、刺五加组和肿瘤组，通过检测各组小鼠的瘤重和抑瘤率，应用酶联免疫吸附试验（ELISA）法检测血浆、瘤和肺组织中 I 型纤溶酶原激活剂抑制剂（plasminogen activator inhibitor - I，PAI - 1）、尿激酶型纤溶酶原激活剂（uroleinase type plasminogen activator，uPA）活性，观察刺五加对 Lewis 肺癌的干预作用。结果显示，刺五加组较肿瘤组瘤重及血浆、瘤、肺组织中 PAI - 1、uPA 活性明显降低。表明刺五加有抑制肿瘤生长，减少瘤、肺组织和血浆中 uPA、PAI - 1 活性，对实验性小鼠肺癌侵袭、转移过程显示出了一定的干预作用。刺五加 + 环磷酰胺组的效果比单独用环磷酰胺或刺五加的效果更好。

叶炯贤等探讨刺五加叶皂苷（ASS）抑制宿主肝癌生长和转移的作用机制。给 BAB L/c 小鼠腹腔内注射 Hep G2 肝癌细胞，10 日后给予 ASS 腹腔注射，8 周后处死小鼠，取瘤称重。用免疫组织化学方法检测 ASS 对移植肝癌组织 nm23 - H1 和 P53 基因蛋白表达的影响及抑瘤率，观察 ASS 对肝癌细胞在小鼠腹腔生长和转移的抑制作用。结果显示，当 ASS 剂量为 0.25、1.00mg/kg 时，抑瘤率分别为 45.43% 和 72.06%，显著低于对照组（$P < 0.05$）。ASS 1.00mg/kg 治疗组的 nm23 - H 阳性表达率明显高于对照组。表明 ASS 有抑制人肝癌在小鼠体内生长和转移的作用，其作用随剂量增加而递增，此作用可能与 ASS 促进肝癌细胞 nm23 - H1 基因蛋白表达有关。

（三）增强细胞免疫

严鹏科等对 9 例食管癌的 TIL 进行分离培养，采用扶正中药当归、刺五加水提物，单用或与 IL - 2 联合应用作为刺激物，诱导食管癌 TIL 体外扩增，并与其他细胞因子联合组（IL - 2 + IL - 4、IL - 2 + TNF - α）相比较；采用放射性同位素检测，定量分析其增殖力。结果显示，当归、刺五加在有 IL - 2（1000u/mL）存在的情况下，对 TIL 的激活有促进作用。当归 + IL - 2 或刺五加 + IL - 2，对食管癌 TIL 体外扩增的促进作用强度与 IL - 2 + TNF - α 相当（$P > 0.05$），不及 IL - 2 + IL - 4（$P < 0.05$）。表明当归、刺五加对于食管癌 TIL 的体外增殖有促进作用，能够替代或部分替代 IL - 4、TNF - α，用于食管癌 TIL 体外培养及提高其杀伤活性。

林秋叶等用不同浓度刺五加提取物培养 RAW264.7 巨噬细胞，采用 LPS 与 IFN-γ 做为诱导剂，37℃ 培养 24 小时，Griess 试剂检测培养上清液中的 NO 含量，ELISA 法检测培养上清液中的 TNF-α 含量。结果表明，刺五加提取物在浓度 10~1000mg/L 内对 RAW264.7 巨噬细胞分泌的 NO 具有极显著抑制作用（$P < 0.01$），且呈剂量和时间依赖关系；刺五加提取物对 TNF-α 的分泌没有影响。这表明刺五加提取物可以显著抑制 RAW264.7 巨噬细胞产生的 NO，而对肿瘤坏死因子-α 的产生无明显抑制作用。

（四）肿瘤细胞的耐药逆转作用

史亦谦等初步研究刺五加体外对人白血病细胞系 K562/S（敏感株）及其多药耐药细胞系 K562/ADR（耐药株）的影响，并进一步探讨中药在肿瘤化疗中扶正增效作用的可能途径。以 MTT 法测定刺五加对 K562/S 和 K562/ADR 的直接细胞毒作用；测定柔红霉素（DNR）对细胞的细胞毒作用；测定细胞在不同浓度刺五加作用后 DNR 的细胞毒性变化；用荧光法测定细胞内药物（DNR）浓度的变化。结果显示，刺五加在 25~200μg/mL 浓度之间对 K562/S 和 K562/ADR 细胞均无明显的毒性，当浓度大于 200μg/mL，细胞毒性呈增加的趋势，因此选择 50μg/mL、100μg/mL、200μg/mL 为实验浓度进行以下实验。DNR 对 K562/S 和 K562/ADR 的半数抑制浓度（IC_{50}）分别为 0.087μg/mL 和 8.36μg/mL，K562/ADR 耐药细胞的耐药倍数为 96 倍。K562/ADR 细胞在 50μg/mL、100μg/mL、200μg/mL 刺五加作用 24 小时后可增加 DNR 对其的细胞毒作用，IC_{50} 下降分别为 6.874μg/mL，4.028μg/mL 及 1.978μg/mL，逆转倍数分别为 1.22 倍、2.08 倍、4.23 倍。3 种浓度的刺五加对 K562/S 敏感细胞的 DNR IC_{50} 也有一定影响。刺五加（100μg/mL 和 200μg/mL）可提高 K562/ADR 细胞内 DNR 的含量，从对照组的 0.286μg/mL 蛋白分别提高到 1.045μg/mg 蛋白和 1.712μg/mg 蛋白，与对照组相比均有统计学意义（$P < 0.05$）；但对 K562/S 细胞无显著影响，且耐药细胞株内 DNR 的含量亦未恢复到敏感细胞的水平（2.895μg/mg 蛋白，$P < 0.05$）。表明高浓度刺五加有一定抗肿瘤作用，对抗肿瘤化疗有扶正增效作用。

（五）刺五加多糖抑癌机制

对刺五加多糖抑癌机制的研究主要是提高机体免疫功能，对细胞膜及细胞信使系统的影响。

1. 提高免疫功能

一般认为刺五加多糖（ASPS）是通过影响免疫系统功能间接起到抗肿瘤作用的。谢蜀生等发现用过药的小鼠再次经受同量肿瘤的攻击时不产生肿瘤，说明小鼠对肿瘤产生了免疫。并且还报道说，刺五加多糖还能增强 CTL 活性和增强 ConA 刺激小鼠脾细胞产生 IL－2。有研究指出，刺五加多糖可做为 LAK 细胞活性增强剂，从而有抗肿瘤作用。刺五加多糖的促诱发干扰素作用是通过免疫途径抗肿瘤的另一机制。钱农的实验研究表明，刺五加多糖有促诱生干扰素的作用，是理想的干扰素诱生剂。实验已证实刺五加多糖有抗感染（特别是抗病毒），增强机体抑抗力，抗肿瘤及免疫调节作用，这与干扰素的生物活性非常相似。张乃哲等研究大鼠实验性肝癌形成过程中抑凋谢基因 Bcl－2 和 N－乙酰氨基葡萄糖转移酶作为反映肝细胞癌变的指标时，提出刺五加多糖对实验性肝癌的形成有一定减缓、抑制作用。提示刺五加可改善肺肿瘤化疗患者的免疫状况，提高机体的抗肿瘤效应，在临床抗肿瘤辅助治疗中具有广阔的应用前景。

2. 对细胞膜的影响

肿瘤细胞膜的许多表型变化，例如肿瘤细胞膜唾液酸含量的变化与肿瘤关系密切。周莉等的研究证实，刺五加多糖可以提高唾液酸（SA）细胞膜表面含量，从而改变细胞膜的生物学特性、化学特性，可能与抗肿瘤有一定联系。磷脂酰肌醇（PI）的转换是影响抗肿瘤作用的另一因素。磷脂酰肌醇存在于细胞膜与内质网上，在其激酶催化下发生磷酸化反应的过程称为磷脂酰肌醇的转换。某些肿瘤细胞中磷脂酰肌醇转换明显增加。刺五加多糖对肿瘤细胞磷脂酰肌醇转换有抑制作用。另有报道，磷脂酰肌醇转换增强还与癌基因有关。黄添友等研究显示，刺五加多糖能显著抑制 S18n 细胞膜磷脂酰肌醇转换。

ASPS 的抗癌机理与膜生化特性改变有关，其中对膜磷脂含量、脂肪酸组成和做为膜磷脂组分之一的肌醇磷脂代谢的影响是重要环节。日本野岛武研究认为，刺五加多糖与细胞膜接触 24 小时可使细胞膜唾液酸含量增高，膜磷脂含量下降，膜磷脂脂肪酸组成改变，干扰膜肌醇磷脂代谢，抑制磷脂酰肌醇转换，达到抑制肿瘤细胞增殖作用。如强烈抑制体外培养小鼠 S180 和人白血病 K562 细胞的增殖，其半数有效浓度分别为 0.38g/L 和 0.28g/L。

3. 对细胞信使系统的影响

环磷酸腺苷（cAMP）是细胞内的第二信使，细胞的分化与细胞内外 cAMP 的水平有着密切联系。由于细胞内 cAMP 含量偏低，可以通过增强外源性 cAMP

的含量来抑制肿瘤细胞的生长。

刺五加能使由 cAMP 引起的机体损伤恢复正常水平，可增加荷瘤小鼠腹腔巨噬细胞的吞噬功能；能明显地增强荷瘤小鼠 SOD 活性，使细胞调节因子 IL－2 及 TNF－α 水平提高。综上结果可认为，刺五加对由 cAMP 引起的机体损伤有扶正作用，使各项免疫指标恢复正常水平。

四、其他分子生物学机制

周亮等研究刺五加对大鼠运动后骨骼肌细胞 AMP 激活蛋白激酶（AMPK）蛋白表达的影响及其恢复期的时相性变化。采用 Western blot 方法分析骨骼肌的 AMPK 蛋白含量。结果显示，运动后骨骼肌的 AMPK 蛋白表达量上调，运动后即刻最高（209.23 ± 21.32），随后逐渐恢复；补药显著地提高了机体在消耗糖原运动后即刻和 4 小时后的股四头肌 AMPK 蛋白含量（225.11 ± 20.58 和 186.31 ± 15.26 vs 195.19 ± 13.31 和 157.11 ± 16.43），运动后 12 小时两组间没有差异。表明运动可激活骨骼肌细胞 AMPK，补充刺五加皂苷可上调运动后的 AMPK 蛋白表达。

张捷等采用石棉灌肺制成大鼠肺纤维化模型，在其早期给予刺五加和地塞米松体内实验治疗，动态观察肺泡炎阶段 BALF 中 IL－6 水平和组织形态学改变。结果显示，刺五加组 IL－6 水平明显降低（$P < 0.01$），激素组与对照组的 IL－6 水平降低不明显（$P > 0.05$）。表明刺五加组和激素组组织形态学改变均轻于非用药组对照。

刘宏雁等观察了刺五加叶皂苷（ASS）对正常大鼠及实验性高脂血症大鼠的血小板形态、PGI2、HDL、TC 的影响。结果表明，ASS 能明显抑制高脂血症大鼠的血小板聚集，明显提高高脂血症大鼠血浆中的 PGI2 及血清中 HDL 的含量，对 TC 无明显影响。作者认为 ASS 通过调整高脂血症大鼠脂蛋白——胆固醇的代谢，显著提高 HDL 的含量，进而提高 PGI2 的含量，抑制血小板聚集。这些作用可能是刺五加保护高脂血症动物，防止动脉粥样硬化发生和发展的主要作用。

杨卫东等观察刺五加注射液对 ^{60}Co－γ 放射损伤小鼠骨髓红系集落形成单位（CFU－E）和红系爆式集落形成单位（BFU－E）生成的影响。小鼠接受 ^{60}Co－γ 6.0Gy 射线照射后，立即分别腹腔注射刺五加注射液，每日 2 次，连续 3 日；照射后第 4 日取股骨骨髓制备骨髓有核细胞悬液，甲基纤维素半固体培养法测定 CFU－E 和 BFU－E 集落。结果显示，刺五加注射液能明显提高有核细胞 CFU－

E 和 BFU - E 集落数量，与模型组相比均具有显著差异。表明刺五加注射液能明显提高放射损伤小鼠骨髓有核细胞数量及红系祖细胞集落形成，从而保护受损小鼠骨髓造血功能。

曾超等研究刺五加注射液在大鼠体外肝微粒体中对 CYP2C9、CYP2D6、CYP2E1 和 CYP3A4 活性的影响。在大鼠体外肝微粒体中分别加入四种亚型酶的探针药物甲苯磺丁脲（TB）、右美沙芬（DM）、氯唑沙（CLZ）、睾酮（TS）和低、中、高剂量的刺五加注射液，温孵后用 HPLC 法测定各空白对照组和不同剂量刺五加注射液给药组中各探针药物代谢产物的浓度并比较代谢率的差异，以评价刺五加注射液对各亚型酶活性的影响；中剂量组活性显著降低的亚型酶进一步考察抑制作用的强弱（即 IC_{50} 和 K_i 值）。结果显示，与空白对照组比较，刺五加注射液低、中、高剂量给药组 CYP3A4 活性的影响均有统计学意义（$P < 0.01$），抑制率分别为 10.22%、19.00%、30.29%，其 IC_{50} 和 K_i 值分别为 3.96% 和 2.74%（V/V）；低、中、高剂量给药组对 CYP2D6 活性的影响均无统计学差异（$P > 0.05$）；低剂量给药组对 CYP2C9、CYP2E1 活性的影响无统计学差异（$P > 0.05$），中、高剂量给药组对两个亚型的抑制作用有统计学差异（$P < 0.05$），但中剂量给药组抑制率均小于 8.50%，高剂量给药组抑制率均小于 12.00%。表明刺五加注射液对大鼠体外肝微粒体 CYP3A4 有抑制作用，且符合混合型抑制模型；对 CYP2C9、CYP2E1 抑制作用较弱；对 CYP2D6 活性无影响。

贾琳琳等研究刺五加注射液对谷氨酸（Glu）所致离体豚鼠耳蜗外毛细胞（OHCs）内钙浓度的影响。分离耳蜗外毛细胞后用 Fluo - 3 染色，观察细胞内钙浓度的变化情况。结果显示，正常静息状态下和加入刺五加注射液后 OHCs 内钙浓度保持稳定；Glu 作用于 OHCs 后，细胞内的钙浓度迅速升高，与静息状态下的 OHCs 钙浓度相比差异明显；同时加入刺五加注射液和 Glu 后发现，细胞内的钙浓度有所增加，但增加的幅度与单独加入 Glu 所引起的细胞内钙浓度增加的幅度相比明显降低，而与正常静息状态下的 OHCs $[Ca^{2+}]_i$ 相比，无显著性差异。表明刺五加注射液能明显减低由 Glu 引起的单离豚鼠耳蜗外毛细胞内的钙浓度增加，提示刺五加注射液对 Glu 的毒性作用有拮抗作用。

第五节　刺五加的药代动力学研究

中药药代动力学是借助于动力学原理，研究中药活性成分、组分及中药单、复方在体内吸收、分布、代谢、排泄的动态变化规律及其体内时量－时效关系，并用数学函数加以定量描述的一门边缘学科。其理论和技术在阐明中医药防病治病机制、优化中医临床给药方案、指导中药新药和新剂型研制、评价中药制剂和中成药的内在质量等方面发挥着重要的作用，可为药物的初步筛选、剂型设计、质量评估及给药方案的制订提供依据，合理地指导临床用药。

刺五加主治脾肾阳虚、体虚乏力、食欲不振、腰膝酸痛、失眠多梦。刺五加及其有效成分具有广泛的药理活性及广阔的治疗前景，临床应用时间也较长，因此有必要对刺五加的药动学进行深入研究，以更好地为临床用药提供依据。下面就刺五加药材及有效成分的药动学情况做一总结。

一、刺五加的药动学研究进展

目前中药药代动力学主要有生物效应法和血药浓度法两大方面。

1. 生物效应法

由于中药复方的复杂性，以往学者曾认为难以对其有效成分进行药代动力学研究。1970 年后出现了通过测定生物效应进行药代动力学研究的方法，其基本原理是药效的变化取决于体内药量的变化，因此可以通过测定药效的经时过程来反映体内药量的动态变化，该类方法主要有药理效应法、药物累积法、微生物法。

分别采用药理效应法中的效量法与药效法考察刺五加混悬剂小鼠体内药动学特征，选择吞噬指数为检测指标，研究刺五加在小鼠体内药动学规律。结果显示，效量法：$K_{el} = 0.2 d^{-1}$，$K_a = 2.5 d^{-1}$，$AUC (S_0) = 10.4 g/(kg \cdot d)$，$VRT = 19.3 d^2$；药效法：$K_{el} (ef) = 0.1 d^{-1}$，$K_a (ef) = 2.9 d^{-1}$，$AUC (S_0) (ef) = 62.7\%$，$VRT (ef) = 43.2 d^2$。药效法所得数据大于效量法，说明药效的出现有滞后性。

2. 血药浓度法

20 世纪 90 年代后，出现了中药复方药代动力学的浓度法研究报道，即中药复方给药后，用现代分析仪器如气相色谱法、气－质联用法、高效液相色谱法或液－质联用等，分析生物样品中有效成分原型或代谢物，进行中药复方的体内成分分析、体内过程和动力学研究。目前用药物浓度法进行药代动力学研究已成为中药复方药代动力学研究的热点，近年这方面的研究报道很多。

（1）刺五加中刺五加苷的药动学　有研究采用大鼠在体肠段灌流实验，研究刺五加苷 B 的吸收部位和吸收动力学特征。结果显示，不同肠段药物的吸收量和校正的肠壁渗透率（P∗w）按十二指肠、空肠、回肠和结肠的顺序依次下降；刺五加苷 B 经含肠道酶肠灌流液降解后，其含量按十二指肠、空肠、回肠和结肠的顺序依次下降；采用 HPLC 法，在血浆和胆汁中未检出刺五加苷 B。结果表明，刺五加苷 B 生物利用度低，原因是肠道酶代谢引起刺五加苷 B 被降解。静脉给予刺五加苷 B 后，测定大鼠血药浓度 – 时间曲线呈二室模型，药物半衰期约为 3 小时。刺五加静脉给药后，以梯形法求刺五加苷 B 的主要药动学参数，AUC_{0-t} 为 2.05μg/（mL·h），$AUC_{0-\infty}$ 为 2.29μg/（mL·h），对消除相末四点用半对数做图法计算 $T_{1/2}$ 为 0.49 小时。静脉给予注射用艾迪冻干粉针，由于大鼠血浆中刺五加苷 B 浓度较低，代谢较快，1.5 小时后血浆中就检测不到刺五加苷 B。

建立大鼠血浆中刺五加苷 B 和刺五加苷 E 的 RP – HRLC 分析方法，并对刺五加苷 B 和 E 在大鼠体内过程特性进行分析研究。结果显示，大鼠一次静脉给药后血药浓度 – 时间曲线呈三室模型。其中刺五加苷 B 的消除半衰期为 2.49 小时，在主要组织中的分布特点是：在血液、肾脏、心脏、肝脏中都有分布，在脾脏中没有分布，主要由肝、肾代谢、排泄；刺五加苷 E 的消除半衰期为 4.66 小时，在主要组织中的分布特点是：在血液、肾脏、心脏、肝脏和脾脏中都有分布，主要由肝、肾代谢、排泄。

后续的研究中，很多研究者着眼于药物成分代谢的研究，用气 – 质联用、液 – 质联用等技术分析药物成分代谢产物的结构。刘树民等观察体外大鼠肠道菌群对刺五加苷 B、E 的代谢，在大鼠新鲜粪便中加入刺五加苷 B 和刺五加苷 E，用 HPLC 和 UPLC/MS 等技术对代谢物进行分离和鉴定。结果显示，刺五加苷 B 和 E 可以被大鼠的肠道菌群代谢，这和之前的研究中刺五加苷 B 和刺五加苷 E 的生物利用度较低，多以代谢产物发挥效用相吻合。经过 UPLC/MS 的检测，刺五加苷 B 代谢物的分子离子峰 [M + H]⁺ 为 193.08，推测为刺五加苷 B 的苷元再脱一分子水；刺五加苷 E 代谢物的分子离子峰 [M + H]⁺ 为 417.17，推测为刺五加苷 B 的苷元。后续的研究证明，刺五加苷 B 在体内通过去甲基化、去糖基化、氧化、葡萄糖醛酸化等一系列过程进行代谢，其代谢产物在动物体内可以检测到。

还有对刺五加苷 D 体内的代谢产物进行研究，采用 UPLC – Q – TOF – MS 技术结合 Metabolynx XS 软件，对大鼠血浆和胆汁中刺五加苷 D 及其代谢产物进行分析。结果：基于质谱裂解行为和文献报道，在大鼠血浆和胆汁中未检测到刺五加苷 D 原型，但在血浆中检测到刺五加苷 D 代谢物（M1），在胆汁中检测到 M1 的进一步代谢物（M2），推测刺五加苷 D 在大鼠体内是在去葡萄糖后，以葡萄糖醛酸化和去甲基化的形式被代谢。

（2）刺五加中异嗪皮啶的药动学　实验研究采用 HPLC 法测定异嗪皮啶的药动学参数。结果显示，口服异嗪皮啶单体成分后，血药浓度－时间曲线符合二室模型，$T_{1/2\alpha}$ 为（0.51±0.085）小时，$T_{1/2\beta}$ 为（7.91±1.03）小时，AUC 为（22.85±4.26）$\mu g/$（mL·h），C_{max} 为 6.56±0.10 $\mu g/mL$，T_{max} 为（0.19±0.03）小时。口服刺五加提取物后血药浓度曲线呈现双峰现象，将所得数据以给药后 4 小时为分界点进行分段（0~4 小时和 4~24 小时），结果表明第一段是给药后 0~4 小时，$T_{1/2}$ 为（0.19±0.02）小时，$T_{1/2\beta}$ 为（2.08±0.318）小时，AUC 为（10.85±0.11）$\mu g/$（mL·h），C_{max} 为（7.33±0.71）$\mu g/mL$，T_{max} 为（0.31±0.018）小时；第二段是给药后 4~24 小时，$T_{1/2(Ka)}$ 为（2.07±0.29）小时，$T_{1/2(Ke)}$ 为（2.21±0.32）小时，AUC 为（30.35±3.91）$\mu g/$（mL·h），C_{max} 为（3.62±0.40）$\mu g/mL$，T_{max} 为（0.70±0.97）小时，其吸收行为与口服异嗪皮啶单体化合物所表现的行为相似，疑为游离的异嗪皮啶行为。

刘树民等利用微透析－UPLC 技术对异嗪皮啶在正常大鼠和帕金森病大鼠脑内药动学进行研究，结果显示，正常大鼠单次灌胃给予异嗪皮啶 10mg/kg 和 20mg/kg 后，其主要药动学参数分别为 $AUC_{0-\infty}$ 为（13973.88±1582.984）、（28059.76±4207.66）ng·min/mL；$t_{1/2}$ 为（16.68±0.49）、（17.41±2.88）分钟；C_{max} 为（498.87±64.36）、（899.81±133.22）ng/mL；t_{max} 均为 15 分钟。帕金森病模型大鼠单次灌胃给予异嗪皮啶 10mg/kg 和 20mg/kg 后，相应的药动学参数分别为，$t_{1/2}$ 为（17.63±1.49）、（18.69±1.67）分钟，C_{max} 为（626.38±89.69）、（1471.30±163.10）ng/mL，t_{max} 为 15、15 分钟，AUC_{0-t} 为（14014.95±2927.21）、（35431.86±5303.36）ng·min/mL，$AUC_{0-\infty}$ 为（16245.54±3446.15）、（41395.40±6180.62）ng·min/mL，MRT_{0-t} 为（23.52±0.76）、（23.53±0.40）分钟，$MRT_{0-\infty}$ 为（30.81±2.10）、（32.68±2.39）分钟。提示异嗪皮啶经大鼠口服给药后能够迅速透过血脑屏障，到达纹状体部位。

在异嗪皮啶代谢产物的研究中，研究者在大鼠血浆、胆汁、尿液和粪便中检测到异嗪皮啶原型成分，在血浆和胆汁中检测到代谢物——异嗪皮啶葡萄糖醛酸苷。结果显示，异嗪皮啶在大鼠体内以葡萄糖醛酸形式代谢，最终又以异嗪皮啶形式排出体外。

（3）刺五加中绿原酸的药动学　用艾迪冻干粉针（主要含有刺五加）静脉给药后，以梯形法求绿原酸的 AUC_{0-t} 为 11.6 $\mu g/mL \cdot h$，$AUC_{0-\infty}$ 为 13.2 $\mu g/mL \cdot h$，对消除相末四点用半对数做图法计算 $T_{1/2}$ 为 0.82 小时。

二、研究方向与展望

从以上综述可见，目前中药刺五加的药代动力学研究尚处于探索阶段。对于刺五加有效成分的药动学研究，虽然已经取得了一定的进展，但仍然在许多方面存在问题，需要进一步解决。

首先，刺五加苷类为刺五加主要有效成分之一，其口服后入血很少，很难检测得到，生物利用度低，无法检测其含量及变化。因此，采用超高效液相–质谱联用代谢物组分析仪（UPLC – Q – ToF – MS）、NMR、毛细管电泳（CE）等高通量、高分辨、高灵敏度的现代技术手段，研究中药化学成分体内的动态变化是中医药现代化的必然选择。

其次，目前关于刺五加代谢产物的研究还较少，今后要加强刺五加代谢物的动力学研究。因为传统中药多为口服用药，很多口服给药的中药有效成分进入体内后常被肠道菌群或者肝脏代谢酶所代谢，有效的并非一定是原型成分，也可能其真正的药效成分是其活性代谢物。因此，将原型成分的动力学研究与代谢产物的研究结合起来，才能更好地阐明中药作用的物质基础和作用机制，也可能为新药开发研究寻找到活性更好的先导化合物。

近年来，代谢组学做为一门新技术在中药复方药代学的研究中成为新亮点。它不仅研究药物本身的代谢变化，还研究药物引起的内源性代谢物的变化，并直观地体现组方和内源代谢物的动态联系，直接反映体内生化过程的变化。

参考文献

[1] R. 法兰克汉，J. D. 巴卢，D. A. 布里斯科（澳）. 保育遗传学导论［M］. 北京：科学出版社，2005.

[2] 王惠文. 偏最小二乘回归方法及其应用［M］. 北京：国防大学出版社，1998.

[3] 曹建国，祖元刚. 刺五加生活史型特征及其形成机制［M］. 北京：科学出版社，2005.

[4] Purohitedit. Hormonal Regulation of Plant Growth and Development［M］. Kluwer Academic Publishers，1987.

[5] 张大勇. 植物生活史进化与繁殖生态学［M］. 北京：科学出版社，2004.

［6］向义和．分子生物学的起源与进展——物理学、化学与生物学的交互作用［M］．北京：清华大学出版社，2012．

［7］朱有昌．东北药用植物［M］．哈尔滨：黑龙江科学技术出版社，1989．

［8］江苏新医学院．中药大辞典［M］．上海：上海科技出版社，1977．

［9］郑虎古，董泽宏，余晴，等．中药现代研究与应用（第三卷）［M］．北京：学苑出版社，1998．

［10］中华人民共和国药典委员会．中华人民共和国药典（一部）［M］．北京：人民卫生出版社/化学工业出版社，1990．

［11］卢芳，范振群，张颖，等．基于 UPLC – TOF/MS 和脑内微透析技术的异嗪皮啶在帕金森病模型大鼠脑内药动学研究［J］．世界科学技术 – 中医药现代化，2013，15（1）：79 – 84．

［12］刘树民，孙强，白云，等．基于 UPLC – Q – TOF – MS 及数据自动处理技术的刺五加提取物中异嗪皮啶及其代谢产物分析［J］．中国中药杂志，2012，37（12）：1840 – 1844．

［13］卢芳，刘树民．黄连的药动学研究概况及未来研究思路［J］．中国药房，2008．19（30）：2396 – 2398．

［14］中华人民共和国卫生部药典委员会．药品标准·中药成方制剂（第2册）［M］．北京：人民卫生出版社，1990．

［15］肖培根．新编中药志（第一卷）［M］．北京：化学工业出版社，2002．

［16］许士凯．抗衰老药物的药理与应用［M］．上海：上海中医学院出版社，1987．

［17］许士凯．性药学［M］．上海：上海中医学院出版社．1989．

［18］韩国驻．中草药药代动力学［M］．北京：中国中医药出版社，1999．

［19］曲中原，金哲雄，高文昊，等．刺五加总苷提取工艺研究［J］．哈尔滨商业大学学报（自然科学版），2005，21（1）：14 – 16．

［20］曲中原，金哲雄．刺五加总苷片制备工艺及其质量标准研究［J］．国外医药·植物药分册，2008，23（3）：100 – 103．

［21］谢瑛，王秀云．刺五加脑灵口腔崩解片的制备［J］．中国医院药学杂志，2007，27（4）：496 – 497．

［22］王丽云．刺五加滴丸药学及初步药效学研究［D］．山东中医药大学，2006．

［23］孟勤，陈燕萍．刺五加叶总皂苷合剂质量标准探讨［J］．吉林中医药，1997，（4）：40．

［24］张育松．刺五加及刺五加茶的保健功效与加工工艺［J］．亚热带农业研究，2009，5（1）：57．

［25］梁永海．刺五加发酵乳饮料的生产工艺［J］．食品与生物技术学报，2007，（2）：34 – 37．

[26] 何文兵，朱俊义．长白山区野生刺五加果果汁的配方及工艺研究［J］．食品工业科技，2009（8）：189-191.

[27] 陈智，刘继红．刺五加黄芪凝胶的制备工艺及临床前研究［D］．华中科技大学，2006.

[28] 马海涛，王华．均匀设计法优化刺五加中总黄酮的提取工艺［J］．黑龙江医药，2006，19（1）：17-18.

[29] 郭文晶，张守勤，吴华，等．均匀设计优化高压提取刺五加叶中总黄酮［J］．中药材，2007，30（6）：718-720.

[30] 刘莹，金礼吉，徐永平，等．机械化学法辅助提取刺五加总黄酮的工艺研究［J］．时珍国医国药，2007，18（12）：2889-2891.

[31] 陆兔林，马新飞，毛春芹，等．刺五加药材提取工艺的研究［J］．上海中医药杂志，2006，40（4）：59-61.

[32] 马新飞，陆兔林，殷放宙，等．刺五加药材中异嗪皮啶提取方法的研究［J］．南京中医药大学学报，2006，22（4）：246-247.

[33] 袁昕蓉，毕开顺，李强．正交设计优化刺五加中游离异嗪皮啶提取工艺及结合型异嗪皮啶的水解工艺［J］．中药材，2004，27（3）：209-211.

[34] 樊如强．大孔树脂分离纯化刺五加中刺五加苷B、刺五加苷E和异嗪皮啶的工艺研究［J］．中国现代应用药学，2014，31（3）：302-307.

[35] 霍文，劳凤云，姚熠辰．不同产地刺五加不同部位多糖含量测定［J］．中国执业药师，2013，（2）：19-22.

[36] 卢广林，陈晓霞，杨连玉，等．刺五加对仔猪和犊牛免疫器官发育的影响［J］．饲料研究，2011（9）：24-25.

[37] 刘桂芹，刘文强，樊琛，等．刺五加中药复合剂对雏鸡免疫性能和血常规的影响［J］．湖北农业科学，2009（9）：2208-2210.

[38] 王佳丽，徐聪．复方中草药对肉鸡生长性能及免疫功能的影响［J］．饲料研究，2012，（1）：24-26.

[39] 黄秀兰，朱家媛，胡宏．刺五加增强小鼠免疫功能的作用［J］．四川师范学院学报（自然科学版），1998，（2）：202-209.

[40] Ha ES, Hwang SH, Shin KS, et al. Anti-metastatic activity of glycoprotein fractionated from Acanthopanax senticosus, involvement of NK-cell and macrophage activation［J］. Arch Pharm Res, 2004, 27（2）：217-224.

[41] 程秀娟，李佩珍，商晓华，等．刺五加多糖的抗肿瘤作用及免疫作用［J］．癌症，1984，（3）：191-193.

[42] 袁学千，王淑梅，高权国，等．刺五加多糖增强小鼠免疫功能的实验研究［J］．中医药学报，2004，（4）：48-49.

[43] 孟宪军，杨平，张丽，等．刺五加苷对D-半乳糖致衰老模型大鼠免疫功能的影响［J］．中国老年学杂志，2010，(2)：216-218.

[44] 王杰，田刚，刘立，等．刺五加叶皂苷对免疫功能的影响［J］．人参研究，1997，(3)：35-36.

[45] 谢蜀生，秦凤华，张文仁，等．刺五加多糖对异基因骨髓移植小鼠免疫功能重建的影响［J］．北京医科大学学报，1989，(4)：289-291.

[46] 张娅婕，甘振威，谢林，等．刺五加茶抗疲劳及免疫调节作用研究［J］．吉林中医药，2008，(7)：536.

[47] 宋明德．刺五加对绵羊免疫和生产性能的作用［J］．国外兽医学·畜禽疾病，1991，(2)：32-49.

[48] 韩杰，边连全，刘显军，等．刺五加多糖对断奶仔猪生长性能和免疫指标的影响［J］．动物营养学报，2012，24(11)：2203-2209.

[49] 赵俊霞．刺五加多糖对人小细胞肺癌H446细胞的抑制作用及免疫调节作用研究［D］．河北医科大学，2008.

[50] 许士凯．刺五加多糖（ASPS）对小鼠免疫功能的影响［J］．中成药，1990，(3)：25-26.

[51] 韩杰，边连全，刘显军，等．刺五加多糖对断奶仔猪血液免疫指标的影响［J］．动物营养学报，2012，(12)：2444-2449.

[52] 孟繁磊，陈瑞战，魏春雁，等．刺五加叶多糖的分离纯化及免疫活性研究［J］．特产研究，2011，(1)：12-15.

[53] 沈康年．刺五加提升白细胞的临床观察［J］．广西卫生，1979，(6)：30.

[54] Han SB, Yoon YD, Ahn HJ, et al. Toll-like receptor-mediated activation of B cells and macrophages by polysaccharide isolated from cell culture of Acanthopanax senticosus［J］. Int Immunopharmacol, 2003, 3 (9)：1301-1312.

[55] 许光辉，李廷利．刺五加喷干粉改善果蝇睡眠作用的量-效和时-效关系研究［J］．时珍国医国药，2012，(10)：2396-2397.

[56] 许光辉．基于基因芯片技术的刺五加改善果蝇睡眠作用的机制研究［D］．黑龙江中医药大学，2010.

[57] 金阳．光照条件变化对果蝇睡眠—觉醒节律的影响及刺五加的干预［D］．黑龙江中医药大学，2012.

[58] 许光辉，李廷利．刺五加对果蝇睡眠剥夺模型睡眠及全基因表达谱的影响［J］．中药药理与临床，2012，(5)：119-122.

[59] 许光辉，吴艳萍，罗友华，等．刺五加增强小鼠睡眠剥夺模型免疫功能和抗疲劳能力的实验研究［J］．中国实验方剂学杂志，2012，18(23)：153-156.

[60] 张茹，李廷利，刘晓岩，等．刺五加对睡眠剥夺大鼠学习记忆及海马LTP的影响［J］．

中药药理与临床，2011，(1)：63 – 66.

[61] 朱蕾，张茹，李廷利，等. 刺五加对睡眠剥夺大鼠学习记忆及海马单胺类神经递质的影响 [J]. 中国实验方剂学杂志，2012，(4)：219 – 223.

[62] 张茹. 刺五加改善睡眠剥夺大鼠学习记忆能力的机制研究 [D]. 黑龙江中医药大学，2010.

[63] 范昕，刘锦森. 刺五加注射液治疗失眠症的临床观察 [J]. 中国药房，2011，(04)：344 – 346.

[64] 林春淑. 刺五加注射液配合加味逍遥散治疗失眠 [J]. 黑龙江医药，2008，(05)：91.

[65] 张改芝. 刺五加注射液治疗围绝经期失眠症 32 例疗效观察 [J]. 西北药学杂志，2006，(5)：222.

[66] 王鲁滨. 刺五加注射液治疗老年人失眠性睡眠障碍 80 例疗效观察 [J]. 临床荟萃，2002，(7)：412 – 413.

[67] 叶礼红，邹伟民，孙辽，等. 刺五加注射液治疗甲状腺功能亢进症伴失眠疗效观察 [J]. 中国误诊学杂志，2009，(15)：3570 – 3571.

[68] 肖军，朱易凡，张宁新，等. 丙泊酚联合刺五加注射液治疗失眠症的临床研究 [J]. 医药产业资讯，2005，(21)：8 – 9.

[69] 黄敏. 刺五加注射液配合针灸治疗颈性失眠 62 例报告 [J]. 贵州医药，2006，(12)：1111.

[70] 王文英，王成银. 刺五加注射液穴位注射治疗老年功能性失眠症 [J]. 广东医学，2012，(12)：1836 – 1837.

[71] 郑羡河，楼静芝，蒋宗明，等. 星状神经节阻滞联合刺五加注射液治疗失眠症的临床研究 [J]. 现代中西医结合杂志，2006，(2)：176 – 177.

[72] 张远凤，蒋晓江，许志强，等. 刺五加与甲氯芬酯对失眠症患者睡眠质量的影响 [J]. 重庆医学，2007，(1)：65 – 66.

[73] 肖军，朱易凡，张宁新，等. 刺五加注射液对大鼠睡眠影响的实验研究 [J]. 河北医药，2009，(9)：1031 – 1032.

[74] 韩春霞，李廷利，郭冷秋，等. 刺五加根水提液对大鼠睡眠时相的影响 [J]. 中药药理与临床，2007，(5)：148 – 149.

[75] 韩春霞，李廷利，郭冷秋，等. 刺五加水煎剂改善睡眠作用研究 [J]. 中华中医药学刊，2007，(10)：2084 – 2085.

[76] 董梅. 刺五加水煎液改善睡眠作用的机制研究 [D]. 黑龙江中医药大学，2011.

[77] 胡文婷，董梅，李廷利，等. 刺五加水煎液合并 DA 受体拮抗剂改善小鼠睡眠作用的实验研究 [J]. 中医药学报，2012，(3)：29 – 32.

[78] Huang LZ, Huang BK, Ye Q, et al. Bioactivity – guided fractionation for anti – fatigue proper-

ty of Acanthopanax senticosus ［J］. J Ethnopharmacol, 2011, 133 (1): 213 – 219.

［79］李文仙，周一萍，林玲，等. 刺五加皂苷提取物对小鼠睡眠作用观察［J］. 中国食品添加剂, 2010, (2): 75 – 77.

［80］李求实，王升旭. 刺五加总苷穴位贴敷抗睡眠剥夺作用的实验研究［J］. 华南国防医学杂志, 2002, (2): 11 – 14.

［81］WEN Rui – li, WANG Sheng – xu, LI Qiu – shi, et al. Study on external application of eleutherosides ointment on shenque (CV8) for resisting sleep deprivation［J］. Journal of Acupuncture and Tuina Science, 2006, (05): 279 – 282.

［82］Kim Gwan Jun. 对刺五加总苷抗癌作用的实验肿瘤学与病理形态学研究［J］. 主体医学, 1989, (1): 57 – 61.

［83］黄德彬，再瑞智，祭昭芬，等. 刺五加注射液对小鼠肿瘤坏因子的诱生作用［J］. 湖北民族学院学报 (医学版), 2004, (1): 29 – 31.

［84］邸雅南，叶红军，王陆黎，等. 刺五加皂苷对肝癌细胞凋亡的影响［J］. 临床肝胆病杂志, 2000, 16 (2): 104 – 106.

［85］张曼颖. 刺五加叶皂苷诱导肺癌细胞凋亡的研究［J］. 吉林大学学报 (医学版), 2002, 28 (1): 37.

［86］李颖璐，王留兴，樊青霞，等. 刺五加叶皂苷在 EC9706 裸鼠模型中的抑瘤作用［J］. 山东医药, 2008, (9): 49 – 50.

［87］Hibasami H, Fujikawa T, Nishibe S, et al. Induction of apoptosis by Acanthopanax senticosus HARMS and its component sesam in in human stomach cancer KATO III cells［J］. Oncol Rep, 2000, 7 (6): 1213 – 1216.

［88］张敬一，杨惠敏，付琳杰，等. 刺五加多糖对小鼠 Lewis 肺癌的实验性干预作用研究［J］. 癌变畸变突变, 2001, 13 (4): 270.

［89］刘起华，朱礼，李文兰. 刺五加主要活性成分化学与药理研究［J］. 时珍国医国药. 1999, (10): 4.

［90］Yoon TJ, Yoo YC, Lee SW, et al. Anti – metastatic activity of Acanthopanax senticosus extract and its possible immunological mechanism of action［J］. J E thnopharm, 2004, 93 (2/3): 247 – 253.

［91］张松，王留兴，樊青霞，等. 刺五加叶皂苷联合冬凌草甲素对人食管癌 Eca – 109 细胞的生长抑制作用［J］. 肿瘤基础与临床, 2007, 20 (3): 226 – 229.

［92］李金峰. 抑瘤多搪 LAK 细胞活性增强剂［J］. 中国肿瘤临床, 1996, 12 (2): 115 – 117.

［93］叶红军，邹兵，杜意平，等. 刺五加叶皂苷诱发肝癌细胞凋亡的研究［J］. 临床肝胆病杂志, 2002, 18 (3): 162 – 163.

［94］丰俊东，林代华，刘希琴，等. 刺五加皂苷对人肝癌细胞株血管内皮生长因子表达的抑

制作用 [J] . 中药新药与临床药理, 2007, 18 (5)：339 - 341.

[95] 叶红军, 吴远, 房家智, 等. 刺五加皂苷对胃癌细胞膜电位和亚细胞结构的影响 [J] . 中华消化杂志, 2002, 22 (1)：48 - 49.

[96] 张迺哲, 张文智, 李绍连. 抑凋谢基因 bcl - 2 蛋白在大鼠实验性肝癌发病过程中的表达 [J] . 实用肿瘤杂志, 1999, 14 (1)：11.

[97] 张文智, 李绍连, 赵会军. N - 乙酰氨基葡萄糖转移酶在大鼠实验性肝癌发病中表达 [J] . 中国实验动物学报, 1997, 5 (2)：120.

[98] 王峻, 何嘉言, 孙宏高. 刺五加注射液对肺肿瘤化疗患者免疫调节作用的研究 [J] . 浙江中西医结合杂志, 2001, 11 (6)：339.

[99] 周莉, 迟卫国. 多糖在预防医学中的应用与展望 [J], 中国公共卫生, 2002, 18 (10)：1268.

[100] 刘卫军, 顾振纶, 周文轩. 植物多搪抗肿瘤活性研究进展 [J] . 中国野生植物资源, 1997, (1)：1 - 4.

[101] 黄添友, 佟丽, 吴波等. 四种植物多糖对 S180 细胞膜磷脂酰肌醇转换的影响 [J] . 第一军医大学学报, 1995, 15 (3)：211.

[102] 黄秀兰, 朱家媛, 胡宏, 等. 刺五加增强小鼠免疫功能的作用 [J] . 四川师范学院学报·自然科学版, 1998, 19 (2)：201 - 203.

[103] 野岛武. 刺五加药理作用 [J] . 汉方の临床, 1979, 6：201.

[104] 汪堃仁, 赵邪丽, 王代树, 等. 复方中药和 3',5' - 环腺苷酸 (cAMP) 对小鼠艾氏腹水癌的抑制效应与癌细胞内 cAMP 含量及 cAMP - PDE 活性变化 [J] . 北京医学, 1980, 2 (2)：91 - 95.

[105] 段玉敏, 肖志刚, 王伟明. 刺五加对环磷酰胺抗肿瘤作用引起机体损伤扶正作用的实验研究 [J] . 黑龙江中医药, 2006, (3)：62 - 63.

[106] 张明溪, 龚石静, 张世明, 等. 刺五加对辐射损伤后小鼠脾脏的保护作用 [J] . 时珍国药研究, 1998, 9 (1)：37 - 38.

[107] 万芬, 张世明, 戎诚兴, 等. 刺五加对^{60}Co - γ 射线照射后小鼠胸腺效应的实验研究 [J] . 湖北医学院学报, 1989, 10 (3)：226 - 230.

[108] 杨成吉. 多糖类及刺五加苷类的干扰素促诱生效应 [J] . 中草药, 1990, 21 (1)：27.

[109] Yonezawa M. 刺五加对受幅射小鼠的保护作用 [J] . 生药学杂志, 1985, 39 (2)：139.

[110] Zhang RJ, Qian JK, Yang GH, et al. Medical protection with Chinese herb compound radiation damage [J] . Aviation Space and Environmental Medicine. 1990, 61 (8)：729.

[111] 吴秉纯, 刘瑞梅, 郭秀芳, 等. 刺五加药理作用的研究 [J] . 中医药学报, 1985, (2)：30.

［112］ XiaoLan Li, AiGuo Zhou. Preparation of polysaccharides from Acanthopanax senticosus and its in-
hibition against irradiation – induced injury of rat ［J］. Carbohydr Polym, 2007, 67: 219 – 226.

［113］ 王萍. 刺五加质量评价研究 – 有效成分及其含量测定 ［D］. 黑龙江中医药大
学, 2001.

［114］ Gaffney BT, Hugel HM, Rich PA. Panax ginseng and eleutherococcus senticosus may exagger-
ate an already existing biphasic response to stress via inhibition of enzymes which limit the bind-
ing of stress hormones to their receptors ［J］. Medical Hypothesis, 2001, 56 (5): 567 – 572.

［115］ 吕忠智. 刺五加叶皂苷的抗应激作用研究 ［J］. 人参研究, 1996, (3): 34 – 36.

［116］ 王荣光, 王霞文. 五味子和刺五加抗衰老作用探讨 ［J］. 中药药理与临床, 1991, 7
(6): 31 – 32.

［117］ 潘永进, 顾永健, 顾小苏, 等. 刺五加皂苷对培养神经元拟衰老反应的观察 ［J］. 中
国现代医学杂志, 2002, 12 (21): 42 – 44.

［118］ 程秀娟, 邸琳, 宋丽晶, 等. 人参茎叶皂苷对记忆及脑内单胺类递质影响的研究 ［J］.
老年学杂志, 1989, 9 (6): 369.

［119］ 巩平, 谢蜀生, 秦凤华, 等. 抗衰神方对 ^{60}Co – γ 线照射小鼠免疫功能的影响 ［J］.
中西医结合杂志, 1991, 11 (4): 223.

［120］ 潘永进, 顾永健, 顾小苏, 等. 刺五加皂苷对培养神经元拟衰老反应的观察 ［J］. 中
华医学会全国第七次神经病学学术会议汇编, 2004: 398.

［121］ 李宁川, 祝瑾, 金其贵. 刺五加制剂的人体抗疲劳实验研究 ［J］. 安徽体育科技, 2000,
87 (3): 89.

［122］ 吴永宁, 王绪卿, 赵云峰, 等. 用药时间对刺五加制剂增强运动耐力的影响 ［J］. 中
国校医, 1997, 11 (1): 9.

［123］ 吴永宁, 王绪卿, 李明, 等. 刺五加制剂对老年人恒定负荷下运动耐力的影响 ［J］.
卫生研究, 1998, 27 (6): 421.

［124］ 丛登立, 王浩天, 高笑一, 等. 刺五加果的抗疲劳作用 ［J］. 吉林大学学报医学版,
2010, 36 (5): 891 – 894

［125］ 吴永宁, 王绪卿, 赵云峰, 等. 刺五加制剂增强人体运动能力的研究 ［J］. 卫生研究,
1996, 25 (1): 57 – 61.

［126］ Booth F W, Thomason D B. Molecular and cellular adaptation of muscle inresponse to exer-
cise: perspectives of various models ［J］. Physiol reviews, 1991, 71 (2): 541.

［127］ 戎爱群, 金吉中, 郜叶红, 等. 复方刺五加抗疲劳作用的实验研究 ［J］. 甘肃中医,
2006, 19 (11): 42.

［128］ 曲中原, 金哲雄, 梁熙, 等. 刺五加总苷抗疲劳实验研究 ［A］. 第一届全国重要商品
学术大会论文集, 2008: 392 – 396.

[129] 丁克祥．抗衰老药物对超氧化物歧化酶的作用［J］．老年学杂志，1990，10（2）：112．

[130] Nisibe S, Kinoshita H , et al. Phenolic compounds from stem bark of Acanthopanax senticosus and their pharmacological effect in chronic swimming stressed rats［J］. Chem Pharm Bull , 1990, 38（6）: 1763 – 1765.

[131] Kimura Y, Sumiyoshi M. Effect of various eleutherococcus senticosus cortex on swimming time, natural killer activity and corticosterone level in forced swimming stressed mice［J］. J Ethnopharmacol, 2004, 95（2/3）: 447 – 453.

[132] RhimaYT, Kim H, Yoon SJ. Effect of Acanthopanax senticosus on 5 – hydroxytryptamine synthesis and tryptophanhydroxylase expression in the dorsal raphe of exercised rats［J］. J Ethnopharmacol, 2007, 114: 38 – 43.

[133] 吴立军，阮丽军，郑健，等．刺五加茎叶化学成分研究［J］．药学学报，1999，34（11）：839 – 841.

[134] 李盛青，骆和生．从刺五加的作用探讨中医的"志意"［J］．中国中医基础医学杂志，2002，8（4）：6．

[135] 徐晓，刘起华，范慧，等．刺五加口服液中总黄酮含量测定［J］．中国林副产，2002，（60）：41．

[136] 刘玉兰，赵德志，姚振弘，等．刺五加茎叶乙醇提取物对血栓形成及缺氧的保护作用［J］．沈阳药学院学报，1992，9（4）：290 – 293.

[137] 吴秉纯，刘瑞梅，郭秀芳，等．刺五加药理作用的研究［J］．中医药学报，1985，（2）：30．

[138] 顾晓琪．人参多糖对感染白念珠菌小白鼠免疫功能的影响［J］．北华大学学报（自然科学版），2000，1（3）：133 – 134.

[139] 张莅峡，刘泓，常雅萍，等．红毛五加多糖抗病毒效应的实验研究［J］．中国中医基础医学杂志，1995，5（3）：25 – 27.

[140] 战术，孙丰文，邵春杰，等．刺五加叶皂苷单体 Sc3 对培养大鼠心肌细胞自发性搏动及动作电位的影响［J］．中国药学杂志，1996，31（7）：401 – 403.

[141] 林秋叶，李龙华，金礼吉，等．刺五加化学成分及其药理作用研究进展［J］．中兽医医药杂志，2009，（2）：27．

[142] Pharmacol. 1969, 9: 419 – 430.

[143] 王萍．刺五加质量评价研究 – 有效成分及其含量测定［D］．黑龙江中医药大学．2001.

[144] Chihiro T, Mahoko I, Bai YJ, et al. Inhibitory effects of eleutherococcus senticosus extracts on amyloid（25 – 35）– induced neuritic atrophy and synaptic loss［J］. J Pharmacol Sci, 2008, 107: 329 – 339

[145] Fujikawa T, Kanada N, Shimada A, et al. Effect of Sesaminin Acanthopanax senticosus HARMS on behavioral dysfunction in RotenoneInduced Parkinsonian Rats [J]. Biol Pharm-Bull, 2005, 28 (1): 169 – 172.

[146] Fujikawa T, Miguchi S, Kanada N, et al. Acanthopanax senticosus harms as a prophylactic for MPTPinduced Parkinsons' disease in rats [J]. J Ethnopharmacology, l 2005, 97 (2): 375 – 381.

[147] 姜旭金, 王霞文. 刺五加和五味子对老年大鼠脑单胺氧化酶及其同工酶活性的影响 [J]. 中药药理与临床. 1991, 7 (3): 16.

[148] 石学魁, 王雅贤, 周晓茵, 等. 刺五加总黄酮对脑缺血大鼠脑组织 P38 及 GAP – 43 蛋白表达影响的实验研究 [J]. 中西医结合心脑血管病杂志, 2007, 5 (3): 211.

[149] 石学魁, 王雅贤, 严基东, 等. 刺五加总黄酮和针刺对脑缺血后 TGF – $\beta1$ 的影响 [J]. 牡丹江医学院学报, 2006, 27 (6): 4.

[150] 王志龙, 刘志新, 周彬, 等. 刺五加总黄酮对大鼠脑缺血后神经元的保护作用 [J]. 牡丹江医学院学报, 2008, 29 (4): 13.

[151] 陈剑峰, 张烽. 刺五加皂苷对体外培养大鼠脊髓运动神经元缺氧损伤的保护作用 [J]. 第二军医大学学报, 2006, 27 (2): 173 – 177.

[152] 陈应柱, 顾永健, 吴小梅. 刺五加皂苷对神经元谷氨酸毒性损伤的保护作用 [J]. 脑与神经疾病杂志, 2004, (2).

[153] 陈应柱, 顾永健, 包仕尧, 等. 刺五加皂苷对皮质神经元缺血缺氧性损伤的保护作用 [J]. 临床神经病学杂志, 2006, 19 (2): 127 – 129.

[154] 刁波, 文晔, 杨李, 等. 刺五加多糖对氧化应激损伤的海马神经元 iNOS mRNA 表达的影响 [J]. 华南国防医学杂志, 2008, 22 (4): 15 – 17.

[155] 顾晓苏, 顾永健, 施建生, 等. 刺五加皂苷对大鼠海马脑片长时程增强效应的影响 [J]. 江苏医药, 2005, 31 (5): 373 – 374.

[156] 黄德彬, 刘晓海. 刺五加注射液对衰老模型大鼠学习记忆障碍及海马单胺类神经递质的影响 [J]. 湖北民族学院学报 (医学版), 2008, 25 (3): 14.

[157] 程秀娟, 李佩珍, 高晓华, 等. 刺五加多糖的抗肿瘤作用及免疫作用 [J]. 癌症, 1984, 3 (3): 191 – 193.

[158] 刘玉兰, 赵德志, 姚振弘, 等. 刺五加茎叶乙醇提取物对血栓形成缺氧的保护作用 [J]. 沈阳药学院学报, 1992, 9 (4): 290.

[159] 刘玉兰, 王世久, 蔡玉珉, 等. 刺五加茎时对血小板聚集功能的影响 [J]. 沈阳药学院学报, 1989, 6 (1): 57.

[160] 万均成. 刺五加注射液对血小板聚集功能的影响 [J]. 中西医结合杂志, 1988, 8 (12): 727.

[161] 马丽娜，吕忠智，吕文伟，等. 刺五加茎叶皂苷对急性心肌梗塞犬血流动力学和氧代谢的影响 [J]. 中国药学杂志，1994，29（11）：654.

[162] 赵娟，徐彦楠. 刺五加多糖的免疫调节作用研究 [J]. 河北医科大学学报，2010，31（9）：1089 - 1092.

[163] 温筱熙，刘蔚，邓锡军，等. 刺五加提取物的总黄酮含量测定及其血液流变学的影响 [J]. 解放军医学报，2006，22（3）：197 - 199.

[164] 黄作义，吴军，张海鸥，等. 刺五加对大鼠迟发性脑血管痉挛 CGRPmRNA 表达变化的影响 [J]. 中国老年学杂志，2004，（5）：442 - 443.

[165] 睢大员，曲绍春，于小风，等. 刺五加叶皂苷对大鼠心肌缺血再灌注损伤的保护作用 [J]. 中国中药杂志，2004，29（1）：71 - 74.

[166] 张玉华，韩丛成，曲绍春，等. 刺五加叶对大鼠实验性心肌梗死的保护作用 [J]. 中国新药杂志，2002，11（9）：695 - 697.

[167] 刘宏雁，李吉平，王秋晶，等. 刺五加叶皂苷对实验性高血脂症大鼠血小板形态的影响及其机理的初步探讨 [J]. 人参研究，2000，12（4）：15 - 18.

[168] 陶明飞，杨卫东，王俊和. 刺五加对放射损伤骨髓微血管的保护作用 [J]. 中国公共卫生，2004，20（6）：683 - 685.

[169] 陶明飞，杨卫东，王俊和. 刺五加注射液对放射损伤小鼠骨髓造血微环境的保护作用 [J]. 南京中医药大学学报，2004，20（3）：175 - 177.

[170] 程秀娟. 刺五加对小鼠外周白血细胞系骨髓粒系组细胞集落形成的影响 [J]. 癌症，1984，3（3）：193 - 194.

[171] 董海燕，董卫国，王高华，等. 刺五加胶囊对抑郁大鼠结肠氧自由基及环氧合酶 - 2 的影响 [J]. 中国中西医结合消化杂志，2004，12（6）：326 - 328.

[172] Wenga SH, Tang JH, Wang GH, et al. Doubleblind comparison of addition of Acanthopanax senticosus versus fluoxetine to lithium for treatment of adolescent patients with bipolar depression [J]. Eur Psychiat, 2007, 22 (3): 261 - 262.

[173] Lin CC, Huang PC. Antioxidant and hepatoprotective effects of Acathopanax senticosus [J]. Phytother Res, 2000, 14: 489 - 494.

[174] Park HR, Park E, Rim AR, et al. Antioxidant activity of extracts from Acanthopanax senticosus [J]. African Journal of Biotechnology, 2006, 23 (5): 2388 - 2396.

[175] Lee SH, Son DW, Ryu JY. Anti - oxidant activities of Acanthopanax senticosus stemsand their lignan components [J]. Arch Pharm Res, 2004, 27 (1): 106 - 110.

[176] Jung HJ, Park HJ, Kim RG, et al. In vivo anti - inflammatory and antinociceptice effects of liriodendr in isolated from the stem bark of Acanthopanax senticosus [J]. Planta Med, 2003, 69: 610 - 616.

[177] 刁波，唐瑛，王晓昆，等．刺五加多糖的抗氧化损伤作用研究 [J]．实用医学杂志，2008，24（7）：1102－1104.

[178] 孟庆繁，于笑坤，徐睦芸，等．刺五加多糖的提取及其氧化性 [J]．吉林大学学报，2005，43（5）：683－686.

[179] 程秀娟，李佩珍，商晓华，等．刺五加多糖的抗肿瘤作用及免疫作用 [J]．癌症，1984，（3）：191－193.

[180] 吴秉纯，刘瑞梅，郭秀芳，等．刺五加药理作用的研究 [J]．中医药学报，1985，2：29－32.

[181] 张树臣．中药刺五加的研究进展 [J]．特产科学实验，1980，（2）：20－25.

[182] 廖建萍，欧阳荣，周兴绍．刺五加注射液与4种输液配伍的稳定性 [J]．中国医院药学杂志，2001，21（9）：569.

[183] 李振新，朱传敬．刺五加注射液的不良反应 [J]．医学导报，2001，20（10）：660－661.

[184] 卢芳，刘树民，杨婷婷，等．刺五加防治帕金森病的作用机制探讨 [J]．中医药信息，2008，25（2）：21－23.

[185] Lee S, Son D, Ryu J, et al. Anti－oxidant activities of Acanthopanax senticosus stems and their lignan components [J]. Arch PharmRes, 2004, 27（1）：106－108.

[186] Fujikawa T, Soya H, Hibasami H, et al. Effect of Acanthopanax senticosus Harms on biogenic monoamine levels in the rat brain [J]. PhytotherRes, 2002, 16（5）：474－478.

[187] 陈应柱，顾永健，吴小梅．刺五加皂苷对缺氧复氧性神经元损伤的保护作用 [J]．中国临床康复，2004，8（31）：6964－6965.

[188] Ziv I, Melamed E, Nardi N, et al. Dopamine induces apoptosis－likecell death in cultured chick sympathetic neurons－a possible novel pathogenetic mechanism in Parkinson's disease [J]. Neurosci Lett, 1994, 170（1）：136－140.

[189] Jang MH, Shin MC, Kim YJ, et al. Protective effect of Acanthopanax senticosus against ethanol－induced apoptosis of human neuroblastoma cellline SK－N－MC [J]. Am J Chin Med, 2003, 31（3）：379－388.

[190] 周纯，顾永健，姜正林．刺五加对受谷氨酸毒性神经元保护作用的研究 [J]．临床神经病学杂志，2003，16（1）：6－8.

[191] 李战辉．帕金森病与细胞凋亡的新进展 [J]．中华神经医学杂志，2003，2（2）：147－150.

[192] 眭大员，于晓风，曲绍春，等．刺五加叶皂苷对实验性脑缺血大鼠的保护作用 [J]．中草药，2005，36（4）：561－563.

[193] 陈雨，徐之良．刺五加对阿糖胞苷损伤的骨髓间充质干细胞的保护作用 [J]．中国小儿血液与肿瘤杂志，2010，15（2）：73－75，84.

[194] 刘黎青，高艳霞，周盛年，等. 刺五加注射液体外诱导大鼠骨髓基质细胞分化为神经样细胞的最佳浓度探索 [J]. 中医杂志，2008，49（9）：836-838.

[195] 杨琴，杨军，谢鹏，等. 刺五加体外诱导骨髓基质细胞分化为神经元样细胞的实验研究 [J]. 南方医科大学学报，2009，29（3）：487-490，493.

[196] 高艳霞，刘黎青. 刺五加注射液体外诱导骨髓间充质分化机制的研究 [J]. 山东中医杂志，2008，27（6）：406-407.

[197] AN Lifeng, LIU Shumin, DONG Yang, et al. Protective effect of effective part of Acanthopanacis senticosuson damage of PC12 cells induced by MPP$^+$ [J]. 中国中药杂志，2010，35（15）：2021-2026.

[198] 董杨，刘树民，安丽凤，等. 刺五加苷 B 对 MPP$^+$ 诱导 PC12 细胞损伤 ERK 通路的影响 [J]. 分子诊断与治疗杂志，2011，3（3）：155-158.

[199] Fang Lu, Yang Dong, Laijun Deng, et al. Neuroprotective effect of Eleutheroside B on 1-methyl-4-phenylpyridiniumion-induced apoptosis in PC12 cells [J]. NEURAL REGENERATION RESEARCH，2011，6（18）：1375-1379.

[200] 季秋虹，顾永健，朱俐. 刺五加皂苷保护 PC12 细胞活性与缺氧诱导因子 1α 的表达 [J]. 中国临床康复，2006，10（43）：92-95.

[201] 唐瑛，雷呈祥，刁波，等. 刺五加多糖对氧糖剥夺诱导神经元氧化损伤的保护作用 [J]. 时珍国医国药，2012，23（8）：1946-1947.

[202] 陈建，朱俐，潘永进. 刺五加皂苷诱导 PC12 细胞对缺血的耐受与缺氧诱导因子-1α 的表达 [J]. 实用儿科临床杂志，2006，21（24）：1727-1729.

[203] 朱俐，季秋虹，顾永健，等. 银杏内酯、刺五加皂苷和人参皂苷诱导 PC12 细胞缺氧诱导因子-1α 表达 [J]. 中国药理学与毒理学杂志，19（4）：263-26.

[204] 潘永进，顾永健，顾小苏. 刺五加皂苷对培养神经元拟衰老反应的观察 [J]. 中国现代医学杂志，2001，12（21）：42-44.

[205] 陈应柱，顾永健，包仕尧. 刺五加皂苷对皮质神经元缺血缺氧性损伤的保护作用 [J]. 临床神经病学杂志，2006，19（2）：127-129.

[206] 陈应柱，顾永健，吴小梅. 刺五加皂苷对神经元谷氨酸毒性损伤的保护作用 [J]. 脑与神经疾病杂志，2004，12（2）：84-87.

[207] 顾晓苏，顾永健，姜正林. 刺五加皂苷对自由基作用和无血清培养条件下两种神经元衰老模型细胞的保护作用 [J]. 中国临床康复，2005，9（25）：123-125.

[208] Fujikawa T, Kanada N, Shimada A, et al. Effect of sesamin in Acanthopanax senticosus harms on behavioral dysfunction in rotenone-induced parkinsonian rats [J]. Biol Pharm Bull，2005，28（1）：169-172.

[209] 刁波，唐瑛，王晓昆，等. 刺五加多糖对过氧化氢损伤海马神经元中氧自由基的影响

[J]．中国医院药学杂志，2009，29（1）：7-11．

[210] 刁波，唐瑛，王晓昆，等．刺五加多糖对海马神经元抗氧化酶系统的影响 [J]．医药导报，2009，28（1）：21-24．

[211] 刁波，唐瑛，朱以良．刺五加多糖对 H_2O_2 损伤的海马神经元表达 Fas 和 Fasl 的影响 [J]．中国临床神经外科杂志，2010，15（7）：416-418．

[212] 刁波，唐瑛，朱以良．刺五加多糖对 H_2O_2 损伤的海马神经元表达 NF-KB 的影响 [J]．中国临床神经外科杂志，2010，15（6）：350-352．

[213] 刁波，唐瑛，李德忠，等．刺五加多糖对 H_2O_2 诱导海马神经元凋亡及凋亡基因的影响 [J]．广东医学，2009，30（1）：35-36．

[214] 刁波，唐瑛，李德忠，等．刺五加多糖对 H_2O_2 诱导海马细胞凋亡的保护作用 [J]．华南国防医学杂志，2008，22（1）：4-6，17．

[215] 刁波，唐瑛，朱以良．刺五加多糖对 H_2O_2 损伤的海马神经元表达 c-fos 和 p53 基因的影响 [J]．中国临床神经外科杂志，2010，15（6）：347-349．

[216] 刁波，唐瑛，杨李，等．刺五加多糖对氧化损伤大鼠的海马神经元 OGG1mRNA 表达的影响 [J]．中国老年学杂志，2009，29（4）：396-399．

[217] 刁波，文晔，杨李，等．刺五加多糖对氧化应激损伤的海马神经元 iNOS mRNA 表达的影响 [J]．华南国防医学杂志，2008，22（4）：15-17．

[218] 朱蕾，张茹，李廷利．刺五加对睡眠剥夺大鼠学习记忆及海马单胺类神经递质的影响 [J]．中国实验方剂学杂志，2012，18（4）：219-223．

[219] 黄德彬，刘晓海．刺五加注射液对衰老模型大鼠学习记忆障碍及海马单胺类神经递质的影响 [J]．湖北民族学院学报，2008，25（3）：1-4．

[220] 王志龙，刘志新，周彬，等．刺五加总黄酮对大鼠脑缺血后神经元的保护作用 [J]．牡丹江医学院学报，2008，29（4）：13-15．

[221] 张晓莉，石学魁，蔡文辉，等．刺五加叶总黄酮和电针对大鼠脑缺血后 Bcl-2 蛋白表达的影响 [J]．中国实验方剂学杂志，2011，17（5）：177-180．

[222] 石学魁，王雅贤，周晓茵，等．刺五加总黄酮对脑缺血大鼠脑组织 P38 及 GAP-43 蛋白表达影响的实验研究 [J]．中西医结合心脑血管杂志，2007，5（3）：211-212．

[223] 王亚贤，张凯波，石学魁，等．刺五加注射液对大鼠局灶性脑缺血再灌注损伤细胞凋亡的影响 [J]．中医药信息，2005，22（6）：66-67．

[224] 王亚贤，沈小苹，李明琦，等．刺五加注射液对大鼠局灶性脑缺血/再灌注模型 TNF-α 和 ICAM-1 表达的影响 [J]．哈尔滨医科大学学报，2007，41（6）：561-562，565．

[225] 吴铮，邢东明，孙虹．刺五加对缺血再灌脑自由基产生及神经元的保护作用 [J]．中药药理与临床，2001，17（6）：29-31．

[226] 葛许华，顾永健，姜正林，等. 前脑缺血再灌注后海马神经元 Bcl-2 和 Bax 蛋白的表达及刺五加皂苷的影响 [J]. 中国交通医学杂志，2004，18 (5)：485-488.

[227] 孙薇，吴博，石伟彬，等. 刺五加胶囊对抑郁大鼠海马组织 TH、TPH 表达的影响 [J]. 现代生物医学进展，2011，11 (22)：4247-4249.

[228] 黎功炳，雷宁，龙军，等. 刺五加胶囊改善抑郁大鼠学习记忆能力及对海马 BDNF 表达的影响 [J]. 现代生物医学进展，2012，12 (6)：1078-1080.

[229] 周纯，顾永健，姜正林，等. 刺五加皂苷对 PC12 细胞缺氧诱导因子 -1α 表达的影响 [J]. 山东医药，2009，49 (47)：16-17.

[230] 黄作义，吴军，张海鸥，等. 刺五加对大鼠迟发性脑血管痉挛 CGRP mRNA 表达变化的影响 [J]. 中国老年学杂志，2004，24 (5)：442-443.

[231] 许妍姬. 刺五加对痴呆模型小鼠记忆障碍及 MDA 含量、SOD 和乙酰胆碱酯酶活性的影响 [J]. 中国老年学杂志，2010，30 (9)：1238-1240.

[232] 孟德欣，邢德刚，张义栋. 刺五加叶皂苷对实验性非胰岛素依赖型大鼠心肌酶的影响 [J]. 黑龙江医药科学，2001，24 (5)：10-11.

[233] 吕文伟，崔新明，李艳茹，等. 刺五加冻干粉针剂（ASHFI）对实验性心肌梗死犬心肌的影响 [J]. 电子显微学报，2003，22 (4)：276-279.

[234] 周逸，唐其柱，史锡滕，等. 刺五加皂苷 B 对心肌线粒体 ATP 敏感性钾通道的作用 [J]. 中国心脏起搏与心电生理杂志，2004，18 (6)：473-475.

[235] 刘宝堂，隽兆东，陈峰，等. PI3K/AKT 通路在刺五加保护大鼠缺血再灌注心肌细胞损伤中的作用 [J]. 解剖科学进展，2010，16 (3)：249-252.

[236] 罗强，孙黎，刘芳，等. 刺五加多糖对人白血病 K562 细胞作用的研究 [J]. 河北北方学院学报，2008，25 (5)：17-19.

[237] 赵俊霞，闫永鑫，赵娟，等. 刺五加多糖诱导人小细胞肺癌 H446 细胞凋亡 [J]. 细胞生物学杂志，2008，30：239-242.

[238] 张曼颖，安继红，李昌辉. 刺五加叶皂苷诱导肺癌细胞凋亡的研究 [J]. 吉林大学学报，2002，28 (1)：37-39.

[239] 叶红军，邹兵，杜意平. 刺五加叶皂苷诱发肝癌细胞凋亡的研究 [J]. 临床肝胆病杂志，2002，18 (3)：162-163.

[240] 王秀岩，杜爱林，吕冬霞. 刺五加皂苷对肝癌 SMMC-7721 细胞 bcl-2 和 bax 表达的影响 [J]. 黑龙江医药科学，2009，32 (5)：13-14.

[241] 李颖璐，王留兴，樊青霞，等. 刺五加叶皂苷在 EC9706 裸鼠模型中的抑瘤作用 [J]. 山东医药，2008，48 (9)：49-50.

[242] 王恩军，靳祎，王亚玲，等. 刺五加注射液对 Hela 细胞抑制作用的实验研究 [J]. 河北北方学院学报，2008，25 (2)：20-21.

[243] 张敬一，许顺江，杨惠敏，等. 刺五加在小鼠实验性肺癌侵袭转移过程中的作用 [J].
癌变畸变突变，2005，17（4）：217－219.

[244] 叶炯贤，叶红军，杜意平，等. 刺五加叶皂苷对肝癌癌基因表达的调节作用 [J]. 中
华实验外科杂志，2000，17（5）：426－427.

[245] 严鹏科，徐晓玉，任德莲，等. 当归、刺五加对食管癌肿瘤浸润淋巴细胞体外增殖诱
导作用研究 [J]. 中国自然医学杂志，2000，2（2）：67－70.

[246] 林秋叶，曹振辉，姜春生，等. 刺五加对巨噬细胞产生 NO 与肿瘤坏死因子－α 的抑制
作用 [J]. 安徽农业科学，2007，35（26）：8088－8089，8113.

[247] 史亦谦，朱宁希，虞荣喜. 刺五加体外逆转 K562/ADR 细胞多药耐药性的初步研究
[J]. 中国中医药科技，2004，11（2）：93－95.

[248] 周亮，杨则宜. 补糖和/或刺五加对大鼠运动后骨骼肌细胞 AMPK 蛋白表达的影响 [J].
中国应用生理学杂志，2012，28（2）：145－148.

[249] 张捷，安继红，安东善，等. 刺五加和地塞米松对实验性肺纤维化早期 BALF 中 IL－6
的抑制作用 [J]. 白求恩医科大学学报，1998，24（1）：63－64.

[250] 刘宏雁，李吉平，王秋晶，等. 刺五加叶皂苷对实验性高脂血症大鼠血小板形态的影
响及其机理的初步探讨 [J]. 人参研究，2000，12（4）：15－18.

[251] 杨卫东，陶静，陶明飞. 刺五加注射液对^{60}Co－γ放射损伤小鼠骨髓 CFU－E、BFU－E
生成的影响 [J]. 中国中医急症，2008，17（9）：1261－1262.

[252] 曾超，刘艳，刘高峰，等. 刺五加注射液对大鼠肝微粒体四种 CYP450 亚型酶活性的影
响 [J]. 中国临床药理学与治疗学，2012，17（2）：164－170.

[253] 贾琳琳，杨笑天，张涤，等. 刺五加注射液对谷氨酸所致离体豚鼠耳蜗外毛细胞内钙
浓度的影响 [J]. 黑龙江医药科学，2009，32（1）：77－78.

[254] 孟祥才，王喜军，都晓伟. 中药材 GAP 研究与实施的整体观 [J]. 现代中药研究与实
践，2005，19（1）：18－22.

[255] 张忠诚. 一类基于偏最小二乘回归分析的成分数据预测模型 [J]. 华中师范大学学
报，2006，（2）：161－163.

[256] 肖小河，陈士林，陈善墉. 乌头和附子生产布局研究 [J]. 中国医药学报，1989，4
（5）：24－27.

[257] 肖小河，陈士林，陈善墉. 川产道地药材生产布局的研究 [J]. 中国中药杂志，1992，
17（2）：70－72.

[258] 濮社班，钱士辉，张宇和. 应用模糊数学方法进行黄连引种适栽区划的研究 [J]. 世
界科学技术－中药现代化，2002，4（1）：30－32.

[259] 孙视，刘敬苟. 生态条件对银杏叶黄酮积累的影响 [J]. 植物资源与环境，1998，7
（3）：1－7.

［260］杨武，王玉树．偏最小二乘回归分析在土地利用变化研究中的应用——以上海市嘉定区为例［J］．南京农业大学学报，2005，28（1）：115－120.

［261］吴琼，原忠虎，王晓宁．基于偏最小二乘回归分析综述［J］．沈阳大学学报，2007，19（2）33，36－38.

［262］秦浩，林志娟，陈景武．偏最小二乘回归原理、分析步骤及程序［J］．数理医药学杂志，2007，20（4）：450－451.

［263］孟祥才，颜丙鹏，孙晖等．刺五加不同药用部位及不同组织有效成分含量比较研究［J］，时珍国医国药，2009，20（8）：1899－1900.

［264］孙晖，隋金婷，孟祥才，等．刺五加茎最适采收期的研究［J］．中国中医药科技，2007，（3）：87.

［265］封士兰，胡芳弟，赵健雄，等．RP－HPLC法研究刺五加注射液中刺五加苷E、刺五加苷B在大鼠体内的药代动力学和组织分布特性［J］．药物分析杂志，2006，26（6）：741－744.

［266］孟祥才，孙晖，王喜军，等．野生刺五加土壤状况分析［J］．中药现代研究与实践，2009，23（3）：7－9.

［267］李万波，李强．五加本草考证及其原产地的品种调查［J］．陕西中医，1984，5（5）：39－41.

［268］黄璐琦，陈美兰，肖培根．中药材道地性研究的现代生物学基础及模式假说［J］．中国中药杂志，2004，29（6）：494－497.

［269］肖小河，夏文娟，陈善墉．中国道地药材研究概论［J］．中国中药杂志，1995，20（6）：323.

［270］于晶，陈君，肖新月，等．不同来源黄芩产量及质量性状的比较研究［J］．中国中药杂志，2005，30（7）：491－494.

［271］林慧彬，李新秀，林建群，等．我国不同种质黄芩质量的比较研究［J］．北京中医药大学学报，2008，31（4）：273－276.

［272］张巧艳，郑汉臣，秦路平，等．蛇床的生物学特性及地理分布［J］．中国野生植物资源，2001，20（6）：25.

［273］蔡金娜，王峥涛，徐珞珊，等．蛇床果实中香豆素类成分变异及其规律［J］．药学学报，1999，4（10）：767.

［274］孟祥才，王喜军，都晓伟．中药材GAP实施的整体观［J］．现代中药研究与实践，2005，19（1）：18－22.

［275］周珏．刺五加种质资源的化学及分子生物学评价研究［D］．黑龙江中医药大学，2007：50－82.

［276］曹建国，赵则海，王文杰，等．天然次生林三种不同生境刺五加丁香苷和总黄酮含量

的研究 [J]. 植物研究, 2005, 25 (2): 204 - 209.

[277] 孟祥才, 于冬梅, 杨国辉, 等. 刺五加根茎活性成分与生态因子相关性 [J]. 世界科学技术 - 中药现代化, 2009, 11 (8): 423 - 427.

[278] 孟祥才, 于冬梅, 孙晖, 等. 偏最小二乘回归分析刺五加茎活性成分与生态因子相关性 [J]. 中药现代研究与实践, 2009, 23 (5): 17 - 21.

[279] 封士兰, 胡芳弟, 赵健雄, 等. RP - HPLC 法研究刺五加注射液中刺五加苷 E、刺五加苷 B 在大鼠体内的药代动力学和组织分布特性 [J]. 药物分析杂志, 2006, 26 (6): 741 - 744.

[280] 池静端, 白秀峰, 刘爱茹, 等. HPLC 法测定银杏叶中 6 种黄酮类成分的含量 [J]. 药学学报, 1997, 32 (6): 625 - 630.

[281] 夏学仁. 园艺植物性别分化研究 [J]. 植物学通报, 1996, 13: 12 - 19.

[282] 应振士, 李曙轩. 乙烯控制瓠瓜性别分化的机理研究 [J]. 中国科学 (B 辑), 1996, (3): 277 - 283.

[283] 孙中武, 祝宁. 刺五加同工酶与遗传分化的研究 [J]. 东北林业大学学报, 1999, 27 (2): 27 - 30.

[284] 谢新, 狄留庆. 刺五加叶化学成分和药理作用研究进展 [J] 中国现代中药, 2008, 10 (11): 6 - 10.

[285] 曹建国, 赵则海. 刺五加叶中金丝桃苷的含量测定 [J]. 植物学通报, 2005, 22 (2): 203 - 206.

[286] 曹建国, 赵则海. 刺五加丁香苷和总黄酮含量及其季节动态 [J]. 植物学通报, 2006, 23 (3): 269 - 274.

[287] 韩忠明, 韩梅, 吴劲松, 等. 刺五加种群更新机理的初步研究 [J]. 吉林农业大学学报, 2006, 28 (4): 389 - 392.

[288] 李国梁, 林伯年, 沈德绪. 杨梅雌雄株同工酶和酚类物质的鉴别 [J]. 浙江农业大学学报, 1995, 21 (1): 22 - 26.

[289] 詹亚光, 纪丽丽, 亓磊, 等. 水曲柳雌雄株酚类物质和几种氧化酶活性的比较 [J]. 林业科学, 2006, 42 (7): 131 - 136.

[290] 赵林森, 徐锡增. 复叶槭雌雄株叶片中水溶性酚类物质的比较分析 [J]. 新疆农业大学学报, 1998, 11 (3): 229 - 232.

[291] 赵林森, 王强, 何健, 等. 复叶槭雌雄株叶片中酸性醇溶性酚类物质的比较 [J]. 南京林业大学学报, 1999, 23 (3): 41 - 44.

[292] 赵林森, 徐锡增, 崔培毅, 等. 雌雄异株树种植物性别鉴定的研究 [J]. 南京林业大学学报, 1998, 22 (1): 71 - 74.

[293] 李国梁, 林伯年, 沈德绪. 酚类物质在鉴别园艺雌雄株植物中的应用 [J]. 园艺学报,

1993，20（4）：397－398.

[294] 李教社，巩宝星，杨云，等. 不同时期中国沙棘雌雄株叶中总黄酮含量的测定［J］. 沙棘，2000，13（1）：39－40.

[295] 史继孔，王发渝，李荣春，等. 银杏树龄、性别、繁殖、采叶期对叶片中黄酮、内酯含量的影响［J］. 经济林研究，1998，16（2）12－13.

[296] 曹建国，赵则海，王文杰，等. 天然次生林三种不同生境刺五加丁香苷和总黄酮含量的研究［J］. 植物研究，2005，25（2）：205－210.

[297] 张崇禧，黄建军，施威，等. 不同采收期刺五加叶中多糖含量测定［J］. 人参研究，2008，（1）12－15.

[298] 祝宁，卓丽环，臧润国. 刺五加（Eleutherococcus sentincosus）会成为濒危种吗？［J］. 生物多样性，1998，6（4）：253－259.

[299] 彭新生，赵英日，崔红花. HPLC 法测定刺五加中刺五加苷 B 的含量［J］. 实用中西医结合临床，2006，6（6）：79－80.

[300] 张亚玉，赵伟刚，宋晓霞，等. 北细辛挥发油与营养元素的相关性研究［J］. 吉林农业大学学报，2008，30（6）：817－819，824.

[301] 魏淑红. 不同栽培方式对半夏总生物碱含量的影响［J］. 吉林农业大学学报，2008，30（5）：708－711.

[302] 闫文蓉，牛世杰，刘燕，等. 丹参有效成分含量与土壤因子的关系研究［J］. 中国农学通报，2009，25（08）：246－249.

[303] 曹海禄，周应群. 甘草药材中甘草酸含量影响因素的研究概述［J］. 中国现代中药，2009，11（2）：6－11.

[304] 苏薇薇. 黄芩中氮磷钾含量与其质量关系的灰色关联度分析［J］. 中药材，1996，9（9）：464－465.

[305] 苏淑欣，李世，黄荣利，等. 施肥对黄芩根部黄芩苷含量的影响［J］. 中国中药杂志，1996，21（6）：343－345.

[306] 王文杰，张京教. 环境条件对伊贝母生物碱含量的影响［J］. 中药材，1989，12（2）：3－5.

[307] 张燕，王文全，杜世雄，等. 氮、磷、钾对益母草生长及水苏碱和总生物碱影响的研究［J］. 中草药，2007，38（12）：1881－1884.

[308] 陈暄，张雪媛，张荣荣，等. 锰、铁、锌、铜 4 种微量元素对芍药生长和芍药苷含量的影响［J］. 中国中药杂志，2009，34（8）：961－965.

[309] 徐建中，盛束军，姚金富，等. 微肥对益母草生长和总生物碱积累的调控效应［J］. 中国中药杂志，2000，25（1）：20－23.

[310] 徐继振，刘效瑞，赵荣. 钼锌铁锰在党参栽培中的应用效果［J］. 中药材，1996，19

(1)：1-3.

[311] 肖小河. 乌头品质与土壤因子的相关性研究 [J]. 中药材, 1990, 13 (11)：3-5.

[312] 王亚琴. 杜仲叶有效成分的地理学研究（一）[J]. 广东药学院学报, 2000, 16 (3)：
173-176.

[313] 孟祥才, 都晓伟, 孙晖, 等. 野生刺五加分布规律调查 [J]. 中药现代研究与实践,
2009, 23 (3)：6-7.

[314] 李贺敏, 李潮海. 白花蛇舌草氮、磷、钾吸收分配特性研究 [J]. 中草药, 2007, 41
(10)：63-69.

[315] 吴志刚, 陶正明, 黄品湖, 等. 温郁金氮、磷、钾吸收与积累动态研究 [J]. 中国中
药杂志, 2008, 33 (11)：1334-1336.

[316] 蒲兰香, 王秀峰, 唐天君. 铁仔不同器官微量元素的含量测定 [J]. 西南科技大学学
报, 2009, 24 (2)：78-82.

[317] 张玲, 王莉, 夏作理. 泰山白花丹参不同部位微量元素含量的分析测定 [J]. 中华医
学实践杂志, 2007, 6 (8)：676-678.

[318] 谢红兵, 常新耀, 魏刚才. 刺五加不同部位微量元素含量的分析测定 [J]. 广东微量
元素科学, 2008, 15 (12)：26-31.

[319] 曹先兰, 李珠莲. 刺五加国外实验研究 [J]. 中草药, 1980, 11 (6)：277.

[320] 彭新生, 赵英日, 崔红花. HPLC 法测定刺五加中刺五加苷 B 的含量 [J]. 实用中西医
结合临床, 2006, 6 (6)：79.

[321] 李筱玲, 邓寒霜. 刺五加茎叶化学成分分析 [J]. 商洛师范专科学校学报, 2006, 20
(1)：103-105.

[322] 程昆木, 王斌, 等. 刺五加叶中化学成分分析 [J]. 人参研究, 2008, (3)：9-13.

[323] Shao CJ. Saponins from leaves of Acanthopanax senticosus harms [J]. Chem Pharm Bull,
1989, 37 (1)：42.

[324] Sang-Yong Park, Seung-Yeup Chang, Chang-Soo Yook, et al. New 3,4-seco-Lupane-
Type Triterpene Glycosides from Acanthopanax seticosus forma inermis [J]. J. Nat Prod,
2000, 63：1630.

[325] 张杰, 李文, 高慧媛, 等. 刺五加种子的化学成分 [J]. 沈阳药科大学学报, 2005,
22 (3)：183.

[326] 吴立军. 刺五加茎叶化学成分的分离与鉴定 [J]. 沈阳药科大学学报, 2010, 27
(2)：100.

[327] 张跃民, 孙婷. 刺五加多糖研究进展 [J]. 黑龙江医药, 2005, 18 (2)：23.

[328] 程昆木, 王斌, 鲍建才, 等. 刺五加叶中化学成分分析 [J]. 人参研究, 2008,
(3)：9.

[329] 陈貌连，等. 刺五加叶中黄酮类化合物的结构鉴定 [J]. 高等学校化学学报，2002，23（5）：805.

[330] 刘芳芳. 刺五加花蕾中黄酮和苷类成分分离及其不同部位含量测定 [D]. 吉林：吉林农业大学，2007. 72.

[331] 赵余庆，柳江华. 刺五加中脂肪酸类和酯类成分的分离与鉴定 [J]. 中医药学报，1989，（3）：55.

[332] 赵余庆. 刺五加活性成分 Liriedendrin 结构研究 [J]. 中草药，1990，21（3）：44.

[333] 赵余庆. 刺五加中异嗪皮啶和芪类化合物的分离鉴定 [J]. 中草药，1991，22（11）：516.

[334] 闫兆威，周明娟，刘金平，等. 刺五加果肉中脂溶性成分的 GC - MS 分析 [J]. 特产研究，2009，（2）：62.

[335] 王志睿，林敬明，张忠义. 刺五加化学成分与药理研究进展 [J]. 中药材，26（8）：603 - 606.

[336] 贾继明，王宏涛，王宗权，等. 刺五加的药理活性研究进展 [J]. 中国现代中药，2010，12（2）：7 - 10.

[337] 田静，刘建平，陈春. 刺五加混悬剂小鼠体内药动学研究 [J]. 中药新药与临床药理，2003，14（5）：319 - 320.

[338] 谭晓斌，贾晓斌. 刺五加苷 B 的大鼠在体肠吸收特性研究 [J]. 中成药，30（3）：346 - 350.

[339] 龙启福，李向阳. 大鼠血浆中刺五加苷 B 的高效液相色谱法测定及药动学研究 [J]. 解放军药学学报，2010，26（2）：154 - 156.

[340] Li Q, Sun LX, Xu L, et al. Determination and pharmaeokinetic study of syringin and chlorogenicacid in rat plasma after administration of aidilyophilizer [J]. Biomed Chromatogr, 2006, 20（12）：1315 - 1320.

[341] 党晓伟，李清. 刺五加苷 B 在大鼠体内的药动学研究 [J]. 中成药，2012，34（7）：1246 - 1249.

[342] 封士兰，胡芳弟. RP - HPLC 法研究刺五加注射液中刺五加苷 E、刺五加苷 B 在大鼠体内的药代动力学和组织分布特性 [J]. 药物分析杂志，2006，26（6）：741 - 744.

[343] Feng S, Hu F, Zhao JX, et al. Determination of eleutheroside E and eleutheroside B in rat plasma and tissue by high - performance liquid chromatography using solid - phase extraction and photodiode array detection [J]. Eur J Pharm Biopharm, 2006, 62（3）：315 - 20.

[344] 刘树民，杨补科，卢芳，等. 刺五加苷 B、苷 E 在体外大鼠肠道菌群中的代谢 [J]. 中国药师，2011，14（8）：1075 - 1081.

[345] Fang Lu, Qiang Sun, Yun Bai, et al. Characterization of eleutheroside B metabolitesderived

from a n e xtract of Acanthopanaxsenticosus Harms by high – resolution liquidchromatography/ quadrupole time – of – flightmass spectrometry and automated data analysis ［J］. Biomed Chromatogr, 2012, DOI 10. 1002/bmc. 2688.

［346］孙强, 白云, 包顺茹, 等. 基于 UPLC – Q – TOF – MS 及数据自动处理技术的刺五加提取物中刺五加苷 D 及其代谢产物分析 ［J］. 中药药理与临床, 2012, 28 (1): 38 – 42.

［347］Sun H, Lv H, Zhang Y, et al. Pharmacokinetics of isofraxidinin rat plasma afteroral administration of the extract ofAcanthopanax senticosus using HPLC with solid phase extractionmethod ［J］. Chem Pharm Bull, 2007, 55 (9): 1291 – 1295.

［348］王喜军. 基于药物代谢组学的中药及方剂中组分间协同增效作用 ［J］. 中国天然药物, 2009, 7 (2): 90 – 94.

［349］刘树民, 唐波, 卢芳, 等. 基于微透析 – UPLC 技术的异嗪皮啶大鼠脑纹状体细胞外液药动学研究 ［J］. 世界科学技术 – 中医药现代化, 2012, 14 (1): 1206 – 1212.

第三章　刺五加的现代临床应用

刺五加为五加科植物刺五加的根及根茎或茎。我国本草医籍中早已载明刺五加为常用滋补性中药，常用于治疗脾肾阳虚、体虚乏力、食欲不振、腰膝酸痛、失眠多梦等病症。刺五加在现代医学上有促性腺功能、抗疲劳和防止记忆衰退等活性，具有免疫调节、抗肿瘤、抗辐射等作用。常参与治疗心血管疾病、神经衰弱、抑郁症、帕金森病、脑血栓、高血脂、低血压、冠心病、糖尿病和白细胞减少症等。近年来，随着医药科技的不断进步及中药现代化的实施，刺五加制剂类型不断增加和完善，临床应用范围不断扩大，取得了显著疗效，主要应用领域涉及心脑血管疾病、肺部疾病、失眠、糖尿病、黄褐斑等诸多类型。

第一节　刺五加的临床应用

一、治疗冠心病、心绞痛、脑梗死

冠心病心绞痛属"胸痹"范畴，其特点是"本虚标实，气虚血瘀"。刺五加含皂苷、黄酮等药效成分，可扩张血管，增加冠脉血流量，调节中枢神经系统双向平衡，改善缺血心肌代谢，疏通冠脉淤阻，缓解心绞痛。

刘燕等采用刺五加注射液治疗 32 例患者，结果发现心绞痛发作频率明显减少或无复发（观察 6 个月），治疗前后心电图波有异常改变，治疗组血浆黏度及纤维蛋白原下降明显，表明刺五加注射液用于治疗缺血性心血管疾病有显著疗效。冯芬等采用刺五加注射液治疗冠心病 45 例，结果显示有效 34 例，显效 8 例，无效 3 例，总有效率 93.3%，且均无肝肾功能、骨髓功能损害。刺五加注射液治疗脑梗死的疗效也明显，并优于复方丹参，所有病例用药过程中均未见明显不良反应。

二、治疗睡眠障碍

中老年人睡眠障碍是睡眠中枢兴奋与抑制失调产生的睡眠－觉醒紊乱，是大脑控制睡眠区域神经受影响的结果。刺五加能调节中枢神经系统兴奋和抑制过程，能改善大脑供血状况，促进细胞代谢和修复，进而改善睡眠。马洪方等采用刺五加注射液治疗 80 例神经衰弱患者，结果显示治愈 47 例，好转 27 例，无效 6 例，总有效率 92.4%，结果可明显改善睡眠。马金龙等采用刺五加注射液静脉滴注治疗心脏神经官能症 124 例，结果显示心悸、胸憋闷及心前区痛、头晕、多汗、失眠等症状明显减轻或消失，心电图 ST－T 改变恢复正常。

王文英等将 68 例患者分为观察组和对照组，每组 34 例。观察组以刺五加注射液穴位注射，主穴取安眠、三阴交，随证配穴；对照组给予口服艾司唑仑片，以匹兹堡睡眠质量指数（PSQI）评价疗效。结果两组患者治疗后 PSQI 评分均较治疗前显著降低（$P < 0.01$），观察组睡眠质量、睡眠障碍、日间功能和总评分的改善比对照组更明显（$P < 0.05$），临床疗效观察组优于对照组（$P < 0.05$）。说明刺五加注射液穴位注射治疗老年功能性失眠症可以提高睡眠质量，有良好的临床疗效，优于艾司唑仑。

三、治疗糖尿病

糖尿病是一组以高血糖为特征的代谢性疾病。高血糖则是由于胰岛素分泌缺陷或其生物作用受损，或两者兼有引起。发生糖尿病时长期存在高血糖，导致各种组织，特别是眼、肾、心脏、血管、神经的慢性损害等。

陈翔等将 51 例住院糖尿病患者分为两组。治疗组 31 例，对照组 20 例。治疗组用刺五加注射液 60mL 加 0.9% 生理盐水滴注，每日 1 次；按病情轻重用胰岛素于早、晚餐前 30 分钟皮下注射，剂量按血糖监测结果调整。对照组单用胰岛素治疗，胰岛素来源及用法均同治疗组，14 日为 1 疗程。治疗前及两疗程结束后的结果显示，治疗组显效 17 例，有效 13 例，无效 1 例，总有效率为 96.7%；对照组显效 5 例，有效 9 例，无效 6 例，总有效率为 70%。治疗组显著优于对照组（$P < 0.05$）。

四、治疗高血压

师军等采用刺五加注射液治疗高血压病 30 例（男 19 例，女 11 例），结果显示，2周后除血沉无显著变化外，血液流变学各项指标较治疗前均有不同程度的降低，而其中红细胞变形指数、高密度脂蛋白较治疗前增高，无明显副作用，可做为原发性高血压辅助治疗。张骏等对30例高血压脑出血患者发病24小时应用刺五加注射液治疗。结果显示，治疗组血肿吸收、水肿面积减少、神经功能缺损积分减少、综合疗效均显著优于对照组（$P < 0.01$）。该文作者认为，早期应用刺五加注射液治疗该病可以改善高血压脑出血后缺血性脑损害，抑制脑水肿形成，促进血肿吸收，有利于神经功能的恢复。

五、治疗室性心律失常

吉检观察治疗住院冠心病室性心律失常患者60例，其诊断均符合WHO冠心病命名及诊断标准，并除外有束支传导组织者和动态心电图记录中T波终点不能分辨者。治疗前一周所有患者均停用或未用其他血管活性药物，然后给予5% GS 500mL加入刺五加注射液400mg静脉滴注，2次/日，疗程20日。采用美国Priemier TV Holter磁带式三通道记录仪分别于治疗前一日和治疗结束后一日进行动态心电图检查。采用自身治疗前后对照，结果显示，室性早搏数量明显减少（$P < 0.01$），QTcmax和QTcd明显缩短（$P < 0.01$ 和 $P < 0.05$）。刺五加注射液明显改善冠心病患者心肌缺血缺氧的程度，促进了心肌复极均一性的恢复，有效地减少了心肌内折反的发生，从而达到治疗室性心律失常的目的。

六、治疗脑出血

脑出血的病死率为45%～75%，存活者致残率高达70%～80%。应用刺五加注射液治疗脑出血，能控制脑水肿和减轻继发神经功能缺血性损伤，提高治愈率，减少病死率和致残率。徐忠祥等将对照组18例脑干出血患者在常规治疗的基础上加用紫外线辐射血液疗法，治疗组20例在对照组治疗的基础上加用刺五加注射液静脉滴注。结果，治疗组显效率为25%，总有效率为50%，病死率为40%；对照组显效率为17%，总有效率为28%，病死率为61%。治疗组疗效显著优于对照组，表明刺五加注射液是治疗脑干出血有效而安全的药物，对加快意识的恢复、血肿和脑水肿的吸收有显著作用。张骏等对30例高血压脑出血患者发病24小时应用刺五加注射液治疗。结果显示，治疗组血肿吸收、水肿面积减少、神经功能缺损积分减少、综合疗效均显著优于对照组（$P < 0.01$）。研究表明，早期应用刺五加注射液治疗该病可以改善高血压脑出血后缺血性脑损害，抑

制脑水肿形成，促进血肿吸收，有利于神经功能的恢复。最新资料显示，将60例脑出血患者随机分为2组，每组30例，对照组采用常规脱水、降颅压等方法治疗；治疗组在常规治疗基础上，加用刺五加注射液60mL静脉滴注，每日1次，连用21日。结果，治疗组治疗后血肿量显著减少，神经功能缺损评分显著降低，与对照组比较有统计学意义（$P < 0.01$）。治疗组显效率60.0%，总有效率93.3%；对照组显效率33.3%，总有效率56.7%，2组比较有统计学意义（$P < 0.01$）。多项临床研究表明，刺五加注射液治疗脑出血，可加快血肿吸收，减少致残率。

七、治疗脑梗死

脑梗死以死亡率、致残率高成为威胁人类健康的主要疾病之一。刺五加注射液能有效治疗急性脑梗死，总有效率为93.50%。圣洪平等将180例脑梗死患者随机分为两组，观察组90例给予刺五加注射液60mL，加入0.9%氯化钠注射液或葡萄糖注射液500mL中静脉滴注；对照组90例给予脉络宁注射液20mL，加入低分子右旋糖酐500mL中静脉滴注。均每日1次，疗程4日。结果观察组有效67例，有效率为74.4%；对照组有效65例，有效率为72.2%，表明刺五加注射液对治疗脑梗死安全有效。武艳英等采用刺五加注射液静脉滴注治疗60例脑梗死急性期患者，表明其疗效与低分子右旋糖酐加丹参治疗效果相同。谢英等采用刺五加注射液与补阳还五汤治疗急性糖尿病性脑梗死神经功能缺损，结果显示，刺五加注射液可显著改善缺损程度，减少病残率和死亡率。刺五加注射液联合低分子量肝素治疗脑梗死患者40例，并以低分子右旋糖酐联合维脑路通注射液治疗为对照，结果表明，刺五加注射液联合低分子量肝素治疗脑梗死效果显著。最新报道，刺五加注射液联合降纤酶治疗急性脑梗死，总有效率及显效率分别为92.3%、69.2%，比单独应用降纤酶疗效显著，且安全、实用，表明中西药结合治疗脑梗死疗效肯定。

八、治疗高通气综合征

高通气综合征是一种呼吸睡眠调节异常性疾病，其中呼吸中枢调节异常是其主要病因。喻昌利等将56例高通气综合征患者随机分为治疗组30例和对照组26例，对照组常规给予腹式呼吸训练治疗、药物治疗、认知行为治疗；治疗组在上述治疗的基础上应用刺五加注射液60mL加10%葡萄糖注射液500mL或0.9%氯化钠注射液 500mL, 静脉滴注, 每日 1 次, 14 日为 1 个疗程, 连用两个疗程。结果, 治疗组显效 20 例, 有效 6 例, 无效 4 例; 对照组显效 6 例, 有效 8 例, 无效 12 例。经临床验证, 刺五加注射液通过对中枢的调节作用, 治疗高通气综合征疗效显著。

九、治疗帕金森病

帕金森病是由于中脑黑质多巴胺能神经元变性, 不能合成多巴胺, 导致纹状体中乙酰胆碱与多巴胺功能失衡而产生的一类疾病。刺五加能使大鼠纹状体、中脑中 MAO - B 的活性明显下降, 表明本品有 MAOB - I 样作用, 并能促进小鼠脑内蛋白质、DNA 和 RNA 的生物合成。此外, 本品还能提高脑细胞对缺血缺氧的耐受力, 有较好的神经保护作用, 能改善中枢神经功能, 并有免疫增强作用。可见, 刺五加对帕金森病的药效作用是多方面的。况时祥等治疗观察帕金森患者 60 例, 随机分为两组, 对照组病例继续按以前的治疗方案服用西药, 药物品种及剂量保持不变, 治疗组在原有治疗基础上加用刺五加。疗程 3 个月, 在治疗过程中, 治疗组如症状改善显著, 可逐步减停左旋多巴制剂。采用目前广泛运用的改良 Webster 症状评分法分别对治疗前及治疗后 10 日、1 个月、2 个月、3 个月患者进行症状评分。治疗组治疗 2 个月后 Webster 评分明显下降, 与治疗前比较有极显著性差异 ($P < 0.01$), 3 个月后差异更显著 ($P < 0.001$)。对照组治疗 3 个月后评分下降才明显, 与治疗前比较有显著性差异 ($P < 0.05$)。本组观察表明, 在常规用药基础上加用刺五加, 持续治疗 2 个月以上, 能较好地改善帕金森病临床症状, 减少剂末少动症状, 对部分患者能减少左旋多巴用量。3 个月后总体疗效明显优于对照组, 提示本品确为治疗帕金森病的有效药物之一。

十、治疗偏头痛

偏头痛常因精神紧张、过度疲劳而诱发, 就临床所见, 该病的发生大多与情志不遂有关, 常伴夜寐不安、失眠多梦, 而睡眠不佳可使偏头痛加重。刺五加注射液具有补益肝肾、活血化瘀、镇静安神作用, 对偏头痛有很好的治疗作用。张妍燕对刺五加注射液合芎麻解痛饮治疗偏头痛的临床疗效进行观察, 结果静滴刺五加注射液配合口服芎麻解痛饮治疗偏头痛, 疗效显著。陈同明等治疗观察两组偏头痛患者 66 例, 对照组 30 例使用胞二磷胆碱、西比灵治疗观察, 治疗组 36 例, 在此基础上合用刺五加注射液 20mL, 静脉推注, 2 次/日, 共 4 ~ 7 日。结果治疗组阵痛发作次数与对照组比较明显减少，阵发性疼痛持续时间明显缩短，程度减轻，两组治疗有效率分别为94.4%和73.3%，差异明显。研究指出由于刺五加的药理作用显著，治疗该症用刺五加与西药联合比单纯中药或西药疗效高，镇痛效果好，体现了中西医结合治疗偏头痛的优势。

十一、治疗眩晕症

郭永婵等将治疗组50例患者用纳洛酮注射液0.8mg及刺五加注射液60mL分别加入5%葡萄糖注射液250mL静脉滴注，每日1次；对照组46例患者给予丹参注射液30mL及利多卡因100mg分别加入5%葡萄糖注射液250mL静脉滴注，每日1次。结果表明，治疗组总有效率96%，对照组总有效率78.4%，2组比较有统计学意义（$P < 0.05$），表明纳洛酮联合刺五加注射液治疗眩晕症疗效突出，不良反应少。20例颈性眩晕患者在常规服用维生素、谷维素及镇静剂基础上，以刺五加注射液40～60mL和利多卡因50mg加入5%葡萄糖注射液500mL中，每分钟60滴静脉滴注，每日1次，治疗7日。结果，痊愈16例，好转3例，无效1例，总有效率为95%。表明刺五加注射液与利多卡因注射液合用治疗颈性眩晕效果较好。

十二、治疗围绝经期综合征

围绝经期综合征是围绝经期妇女在绝经前后的一段时间内，逐渐出现因性激素减少所致的一系列症状。刺五加注射液对中枢神经系统具有兴奋和抑制双向调节作用，能扩张血管，降低血液黏稠度，促进血液循环，增加心脑的血流量，降低心率，降低组织耗氧量及组织代谢。龙慧将120例围绝经期综合征患者随机分为2组，对照组60例，采取传统性激素替代治疗；治疗组60例在对照组治疗的基础上，加用刺五加注射液100mL，稀释后静脉滴注，每日1次，连用7～15日。结果，治疗组显效41例，有效16例，无效3例；对照组显效25例，有效6例，无效29例。研究表明，刺五加注射液能明显改善围绝经期妇女的神经、精神症状，提高生活质量。

十三、治疗糖尿病肾病

糖尿病肾病（DN）是糖尿病常见微血管并发症之一，当尿中蛋白排泄率在20～200μg/min，诊断为早期糖尿病肾病。血管内皮细胞的损伤可能是糖尿病患者肾脏血管病变的一个重要原因，保护肾脏血管内皮细胞有可能成为延缓糖尿病进展的方法之一。刺五加具有扩张血管、降低血液黏稠度、促进血液循环、增加心脑肾血流量、抑制血小板聚集的功能，可有效延缓 DN 进展。临床用其治疗早期糖尿病肾病，发现刺五加组尿蛋白排泄率，血浆内皮素、尿内皮素的排泄量比常规治疗组均明显下降（$P < 0.01$）。相关分析揭示，尿蛋白排泄率下降与血浆内皮素及尿内皮素降低呈正相关。刺五加注射液通过抑制肾脏局部内皮素合成实现对糖尿病肾病的保护作用。王涛等用刺五加注射液治疗 DN 患者 56 例，所有患者维持原有抗糖尿病药物治疗，在此基础上给予刺五加注射液 40mL 加入 5% 葡萄糖注射液 250mL 中静滴，1 次/日，2 周为 1 个疗程。监测 24 小时尿蛋白定量（UAG）、尿素氮（BUN）、肌酐（Cr）。结果 UAG、BUN、Cr 治疗前后具有显著性差异（$P < 0.05$），胆固醇（TC）、三酰甘油（TG）治疗前后有极显著性差异（$P < 0.01$）。

十四、调节化疗患者免疫力

刺五加是通过诱导肿瘤细胞凋亡，增加免疫功能两方面而发挥抗肿瘤效应的。王峻等报道，应用 FACS、ELISA 双抗体夹心法及 LDH 释放法，分别检测 36 例肺癌患者化疗后加用刺五加注射液治疗淋巴细胞的表面标志、血清细胞因子、SIL-2R 的分泌水平及外周淋巴细胞（PBL）的抗肿瘤活性。方法：患者经 MVP 化疗方案，辅以刺五加注射液 60mL 溶于葡萄糖液 250mL 中，静滴，1 次/日，疗程 14 日。结果 36 例患者经 2 个疗程治疗后 CD3、CD4、血清 IL-2、IFN 显著升高。而 SIL-2R 明显降低，NK、LAK 活性明显增高。研究认为，刺五加为抗肿瘤和调节免疫力的疗效药。

十五、治疗白细胞减少症

李平等报道，因多种原因导致的白细胞下降至 4×10^9 个/L 以下患者 27 例，每日口服刺五加片或胶囊 3~6g，分 2 次服用，连续用药 14 日。结果，因化疗、放疗导致白细胞减少的癌症患者，白细胞均恢复到正常水平，可继续接受化疗和放疗，其余患者白细胞均有不同程度的上升。表明刺五加片或胶囊确有防止化疗、放疗所致白细胞减少的作用。另有资料显示，口服刺五加片，每次 4 片，每日 3 次，视病情持续治疗 1~3 个月，定期复查白细胞计数及分类，共治疗 22 例。其中，3 例曾接触过放射线，1 例有肝炎史，3 例曾服用过氯霉素及他巴唑等，15 例原因不明。白细胞计数为 $2.4 \times 10^9 \sim 3.6 \times 10^9$ 个/L，低于 3×10^9 个/L 者有 6 例。部分病例骨髓穿刺未见异常，所有患者治疗前曾用过其他药物治疗且效果不满意。经用药 30 ~ 45 日后，19 例临床症状显著改善，白细胞上升到 4×10^9 个/L 以上，其中 2 例升至 5×10^9 个/L 以上。另外 3 例中，1 例用药时白细胞上升，停药后又下降；1 例用药 0.5a 白细胞不上升；1 例用药 14 日出现牙龈出血、鼻衄，自行停药。

十六、治疗黄褐斑

杨秀美等将黄褐斑患者 126 例采用刺五加注射液穴位注射及中药面膜综合治疗。结果表明，本组病例 126 例，治疗后 30 天评疗效，只有 2 例无效，总有效率达 96.8%。说明刺五加注射液穴位注射及中药面膜综合治疗黄褐斑，方法简便，价格低廉，是治疗黄褐斑的又一新途径。赵国平等将 30 例黄褐斑患者，每人每次口服刺五加片 5 片，每日 4 次，30 日为 1 个疗程，治疗 3 ~ 6 个疗程。结果，痊愈 11 例，显效 8 例，有效 7 例，无效 4 例，总有效率为 86.6%，且服药期间未见不良反应。

十七、其他

（一）治疗抑郁症

厉秀云等将 30 例脑卒中后抑郁患者以活血开窍法（赤芍、川芎、桃仁、红花、麝香、茯苓、胆南星、半夏、竹茹、枳实等）联合刺五加注射液治疗，结果总有效率 86%。说明活血开窍法合刺五加治疗脑卒中后抑郁有显著疗效。

（二）治疗慢性气管炎

赵国平等治疗观察 180 例慢性气管炎患者口服刺五加片剂或酊剂，每日 8 ~ 22g，分 3 次口服。结果，服药 1 个月后，患者自觉体力增强，食量明显增加，肺活量增加 50%，显著优于对照组。研究表明，刺五加能改善慢性气管炎患者垂体 - 肾上腺系统的反应状态，有扶正固本、平喘祛痰的作用。

（三）治疗高脂血症

贾公浮等应用刺五加叶总黄酮制成的冠宁胶囊，每次 3 粒，每日 3 次，连服

1～3 个月，经临床验证，降低胆固醇有效率为 88.47%，降低三酰甘油有效率为 86.96%。口服由刺五加（0.3g/mL）、香薷（0.1g/mL）制成的合剂，每日 60mL，早晚分服，10 日为 1 个疗程，治疗高脂血症疗效显著。

（四）治疗椎动脉型颈椎病

钟生维观察了刺五加对 30 例椎动脉型颈椎病患者血流动力学的影响及其疗效。57 例患者随机分为对照组 27 例，治疗组 30 例。对照组以镇静对症治疗；治疗组以刺五加 60mL 加 10% 葡萄糖 250mL 静脉点滴，每日 1 次，14 日为 1 个疗程。结果治疗组显效 23 例，有效 4 例，无效 3 例，总有效率为 90%；对照组显效 6 例，有效 7 例，无效 14 例，总有效率为 48.1%。两组总有效率比较有显著性差异（$P < 0.01$）。

（五）治疗重症肝炎

贺立人应用刺五加注射液治疗重症肝炎 26 例，并随机以 13 例做对照，结果治疗组在改善临床症状、无不良反应方面明显优于对照组，表明刺五加注射液治疗重症肝炎有良好疗效，用药安全方便。

（六）治疗高山适应不全症

治疗高山适应不全症：刺五加片，每次 5 片，每日 3 次。预防急性高原反应 236 例，有效率达 97.3%。

（七）增强慢性病患者体力

多种慢性病患者服刺五加酊剂或浸膏后能增强体力并使衰竭、疲劳、食欲不振等症状消除。

（八）治疗低血压病

刺五加片每服 5 片，日 3 次，20 日为 1 疗程，治疗低血压病，疗效较好。

（九）提高机体抵抗力

机体抵抗力低下或遇到体力、脑力额外负担，如高空飞行、长途航海、高低温及深水作业等，刺五加能增强体力，改善脑力活动，并有提高视力、色觉及听力的功效。

（十）治疗肺心病

于爱等用刺五加注射液加肝素治疗 60 例慢性肺心病患者，疗效显著。患者随机分为治疗组与对照组各 30 例，两组患者进行综合治疗（抗炎、吸氧、解痉、祛痰、强心、利尿或应用血管扩张剂、激素等基础治疗），治疗组在此基础上进行肝素 100mg 加 5% 葡萄糖溶液 250mL 静脉点滴，每日 1 次，刺五加 40mL 加 5% 葡萄糖 250mL 静脉点滴，每日 1 次，7～10 日为 1 疗程。结果表明，治疗组总有效率达 93.3%，对照组为 60.0%，治疗组明显优于对照组（$P < 0.05$）。

第二节　刺五加的配伍应用

刺五加性温，味辛、微苦，无毒，入脾、肾、心经。能扶正固本、补肾健脾、益智安神。现代药理研究证明，刺五加具有促性腺、抗疲劳、抗肿瘤和防止记忆衰退及诱生干扰素等作用，而恰当的配伍是使刺五加充分发挥各种功效的关键。

一、刺五加配五味子调理气血阴阳

益气敛阴，用于气阴两虚证。刺五加辛温，补脾肺元气；五味子五味俱全，以酸为主，长于收敛，且性温味甘质润，为敛而兼补之品。二药相使为用，甘补微温不燥，酸甘敛阴生津，酸温益心肺敛汗，一补一收，使气虚得补，气散得敛，有敛补气阴之效，善治气脱亡阴。

二、刺五加配白术调补五脏

益气健脾，用于脾胃气虚诸证。刺五加补气而力峻；白术健脾以生气，且能燥湿、安胎。二药配伍，相辅相成，既补脾胃气虚，又能燥湿实脾。凡脾胃气虚、血失统摄、脾虚湿滞之证，无论急缓，均可选用。

三、刺五加配附子益气固脱

回阳救逆，用于阳气暴脱证。阳气暴脱，一则不能温暖四肢，二则不能鼓动血行，三则阴液亦随之外泄。刺五加辛温，温补脾胃之元气，可回阳气于垂绝；附子大辛大热，温壮元阳而益命门之火，大扶先天，且禀雄壮之质，善走行而引补气药通行十二经。二药相须相使配伍，辛甘助阳，上助心阳以通脉，下助肾阳以益火，中温脾阳以健运。

四、刺五加配茯神益气宁心安神

刺五加温补元气，安神增智；茯神甘淡平，入心脾肾经。甘以补脾，淡渗去湿以健脾，健脾补中。脾健则气血生化之机自旺，心神得养；湿去则水不凌心，心神得安，故为宁心安神良药。刺五加、茯神相须配伍，益气宁心安神，用治伤寒后心虚惊悸，恍惚不安。

五、刺五加配当归益气生血

当归甘补，辛散，温通，质润，入心肝脾经。心主血，肝藏血，脾统血，故既能补血又能活血，主治一切血证。刺五加温补元气，当归专能补血，刺五加、当归相须相使配伍，益气行血，补气生血。

六、刺五加配三七益气散瘀

益气散瘀，用于多种气虚血瘀证。三七味甘微苦而性温，入肝胃二经，专走血分，善化瘀止血，且化瘀不伤正，止血不留瘀，有"血家圣药"之称。刺五加补五脏之气，能使气充而促进血行，气足而控制血行。二药相配，一补一散，相互制约，相互为用，共奏益气活血、散瘀止血之功。

七、刺五加配杜仲温助阳气

刺五加甘温，具有温助阳气，强健筋骨的作用；杜仲甘温，具有补益肝肾，强筋健骨的功效。两药配伍，可增强温肾助阳，强筋健骨的作用，适用于肾中阳气不足，筋骨失于温养所致腰膝酸痛，亦可用于阳痿、小儿行迟及风湿痹证而兼肝肾不足者。

八、刺五加配酸枣仁健脾安神

刺五加具有益气健脾，安神益志的功效；酸枣仁具有养心益肝，宁心安神的作用。两药配伍，可增强补心脾之气，安神益智的作用，适用于心脾两虚，心神失养之失眠、健忘等。

第三节　刺五加的成方制剂

目前，以刺五加为主要原料获批的成方制剂有刺五加片、刺五加浸膏、刺五加颗粒、刺五加糖浆、刺五加注射液、刺五加脑灵胶囊、复方刺五加片、通脉刺五加胶囊、双参刺五加口服液、复方刺五加温肾胶囊等。

一、刺五加浸膏

【来源】本品为刺五加经加工制成的浸膏。

【性状】本品为黑褐色的稠膏状物；气香，味微苦、涩。

【功能与主治】益气健脾，补肾安神。用于脾肾阳虚，体虚乏力，食欲不振，腰膝酸痛，失眠多梦。

【用法与用量】口服，1次0.3~0.45g，1日3次。

【贮藏】密封。

二、刺五加片

【来源】本品为刺五加稠浸膏经加工制得的糖衣片。

【性状】本品为棕色圆形糖衣片，除去糖衣后显棕褐色；味微苦、涩。

【功能与主治】益气健脾，补肾安神。用于脾肾阳虚，体虚乏力，食欲不振，腰膝酸痛，失眠多梦。

【用法与用量】口服，1次2~3片，1日2次。

【用药禁忌】凡阴虚内热之患者，不宜服用。

【贮藏】密封。

三、复方刺五加片

【处方】刺五加浸膏50g，玉竹200g，黄芪100g，当归100g，维生素B_1 5g。

【性状】本品为糖衣片，除去糖衣后显棕褐色；味微苦。

【功能与主治】补气养血，益智安神，补肾健脾，扶正固本。用于气血两亏所致全身无力，心悸失眠，食欲不振等。

【用法与用量】口服。每次2~3片，日2~3次。

【贮藏】密封。

四、刺五加颗粒

【来源】本品为刺五加浸膏制成的颗粒。

【性状】本品为淡棕黄色的颗粒；味甜，具特殊香气。

【鉴别】取本品 15g，研细，加乙醇 20mL，振摇 10 分钟，滤过。取滤液 1mL，加 3% 碳酸钠溶液 1mL 与新制的重氮对硝基苯胺试液 1～2 滴，即显红色。

【功能与主治】益气健脾，补肾安神。用于脾肾阳虚，体虚乏力，食欲不振，腰膝酸痛，失眠多梦。

【用法与用量】开水冲服，1 次 10g，1 日 2～3 次。

【规格】每袋装 10g；瓶装 100g。

【贮藏】密封，置阴凉处。

五、刺五加胶囊

【来源】本品为刺五加浸膏制成的胶囊。

【性状】本品内容物为浅棕灰色粉末；味微苦、涩。

【功能与主治】益气健脾，补肾安神。用于脾肾阳虚，体虚乏力，食欲不振，腰膝酸痛，失眠多梦。

【用法与用量】口服。每次 2～3 粒，日 3 次。

【贮藏】密封。

六、刺五加糖浆

【主要成分】刺五加浸膏 20g，五味子流浸膏 10mL。

【性状】本品为棕色的黏稠液体；味甜、酸、略涩。

【功能与主治】益气健脾，补肾安神。用于脾肾阳虚，体虚乏力，食欲不振，腰膝酸软，失眠多梦。

【用法与用量】口服，1 次 20mL，1 日 2 次。

【规格】每瓶装 10mL、500mL。

【贮藏】密封，置阴凉处。

七、刺五加脑灵胶囊

【主要成分】刺五加浸膏、五味子流浸膏。

【性状】本品为胶囊剂，内容物为黄棕色颗粒或粉末；味微酸。

【功能与主治】健脾补肾，宁心安神。用于心脾两虚，肝肾不足所致的心神不宁，失眠多梦，健忘，倦怠乏力，食欲不振。

【用法与用量】口服。1 次 1 粒，1 日 2 次。

八、双参刺五加口服液

【主要成分】人参、党参、刺五加、蜂王浆。

【作用类别】本品为内科虚证类非处方药。

【功能与主治】补益心脾，养心安神。用于神疲乏力，食欲不振，失眠，多梦，健忘。

【用法与用量】口服，1 次 10mL，1 日 2 次，于早饭后或临睡前用温水送下。

【规格】每支装 10mL。

九、复方刺五加温肾胶囊

【主要成分】刺五加。

【作用类别】本品为内科虚证类非处方药。

【功能与主治】温肾助阳。适用于肾阳不足，见有腰膝酸软，腰痛，畏寒肢冷，小便频数。

【用法与用量】口服，1 次 5 粒，1 日 3 次，淡盐水或温酒送服。

【规格】每粒装 0.3g。

十、刺五加注射液

【来源】本品为刺五加经提取加工制成的灭菌水溶液。

【性状】本品为橙黄色或棕黄色的澄明液体。

【功能与主治】平补肝肾，益精壮骨。用于肝肾不足所致的短暂性脑缺血发作，脑动脉硬化，脑血栓形成，脑栓塞等。亦用于冠心病，心绞痛合并神经衰弱和更年期综合征等。

【用法与用量】静脉滴注，1 次 300～500mg，1 日 1～2 次。20mL 规格的注射液可按每公斤体重 7mg 计算，加入生理盐水或 5%～10% 葡萄糖注射液中。

【规格】每支 20mL（含总黄酮 100mg）、100mL（含总黄酮 300mg）、250mL（含总黄酮 500mg）。

【贮藏】密封，遮光，置阴凉处。

十一、通脉刺五加胶囊

【主要成分】刺五加茎叶提取物 260g（折合总黄酮 80g），微晶纤维素 74g，硬脂酸镁 62g，聚丙稀酸树脂 II 号 6g，制成 1000 粒。

【性状】本品为胶囊剂，内容物为黄褐色至棕褐色的颗粒和粉末；味苦、微涩。

【功能与主治】活血化瘀。用于瘀血闭阻所致的胸痹心病，症见胸痛，胸闷，心悸等；冠心病，心绞痛属上述证候者。

【用法与用量】口服，1 次 3 粒，1 日 3 次。

【规格】每粒装 0.4g（含刺五加茎叶总黄酮 80mg）。

【贮藏】密封。

十二、五加参精

【主要成分】刺五加清膏 175g，蜂蜜 200g，苯甲酸钠 3g，乙醇 90mL。

【性状】本品为红褐色澄明液体，味甘苦、微辛。

【鉴别】本品加入 5% 亚硝酸钠溶液、10% 硝酸铝溶液及 1mol/L 的氢氧化钠试剂，应显红色，pH 值应为 4.0～5.0，相对密度应为 1.05 以上。

【功能与主治】健脑益神，增进食欲，聪耳明目，补肾健脾。用于精力不足，神经衰弱及病后、产后失调等。口服，每次 10mL，每日 2 次，早晚空腹温开水送服。

十三、刺五加冲剂

【主要成分】刺五加水浸膏 700g，糊精 12g，白糖 12000g。

【性状】本品为淡黄色颗粒。

【鉴别】本品溶液与碳酸钠及重氮对硝基苯胺试液反应显红棕色，与三氯化铁及铁氰化钾混合显绿色。

【功能与主治】益气健脾，补肾安神。用于脾肾阳虚，腰膝酸软，体虚乏力，失眠多梦，食欲不振。

【用法与用量】口服，每次 4g，每日 2 次。

十四、刺五加王浆片

【主要成分】刺五加浸膏 100g，王浆粉 56.7g，辅料适量。

【性状】除去糖衣呈棕褐色；味微苦。

【鉴别】除去糖衣，加水提取滤过，取滤液加 0.2% 茚三酮试液，呈紫色；本品除去糖衣，研细，加乙醇提取滤过，滤液加 3% 碳酸钠溶液与新制的重氮对硝基苯胺试液 1~2 滴，显红色。

【功能与主治】扶正固本，益气安神，补胃健脾。用于神经衰弱，心悸气短，久病体虚，腰膝酸软，食欲不振；亦可用于心血管机能不全，肝炎，溃疡病的辅助治疗。

【用法与用量】口服，每次 3~4 片，每日 3 次。

十五、五加首乌片

【主要成分】刺五加浸膏 75g，制何首乌 360g，辅料适量。

【性状】除去糖衣后呈黄棕色；味微苦、涩。

【功能与主治】扶正固本，补肝益气，健肾添精，养血安神。用于肝肾阳虚，腰膝酸软，肢体麻木，头发早白，血虚体弱，失眠多梦，食欲不振等。

【用法与用量】口服，每次 4 片，每日 3 次。

【规格】每基片重 0.26g。

十六、五加参归芪精

【主要成分】刺五加 200g，黄芪 200g，当归 100g，蜂蜜 500g，山梨酸 2g，枸橼酸钠 6g。

【性状】本品为橙色黏稠澄明液体，味甜。pH 值为 4.5~5.5，相对密度 1.14~1.16。

【功能与主治】扶正固本，补气固表，补血养血。用于久病衰弱，失眠自汗，腰膝酸软，气短心悸。

【用法与用量】口服，每日 1~2 次，每次 10mL。

十七、刺五加补膏

【主要成分】刺五加 400g，枸杞子 80g，五味子 125g，黄芪 80g，蜂蜜 200g，饴糖700g，香精适量。

【性状】本品为黄褐色稠厚的半流体；味酸、甜。将各膏与蜂蜜及饴糖、香精混匀，制成100%，分装。

【功能与主治】益气补肾，安神养心。用于心肾虚弱，气短乏力，不眠多梦，头晕健忘，腰膝酸软，阳痿遗精等。

【用法与用量】热水冲服，每次1茶匙（约20g），每日3次。

【规格】含总黄酮量按无水芦丁计算应不低于45%（mg/g）。

十八、五加参蛤蚧精

【主要成分】刺五加130g，蛤蚧（去鳞、头足）2.4g，肉苁蓉50g，人参50g，人参露（加工红参或人参的蒸馏液）350mL。

【性状】本品为棕黄色的澄明液体；气香，味甜、微苦。pH值4.0～5.0。

【功能与主治】补肺气，益精血。用于元气亏损，肺虚咳嗽，病后衰弱。

【用法与用量】口服，每次10mL，每日2次。

【规格】每支10mL。

十九、刺五加王浆口服液

【主要成分】蜂蜜700g，刺五加浸膏70g，乙醇50mL，蜂王浆20g，枸橼酸钠10g，香精0.3mL，水适量。

【性状】本品为棕红色半透明的黏稠液体；味甜，具五加的香味。

【功能与主治】扶正固本，益气健脾，补肾安神。用于脾肾阳虚，腰膝酸软，食欲不振，神经衰弱等。

【用法与用量】内服，一次1支，清晨或睡前服用。

【规格】每支10mL。

【贮藏】密封，置阴凉处。

二十、刺五加脑灵液

【主要成分】蜂蜜800g，刺五加浸膏25g，五味子流浸膏25mL，甲苯酸钠3g，水适量。

【性状】本品为棕褐色液体；味甘酸，口服液。

【功能与主治】扶正固本，益气健脾，补肾安神，聪耳明目。用于神经衰弱，食欲不振，全身无力等。

【方药分析】刺五加健脾益肾；蜂蜜补中润燥；五味子滋肾养心安神。

【用法与用量】内服，1 次 10mL，1 日 2 次。

【规格】10mL、100mL。

【贮藏】密封，置阴凉处。

二十一、刺五加硫胺冲剂

【主要成分】刺五加 1000g，维生素 B_1 5g，蔗糖粉适量。

【性状】本品为淡黄色块状冲剂；味甜，气香。

【功能与主治】补肾健脾安神，能促进新陈代谢，恢复神经功能。用于神经衰弱及冠心病引起的胸闷、心绞痛和预防急性高原反应。

【用法与用量】内服，1 次 1 块，1 日 2~3 次，开水冲服。

【规格】每块重 12g。

【贮藏】密封，置阴凉干燥处。

二十二、刺五加硫胺糖浆

【主要成分】刺五加浸膏 8g，维生素 B_1 1g，调味剂等适量。

【性状】本品为红棕色黏稠液体，糖浆剂。

【功能与主治】补脾益肾，养心安神。用于神经衰弱，中医辨证属脾肾不足、心神不安者，表现为腰膝酸软，体虚乏力，失眠多梦，食欲不振等。

【方药分析】刺五加补脾益肾，养心安神，药证相符，诸证得愈。

【用法与用量】内服，1 次 10~15mL，1 日 2~3 次。

【贮藏】遮光，密闭保存。

二十三、心舒宝片

【主要成分】刺五加、丹参、山楂、白芍、郁金。

【功能与主治】益气活血，化瘀止痛。适用于心气不足、心血瘀阻所致的胸痹，症见心悸、气短、胸闷、心前区刺痛；冠心病心绞痛见上述证候者。

二十四、安神宁

【主要成分】刺五加浸膏、灵芝、五味子。

【功能与主治】扶正固本，益气健脾，补肾安神。用于神经衰弱，食欲不振，全身乏力等。

二十五、龙蛾酒

【主要成分】雄蚕蛾、刺五加、菟丝子、淫羊藿、熟地黄、补骨脂。

【功能与主治】壮阳补肾，益精髓。用于肾虚阳痿，梦遗滑泄，小便频数，腰酸背痛，足膝无力等。

二十六、经验方

（1）五加羊藿酒　刺五加、淫羊藿各等份，用4～5倍药量的白酒浸渍。每次饮1～2杯。本方以刺五加补气益肾，淫羊藿温肾壮阳。用于肾虚阳痿，腰膝酸软，体倦乏力；亦可用于久患风湿，肢节酸痛。

（2）刺五加粉　刺五加、杜仲各等份，共研为细末。每次3～5g，用酒或温水送服（源于《卫生家宝》、原方称散）。本方用二者补肝肾，强筋骨；杜仲尤善壮腰止痛。用于肾虚腰痛，下肢痿软无力。

（3）刺五加饮　刺五加100g，远志60g，共研为细末。每次3～5g，用温水送服。用刺五加补气、安神益智，以远志安神。用于气虚乏力，少食，失眠健忘（源于《瑞竹堂经验方》，原方为丸）。

第四节　刺五加及其制剂的毒副作用及用法

一、刺五加及其制剂的毒副作用

在动物身上进行的毒理实验已证实刺五加提取物是无毒的。研究表明，刺五加总苷给小鼠皮下注射的半数致死量为4.75g/kg，刺五加总黄酮的半数致死量为89.8mg/kg。刺五加乙醇提取物的 LD_{50}（50% 致死剂量）为 14.5～20.0mL/kg。而且在以日常剂量5.0mL/kg服用刺五加33%乙醇提取物的小鼠身上没有发现任何长期毒性。刺五加提取物的半数致死量在 10～30g/kg。刺五加根、茎、叶各部分水提取物对小鼠的平均致死量为14.5g。大鼠口服刺五加苷［10mg/（kg·d）］，连续2个月，检查它们血和尿的化合物及器官的重量，动物没有显示出明显的毒性反应，终生服药亦能耐受。连续服药6个月除能延长平均寿命外，未发现胚胎毒性或致畸作用。

临床应用本品，人长期服用刺五加毒性甚小，且不影响入睡和正常睡眠。人体研究已证实刺五加提取物（33% 乙醇）是非常容易承受而且其副作用非常罕见。

二、刺五加的用法、用量

刺五加的服用方法有很多，可以取几片薄片泡水代茶饮，也可以泡酒喝。每天可服用 2~3g 干燥、粉末状的根和根状茎。以刺五加苷 B 和 E 为标准的浓缩固体提取物，每天服用 300~400mg 也比较合适，也可服用酒精提取物，8~10mL 分 2~3 次服用。刺五加饮片口服，9~30g，水煎服。糖浆，每次 20mL（相当于生药 6~8g），日 3 次。胶囊，每次 3 粒，日 2~3 次。片剂，每次 2~3 次（相当于生药 6~9g），日 3 次。

第五节　刺五加药膳与食疗

药膳经历代医家的整理、收集，逐渐发展成内容丰富，疗效肯定，影响深远的保健方法。刺五加与食物相配，就能做到药借食味，食助药性，变"良药苦口"为"良药可口"。

一、刺五加药茶

药茶是中医的传统治疗方法之一。从疗效上看，药茶的有效成分溶出量大，药液质量好，具有携带方便、冲泡饮用易于接受、便于长期饮用等优点。药茶一般作用持久而缓和，并无呆滞中焦脾胃之弊，还可以减少服药的精神负担，是一种既有汤剂之优点，又十分方便的剂型，有利于患者的调养和治疗。目前，市场上已有成品刺五加茶，即取刺五加嫩叶，按制烘青绿茶的方法，制成刺五加毛茶，再适当精制整形。除此之外，还可以自制一些具有特殊疗效的刺五加茶。

（一）刺五加明眸茶

材料：刺五加 15g，麦冬 50g，白芷 5g，洋甘菊 3 大匙，红枣 15g，丹参 5g，马鞭草 2 大匙，适量果糖。

制法：洋甘菊及马鞭草除外，其余中药加水 2500mL 浸泡半小时。大火煮滚后转小火熬煮约 1 小时，然后加入洋甘菊及马鞭草，滚后熄火焖约 3 分钟。过滤后待凉，加入果糖调味即可，可当作日常饮料（2~3 天内喝完）。

功效主治：益气补血，清凉止痒，生津止渴。用于摆脱"熊猫眼"。

现代研究：刺五加具有扩张血管，改善大脑血流量，抗疲劳，抗辐射，增强骨髓造血功能等功效，并具有活血作用。

（二）茉莉龙加茶

材料：茉莉花 5g，刺五加 5g，乌龙茶茶叶 5g 或用乌龙茶茶包。

制法：先将茉莉花、刺五加放入滤杯中，冲入 800mL 的热开水后，泡闷约 15 分钟后取出滤杯，加入乌龙茶叶或茶包，再焖泡约 10 分钟。等到茶色变成褐色，去除茶包就可以饮用。

功效主治：瘦身。

现代研究：刺五加对内分泌紊乱所致的肥胖有直接的治疗效果，并可以作为节食减肥者的精力补充剂。

（三）刺五加五味茶

材料：刺五加 15g，五味子 6g。

制法：将刺五加、五味子同置茶杯内，冲入沸水，加盖闷 15 分钟即可。当茶饮，随冲随饮，每日 1 剂。

功效主治：补肾强智，养心安神。适用于腰膝酸痛，神疲乏力，失眠健忘，注意力难以集中等症。此茶配以具有养心益智的五味子，有较好的益智强心、养心安神功效。

（四）刺五加精

材料：刺五加 500g，白砂糖 500g。

制法：将刺五加洗净，以冷水泡透，加水适量煎煮。每半小时取煎液 1 次，加水再煎，共煎 3 次，合并煎液。再继续以文火煎煮浓缩，至稠黏如膏时，停火。待温，拌入干燥的白糖粉，将煎液吸净，混匀，晒干，压碎，装瓶备用。

用法：每次 10g，以沸水冲泡，顿服，每日 2 次。

功效主治：温补心肾，健脾安神。

应用：刺五加精属于阳痿早泄食疗食谱之一，对改善症状十分有帮助。用治心脾肾阳虚气弱，阳痿不举，失眠多梦，精神疲乏，食欲不振。

二、刺五加药酒

药酒是以白酒或黄酒为溶液，与不同中药混合浸制而成。和其他药物一样，药酒是一种不同剂型的中成药。药酒既能防病治病，又可滋补身体，延年益寿，并具有制作简单、服用方便、疗效确切、便于存放等优点。

（一）五加羊藿酒

材料：刺五加、淫羊藿各等份。

用法：用 4～5 倍药量的白酒浸渍。每次饮 1～2 杯。

功效主治：本方以刺五加补气益肾，淫羊藿温肾壮阳。用于肾虚阳痿，腰膝酸软，体倦乏力；亦可用于久患风湿，肢节酸痛。

（二）刺五加酒

材料：刺五加 200g，白酒 2500mL（出自晋代《太清经》）。

用法：将刺五加切细，装入陶瓷或玻璃瓶中，注入白酒，密封浸泡 30 日即可。每次 20mL，每日 2 次。佐餐用。

功效主治：具有补中气，益肾精，坚筋骨，强志意，进饮食，健气力，不忘事，安神益智，调补五脏和延缓衰老等功效。适用于老年人疲乏困倦、惊悸健忘、头晕失眠、咳喘多痰、发脱齿落、视物不清等。老年性痴呆属肾虚阴阳不足有以上见证者。

（三）刺五加醪

材料：刺五加 60g，糯米 500g，酒曲适量。

用法：刺五加洗净，晾干切成片，放砂锅中，加水浸泡片刻，煎煮 2 次，每次 40 分钟，合并 2 次滤汁，与糯米煮成干饭，冷却入瓷罐，加酒曲拌匀，加盖，发酵成酒醪。早晚各 2 小盅。

功效主治：温补脾肾，强壮筋骨，益气散寒。适用于畏寒怕冷之人。

三、刺五加药粥

药粥是选用一定的中药和适量的米谷同煮而成。运用药粥防治疾病，强身健体的方法即为药粥疗法。本法药物与米谷相配伍，起到协同作用，收到药物与谷物的双重效应，是以药治病、以粥扶正的一种食养食疗好方法。长服可滋补强壮，防病抗衰，延年益寿。刺五加药粥也有特殊补益作用。

（一）五耳粥

配方：刺五加根、大米各30g，白木耳10g。

制法：将刺五加剁成小片，冷水浸泡15～30分钟，加水适量，煮30分钟，过滤；此滤液加入大米、白木耳。煮至米熟时即可食用。

用法：适量服食。

功效主治：本药膳具有扶正抗癌作用。适用于胃癌化疗后患者。

（二）刺五加粥

配方：刺五加30g，赤小豆30g，红枣15枚（去核），新大米150g，砂糖适量。

制法：将刺五加放入砂锅中，加水约5碗煎至1碗药汁时止。过滤药汁，弃去药渣。将赤小豆、新大米、红枣一同淘洗干净，放入砂锅中加水，至半熟时倒入刺五加药汁，继续煮熬至红小豆烂熟止。食用时，可根据个人口味加入适量砂糖。

功效主治：活血散寒，化瘀抗癌。诸药配合米粥滋阴生津，养护五脏，扶正荡邪，化瘀抗癌。此药膳适合于放、化疗治疗期间的肿瘤患者食用，特别是白血病、骨肉瘤、膀胱癌、肾癌、前列腺癌等肿瘤患者在放、化疗期间及手术治疗后应经常食用。

（三）灵芝刺五加粥

配方：灵芝粉6g，刺五加粉3g，燕麦（或小麦）面50g，山楂15g，白糖、茶油适量。

制法：瓦罐中500mL清水加山楂煮沸，将凉水调匀的灵芝粉、刺五加粉和燕麦面、白糖缓缓搅入山楂水中，文火煮5分钟加茶油稍许即可食用。

功效主治：灵芝健脾益气；刺五加滋补强壮，扶正固本；燕麦面补心养肝，除热止渴；山楂健胃消食，活血化瘀；茶油清热化湿解毒。全方对慢性肝炎、肝硬化及急性和重症肝炎恢复期患者有效，症见心烦失眠、食欲不振、少气无力的患者可间断服用。

（四）刺五加安神粥

配方：刺五加 10g，半夏 15g，小米 15g，熬粥喝。

服法：每天晚上睡前一个半小时作为夜宵喝。

功效主治：用于经常失眠的脑力工作者。

（五）灵芝五加安神粥

配方：灵芝 5g，五味子 10g，刺五加 10g，粳米 20g，熬粥喝。

制法：将灵芝切成薄片，与五味子、刺五加一起放入砂锅内加水煎熬，去渣取汁，粳米洗净，与药汁共置于锅中，加清水适量，武火煮沸，改文火制成粥，分次服之。

功效主治：能补虚强身，治疗神经衰弱、头晕、失眠、体虚乏力等症。

四、刺五加菜肴

（一）刺五加炖鸡

材料：刺五加 30g，土鸡半只，水 4000mL，黑枣 10 颗，枸杞 20 颗。

做法：土鸡清洗切块，合刺五加放入水中，并加入黑枣及枸杞，一起炖煮40～60 分钟即可。

（二）五加叶鸡蛋汤

材料：嫩五加叶 150g，鸡蛋 2 只。配以精盐、味精、葱、素油制成。

应用：适用于体虚、肿痛、咽痛、目赤、风疹等病。

（三）麻油排骨汤

材料：小排骨 250g，刺五加 15g，红枣 15g，淫羊藿 15g，女贞子 25g，麻油两汤匙，姜三片。

做法：将中药放入药袋中，加 2500mL 水，浸泡 30 分钟后，开大火煮滚，转为小火，煮至半量即熄火备用；将麻油放入炒锅中，待油烧热后，将姜片大火爆香，再倒入小排骨快炒，最后倒入含药汁的砂锅中，加盐调味，再煮 30 分钟后，即可食用。每 2 ~ 3 日服用 1 次。

功效主治：强腰壮筋，调经补血。适用于月经失调、乳房发育不良、腰酸背痛等属肾气虚弱者；此方可促进男女性功能的健全，因此青春期前的儿童切勿食用。

（四）五桃萸肉猪耳汤

材料：猪耳 150g，刺五加 15g，山萸肉 12g，胡桃肉 18g，红枣 6 粒，生姜少许。

做法：将猪耳刮洗干净，切块；胡核肉用开水烫片刻，去衣洗净；刺五加、山萸肉、红枣（去核）分别用清水洗净，备用。把以上备用料一起放入砂煲内，加清水适量，武火煮沸后，改用文火煲 2 ~ 3 小时，去渣调味，食肉饮汤。

功效主治：补肾气，益精髓。用于老年耳聋属肾气不足者，症见听力下降，伴有腰酸乏力，精神疲倦，情绪低沉，性欲减退，头晕健忘，舌淡红；亦用于老年气喘属肾不纳气者。

（五）凉拌五加叶

材料：嫩五加叶 250g，配以精盐、味精、蒜、麻油等制成。

功效主治：含有丰富的胡萝卜素、维生素 C。有增强身体防病能力的作用，强身健体。

（六）刺五加拌牛肉

材料：刺五加、酱牛肉，以精盐、鸡精、糖、蒜末、香油、麻油调味。

做法：刺五加热水焯好后过凉，然后用凉水拔一天去苦味儿。拔好后的刺五加切成段，酱牛肉切成条，用调味料将刺五加拌好后再加入牛肉条拌匀即可。

应用：开车、通宵熬夜之夜间工作者、运动员补充体力、增强耐力之良品。

（七）炒刺五加

材料：刺五加（罐头）300g，清汤 100g，精盐 2g，南酒 5g，味精 1g，白油 40g，葱姜丝共 5g。

做法：将刺五加切成寸段。炒勺内放入油，烧至五成热时，用葱姜丝炝锅，放入刺五加翻炒几下，放入南酒、清汤、味精、盐，颠翻煸炒，入味时出勺即成。其成品特点清淡鲜艳，爽口素雅。

功效主治：补肝肾，强筋骨，祛风止痛。用于正常人的滋补保健；风湿性关节疼痛、四肢屈伸不利、腰膝酸痛等病症食疗。

参考文献

[1] 阴健. 中药现代研究与临床应用 [M]. 北京：学苑出版社，1993.

[2] 张汤敏，孙仁军. 老年痴呆中医防治 [M]. 北京：人民军医出版社，2002.

[3] 赵国平，戴慎，陈仁寿，等. 中药大辞典 [M]. 第 2 版. 上海：上海科学技术出版社，2006.

[4] 贾公孚. 临床药物新用联用大全 [M]. 第 2 版. 北京：人民卫生出版社，2006.

[5] 杜井喜，高凤兰，高雪梅，等. 刺五加的研究和应用 [J]. 中国林副特产，1997 (2)：32.

[6] 刘燕. 刺五加注射液治疗冠心病心绞痛 32 例疗效观察 [J]. 时珍国医国药，2002，13 (3)：157.

[7] 冯芬，毛建川. 刺五加注射液和生脉注射液治疗冠心病 45 例 [J]. 时珍国医国药，2002，13 (8)：11.

[8] 丁玉兰. 刺五加注射液治疗脑梗死的初步观察 [J]. 中国医院药学杂志，2002，22 (1)：41.

[9] 马洪方，叶朝兴. 刺五加注射液治疗神经衰弱 80 例临床分析 [J]. 中医药研究，2000，16 (4)：56.

[10] 马金龙，李伟平，高会英. 刺五加注射液治疗心脏神经官能症疗效观察 [J]. 黑龙江医药科学，2000，23，(4)：23.

[11] Porta M, Selba ML, Molinatti P, et al. Endothelial cell function in diabetic microangiopathy [J]. Diabetologia, 1992, 5：161.

[12] 王涛，沈水娟，胡作祥. 刺五加注射液治疗糖尿病肾病疗效观察 [J]. 现代中西医结合杂志，2006，15 (4)：475 – 476.

[13] 吕勇，王亿平. 刺五加注射液合黄芪注射液治疗慢性肾炎 42 例临床观察 [J]. 安徽中医临床杂志 2000，12 (2)：85 – 86.

[14] 师军，张秀娟，刘港涛. 刺五加注射液对原发性高血压病血瘀证患者血液流变性的影响 [J]. 天津中医学院学报，2000，2 (6)：19.

[15] 张骏，胡泳涛，雷显泽，等. 刺五加注射液早期治疗高血压脑出血疗效观察 [J]. 四川中医，2005，23 (5)：46.

[16] 吉俭. 刺五加注射液对冠心病室性心律失常患者 QT 变异度的影响及临床意义 [J]. 广

西中医药，2002，25（2）：12 - 13.

[17] 况时祥，谢敏，杨丹，等．刺五加治疗帕金森病的临床研究［J］．吉林中医药，2004，
25（1）14 - 15.

[18] 张妍燕．刺五加注射液合芎麻解痛饮治疗偏头痛 63 例［J］．中医药临床杂志，2005，
17（3）：257 - 258.

[19] 陈同明，巫玉娟，陈雅琴，等．刺五加注射液治疗偏头痛 36 例疗效观察［J］．福建中
医药，1999，30（4）：328.

[20] 龙慧．刺五加注射液在围绝经期综合征治疗中的疗效观察［J］．实用医技杂志，2006，
13（5）：743.

[21] 王峻，何嘉言，孙宏高．刺五加注射液对肺肿瘤化疗患者免疫调节作用的研究［J］.
浙江中西医结合杂志，2001，11（6），339 - 340.

[22] 喻昌利，刘立晔，郭继芳，等．刺五加注射液治疗高通气综合征 30 例［J］．天津中医
药，2004，21（6）：490.

[23] 郭永禅，刘增艳，张纳．纳洛酮、刺五加注射液联合治疗眩晕症 50 例［J］．陕西中医，
2006，27（3）：300.

[24] 王文英，王成银．刺五加注射液穴位注射治疗老年功能性失眠症［J］．广东医学，
2012，33（12）：1836 - 1837.

[25] 蒋琴，祝红．刺五加注射液治疗失眠症 60 例临床体会［J］．昆明医学院学报，2011，
（8）：115 - 116.

[26] 范昕，刘锦森．刺五加注射液治疗失眠症的临床观察［J］．中国药房，2011，4：
344 - 346.

[27] 曹雅军，严霞.36 例失眠症患者应用丙泊酚联合刺五加注射液的治疗效果研究［J］．中
国实用医药，2011，6（14）：135.

[28] 李晓，晏凤莲．潜阳宁神汤合刺五加注射液治疗围绝经期失眠症 32 例［J］．中医药导
报，2010，16（11）：66.

[29] 范丽静，杜忠德，王怀明．刺五加注射液治疗重度失眠症 80 例［J］．现代中西医结合
杂志，2004，13（22）：2994 - 2995.

[30] 付军，李正．刺五加注射液治疗早期糖尿病肾病 75 例［J］．中国药业，2012，21
（16）：85 - 86.

[31] 陈翔，倪海祥，罗苏生，等．刺五加注射液合胰岛素治疗糖尿病疗效观察［J］．浙江
中西医结合杂志，2000，10（8）：457 - 458.

[32] 徐肖峰，杨志华，李和旭，等．刺五加注射液治疗老年糖尿病并缺血性中风的疗效［J］.
实用临床医学，2004，5（4）：38.

[33] 林晓强．刺五加注射液治疗冠心病心绞痛 57 例临床分析［J］．中西医结合心脑血管病

杂志, 2006, 4 (7): 572.

[34] 刘宏平, 连建学, 徐正顺. 刺五加注射液治疗冠心病心绞痛 68 例临床观察 [J]. 陕西中医学院学报, 2005, 28 (6): 19.

[35] 褚雪菲, 刘道龙. 刺五加注射液联合胞二磷胆碱注射液治疗颈性眩晕 60 例 [J]. 中国中医急症, 2011, 20 (10): 1699 – 1700.

[36] 郭永鞯, 刘增艳, 张纳. 纳洛酮、刺五加注射液联合治疗眩晕症 50 例 [J]. 陕西中医, 2006, 27 (3): 300.

[37] 徐升涛, 雷秀珍, 徐生南. 刺五加与利多卡因治疗颈性眩晕的临床观察 [J]. 现代医药卫生, 2000, 16 (5): 494.

[38] 徐忠祥, 王东, 周妮, 等. 刺五加注射液治疗脑干出血的临床观察 [J]. 现代中西医结合杂志, 2004, 13 (23): 3124.

[39] 祝红, 黄良国, 徐平, 等. 刺五加注射液治疗急性期脑出血的临床观察 [J]. 中西医结合心脑血管病杂志, 2007, 5 (2): 115.

[40] 杨福炎, 蔡先姣. 急性脑梗塞两种治疗方案的成本 – 效果分析 [J]. 中国药房, 2003, 14 (4): 216.

[41] 圣洪平, 陆庆生, 许芳. 刺五加注射液治疗脑梗死疗效观察 [J]. 广西中医药杂志, 2002, 25 (1): 48.

[42] 武艳英, 刘增艳, 冯明海. 刺五加注射液治疗脑梗塞 60 例 [J]. 陕西中医, 2002, 23 (20): 68.

[43] 谢琪, 刘琴, 王芳顺, 等. 补阳还五汤联合刺五加注射液治疗急性糖尿病性脑梗塞神经功能缺损 16 例 [J]. 衡阳医学院学报, 2000, 28 (4): 28.

[44] 孔祥辉. 刺五加联合低分子量肝素治疗脑梗死 40 例疗效观察 [J]. 实用神经疾病杂志, 2005, 8 (4): 79.

[45] 李东晓, 卢海燕, 李惟国. 降纤酶、刺五加联合应用治疗急性脑梗死的疗效观察 [J]. 中国实用神经疾病杂志, 2007, 10 (3): 38.

[46] 盛晨霞, 何明大. 刺五加注射液治疗围绝经期综合征 62 例临床观察 [J]. 湖南中医学院学报, 2002, 22 (3): 46.

[47] 喻昌利, 刘立晔, 郭继芳, 等. 刺五加注射液治疗高通气综合征 30 例 [J]. 天津中医药, 2004, 21 (6): 490.

[48] 杨秀美. 刺五加注射液穴位注射及中药面膜综合治疗黄褐斑 [J]. 中医临床研究, 2011, 3 (19): 51.

[49] 李平, 王春根. 刺五加临床新用 [J]. 中国临床医生, 2001, 30 (2): 46.

[50] 钟生维. 刺五加注射液对椎动脉型颈椎病血流动力学的影响 [J]. 中国医师杂志, 2000, 2 (12): 757 – 758.

［51］贺立人．刺五加注射液治疗重症肝炎 26 例效果观察［J］．右江民族医学院学报，1999，21（2）：318.

［52］黄文，吕伟华，庞龙，等．刺五加注射液治疗脑梗塞伴抑郁症的疗效观察［J］．中国药物滥用防治杂志，2011，17（3）：153 - 155.

［53］厉秀云，鲍继奎，李振民．活血开窍法联合刺五加注射液治疗脑卒中后抑郁症 30 例［J］．陕西中医，2011，32（2）：155 - 156.

［54］于爱，刘英．刺五加注射液肝素治疗肺心病 30 例临床观察［J］．中国基层医药，2002，9（2）：191 - 192.

［55］李国艳，王东．刺五加注射液治疗偏头痛的临床观察［J］．现代中西医结合杂志，2005，14（2）：191.

［56］霍涌波．黄芪桂枝五物汤配合刺五加注射液治疗风湿寒性关节痛 37 例［J］．陕西中医，2006，27（3）：310.

［57］张导文，刘惠敏．刺五加注射液与复方丹参注射液治疗慢性乙型肝炎疗效观察［J］．医学研究杂志，2006，35（3）：49.

刺五加治疗帕金森病的实验研究

帕金森病（Parkinson's diease，PD）是一种常见于中老年的神经系统退行性疾病，以黑质纹状体通路的退变为主要特征，其基本病理特征是黑质致密区多巴胺神经元变性伴胞浆内嗜酸性包涵体即 Lewy 小体形成，导致黑质纹状体通路破坏及尾状核、壳核中多巴胺含量减少。该病典型临床症状为静止震颤、肌肉僵直、运动迟缓和姿势反射受损。其发病率在 65 岁以上人群高达 1%。其病情呈进行性加重，严重限制了患者的活动能力和生活质量，给社会和家庭带来了严重的负担。帕金森病目前是神经内科的难题，世界各方面研究颇多，但至今仍无有效的治疗措施。

中药由于其含有多种化学成分，能够针对疾病的多个靶点，在治疗帕金森病这种多因素、多病理靶点的复杂性疾病方面具有独特的优势。大量的临床和实验资料显示，中药在延缓帕金森病进程、提高西药疗效、减轻毒副作用、控制帕金森病的非运动症状、保护神经细胞、抑制氧化应激反应、抗兴奋性毒性等方面的研究取得了一定进展。诸多研究显示了中医药治疗帕金森病的潜力和优越性。如果单纯用中医药能有效控制早期帕金森病症状，从而避免西药的毒副作用，大大增强患者服药的依从性，从而为长期治疗帕金森病，有效控制帕金森病进程奠定基础，这或许是中医药治疗帕金森病的发展方向。

刺五加为五加科植物刺五加 Acanthopanax senticosus（Rupr. et Maxim.）Harms. 干燥根和根茎或茎。其含多种苷类，包括酚性苷和树脂苷等，与人参根中的皂苷具有相似的生理活性。目前刺五加中药复方和刺五加注射液已用于帕金森病的临床治疗，并取得了一定疗效，但是迄今为止，尚未见有关刺五加治疗帕金森病有效组分及作用机制的系统研究。本书的作者们在临床经验和初步实验研究的基础上，筛选确定刺五加为治疗帕金森病的研究药材。针对刺五加治疗帕金森病展开了大量且系统的实验研究，包括刺五加治疗帕金森病有效部分和有效组分的筛选、在体和离体药效学实验、作用机制研究和药学研究等。且引入代谢组学方法进行了刺五加有效成分的药动学、药物自身代谢及对机体整体内源性代谢轮廓影响的研究。将药物的动力学及代谢研究与创新药物的早期开发相结合，能更好地阐明中药（刺五加）作用的物质基础和作用机制，为设计出较长消除半衰期和良好生物利用度的药物提供新思路，为新药开发缩短时间，为避免资源浪费提供保障，也可能为新药开发研究寻找到活性更好的先导化合物，这必将加速新药的研究进程。

在本书的下篇部分即将刺五加治疗帕金森病的大量研究成果呈现给读者，一方面可为进行相关研究的人员提供可靠的研究思路和方法借鉴，同时可为中药刺五加开发为预防和治疗帕金森病新药及其产业化推广提供参考。在系统的刺五加治疗帕金森病的研究基础上，进一步确定其临床价值，研制出具有自主知识产权和市场竞争力的新药，为帕金森病患者提供更为安全、有效、质量可靠的药品，为人类健康事业做出历史性贡献。

第四章　刺五加治疗帕金森病有效组分的筛选

第一节　体内药效学筛选刺五加有效部位

鉴于帕金森病的治疗难题，近年来本书作者们进行了较深入的研究，经过大量临床实践和药物研究实验分析，筛选刺五加为研究药材。已有研究发现刺五加对多巴胺能神经元具有保护作用。刺五加中的芝麻素（sesamin）能够缓解鱼藤酮（rotenone）诱发的帕金森病行为迟缓和僵直，保护中脑多巴胺合成酶——酪氨酸羟化酶和神经生长因子 GDNF 缺失。2005 年度开展了以刺五加为君药的复元平颤宁胶囊治疗帕金森病的新药研究，同时开展对单味药刺五加保护 MPTP 诱导的 PD 小鼠多巴胺神经元损伤的作用机理研究，均已取得可喜的研究结果。故以刺五加为研究药材，以期从中获得治疗帕金森病的有效成分，为中药制剂开发奠定基础。

一、实验材料

1. 药材

刺五加饮片购于黑龙江省药材公司，产地黑龙江，经黑龙江省食品药品检验检测所鉴定，为五加科植物刺五加 *Acanthopanx senticosus*（Rupr. et Maxim）Harms 的干燥根及根茎。

2. 实验动物

120 只 C57BL/6J 小鼠，2 个月龄，体重为（20 ± 2.12）g，雌雄各半，由黑龙江省肿瘤防治研究所提供。

3. 实验仪器

恒冷切片机（美国贝克曼公司）；XSE – HI 生物显微镜（重庆光学仪器厂）；HIMAS – 2000 多媒体、彩色病理图文分析系统（同济医科大学，现华中科技大学）；电热恒温培养箱（上海福玛实验设备有限公司）；石蜡切片机（徕卡 2135

型德国）；水浴锅（北京市医疗设备厂）；鼓风干燥箱（上海福玛实验设备有限公司）。

4. 主要试剂

1 - 甲基 - 4 - 苯基 - 1, 2, 3, 6 - 四氢吡啶（1 - methyl - 4 - phenyl - 1, 2, 3, 6 - tetrahydropyridine，MPTP）（美国 Sigma 公司）；二步法免疫组化检测试剂（北京中杉金桥生物技术有限公司）；黏片剂 APES（北京中杉金桥生物技术有限公司）；二甲苯（天津市福晨化学试剂厂）；无水乙醇（天津市津东天正精细化学试剂厂）；中性树胶（中国上海标本模型厂）；GABA、TH、GFAP 试剂盒（武汉博士得公司产品）；乙醇为分析纯（哈尔滨市新达化工厂）。

二、实验方法

1. 药物制备

刺五加干燥根及根茎 1000g，一煎 10 倍量水，二煎 8 倍量水，各 2 小时，水煎液浓缩成 1g/mL 药液，共 1000mL。经 AB - 8 大孔树脂柱纯化处理，得到水洗脱部位和 30%、50%、70% 乙醇梯度洗脱部位。浓缩干燥。

流程图如下：

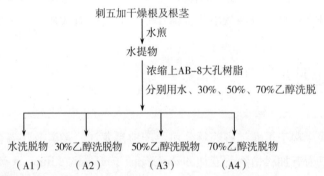

2. 动物分组

120 只小鼠，随机分为空白组（K）20 只，模型组（M）20 只，水洗脱组（A1）20 只，30% 乙醇洗脱组（A2）20 只，50% 乙醇洗脱组（A3）20 只，70% 乙醇洗脱组（A4）20 只，雌雄均等。

3. 模型制备

A1 ~ A4 组和 M 组每日腹腔注射 MPTP 30mg/kg（体重），连续 5 日，空白组以等量的生理盐水腹腔注射。观察模型小鼠行为改变，出现步长缩短、动作迟缓、震颤、竖毛、爬杆不能、对外界刺激反应低下者作为衡量标准。

4. 给药

将所得粉末加水稀释成浓度为 1g/mL 的药液。筛选造模成功的小鼠,各组小鼠分别给予相对应的药物,给药量均为每日 0.5mL/20g(鼠重)[相当于 3.5g 生药/(kg 鼠重·d)],连续 20 日。空白组和模型组给予等量生理盐水。

5. 行为学实验

以小鼠爬杆实验考察小鼠行为变化,参照《中药药效研究思路与方法》。将一直径为 2cm 的泡沫塑料小球固定于一根 50cm×1cm 的木杆顶端,木杆上缠 2 层纱布以防打滑。持小鼠尾部将其头向下置于杆顶(以小鼠双后肢置于球上为准),让其自然爬下,小鼠自站于杆顶至双前肢接触杆底平台为爬完全长。记录爬杆时间。

6. HE 染色方法

石蜡切片脱蜡入水,苏木素液浸染 10 分钟,水洗伊红液速染,梯度酒精脱水,二甲苯透明,树脂封片并观察拍照。

7. 用二步法免疫组化试剂盒测定 GABA、TH、GFAP

小鼠经戊巴比妥钠麻醉后,开胸暴露心脏,经左心室用冰冷(4℃)的生理盐水和 4% 多聚甲醛固定液进行灌注。冰上取出脑组织浸于多聚甲醛固定液中。过夜。

从多聚甲醛固定液中取出脑组织,病理常规脱水,石蜡包埋,切片,片厚 5μm。用 APES 处理的载玻片制片,采用二步法免疫组化染色,按试剂盒说明书操作,详细步骤如下:

(1)切片用二甲苯常规脱蜡,经梯度酒精脱水,水洗。

(2)3% H_2O_2(1 份 H_2O_2 + 蒸馏水 10 份混合),室温孵育 5~10 分钟以灭活内源性酶。蒸馏水冲洗 3 次。

(3)热修复抗原:将切片浸入 0.01mol/L 枸橼酸盐缓冲液(pH 值 6.0),电炉加热至沸腾后断电,间隔 5~10 分钟(维持缓冲液体系的容积不变),重复 1~2 次。自然冷却,PBS 缓冲液冲洗后进行下一步。

(4)滴加 5% BSA 封闭液,室温 20 分钟。甩去多余液体,不洗。

(5)分别滴加兔抗 GABA、兔抗 TH、兔抗 GFAP 的抗体工作液,4℃ 过夜。PBS(pH 值 7.2~7.6)洗 2 分钟×3 次。

(6)滴加山羊抗兔 GABA、山羊抗兔 TH、山羊抗兔 GFAP 的 IgG 抗体 - HRP 多聚体,20℃~37℃,20 分钟。PBS(pH 值 7.2~7.6)洗 2 分钟×3 次。

（7）DAB 显色：室温下滴加显色剂，暗环境下显色，镜下控制反应时间，待镜下观察阳性细胞胞核染色呈棕黄色，阴性细胞无色时，蒸馏水洗涤终止反应。

（8）苏木素轻度复染。

（9）常规脱水、透明，中性树胶封固。阴性对照片除不加一抗，4℃过夜。PBS（pH 值 7.2 ~ 7.6）洗 2 分钟 ×3 次。除抗体由 PBS 代替外，其余操作同上。

用显微镜分别观察 GABA、TH、GFAP 的表达。GABA 和 TH 以细胞质出现棕黄色或黄褐色为阳性；GFAP 以细胞质出现棕黄色或黄褐色且有明显的突起为阳性。

8. 图像与统计学处理

在 40 倍光镜下，对各实验组切片进行观察，分别统计出切片单侧黑质部 GABA 和 TH 阳性神经元数目及海马区 GFAP 阳性神经元数目。在显微镜下用测微尺测定细胞的最大直径，根据 OD 值，经计算机图像分析仪数出强阳性神经元数。各组实验数据均用 SPSS14.0 统计软件做统计学处理，结果以 $\bar{x} \pm s$ 表示，对资料进行单因素方差分析和 t 检验，$P < 0.05$ 为有显著性差异。

三、实验结果

1. 各组小鼠行为学变化

以爬杆时间做指标考察小鼠行为学变化。随着 MPTP 腹腔注射 5 日后，小鼠爬杆时间明显延长。给药 20 日后，模型组与空白组、给药组比较均有显著性差异（$P < 0.05$），给药组与空白组比较无显著性差异（$P > 0.05$）。实验结果见表 4-1 及图 4-1。

表 4-1　各组小鼠实验结果（$\bar{x} \pm s$）

组别	爬杆时间（s）	GABA+	TH+	GFAP+
空白组	6.00 ± 1.27*	97.55 ± 12.02*	111.25 ± 9.11*	31.00 ± 9.53
模型组	24.33 ± 12.27	54.80 ± 13.65	56.50 ± 13.01	42.70 ± 11.47
水洗脱组	22.83 ± 8.18	55.40 ± 10.84	62.13 ± 9.95	39.23 ± 1.48
30% 醇组	10.00 ± 2.76*	61.00 ± 8.03	67.88 ± 11.29	27.40 ± 6.77
50% 醇组	6.67 ± 1.86*	69.50 ± 13.27*	71.63 ± 8.75*	31.50 ± 6.88
70% 醇组	7.5 ± 2.07*	63.40 ± 10.70	68.75 ± 7.76*	31.20 ± 11.32

注：与模型组比较，*$P < 0.05$ 为有显著性差异。

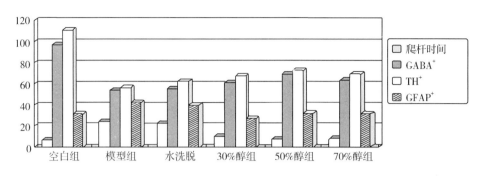

图 4 - 1　各组小鼠实验结果

2. HE 染色

空白组黑质部可见大量梭形样细胞，胞浆丰富，核仁明显；模型组细胞变形，胞核、胞质界限不明显，胞核内深染物增多，核仁不明显，较给药组和空白组程度明显加重；给药组细胞梭形，核仁明显，胞浆丰富，较模型组有明显的改善。见图 4 - 2。

3. GABA 免疫组化染色

空白组可见大量的中等大小、呈椭圆形的 GABA 阳性神经元，呈棕褐色，也有少数的多角形细胞存在，胞核、胞质界限明显。模型组与空白组比较，阳性表达明显减弱，胞质、胞核界限不明显。给药组相对模型组 GABA 阳性表达的神经元增多，胞质、胞核界限明显，具有显著性差异（$P < 0.05$）。各组 GABA 阳性神经元见表 4 - 1 及图 4 - 3。

4. TH 免疫组化染色

空白组黑质部位可见大量黄褐色 TH 阳性神经元，模型组 TH 阳性神经元减少，胞浆着色程度减弱。模型组与空白组比较有显著性差异（$P < 0.05$）。给药组 TH 阳性细胞数量相对模型组明显增多，阳性表达增强，具有显著性差异（$P < 0.05$）。各组黑质 TH 阳性神经元见表 4 - 1 及图 4 - 4。

5. GFAP 免疫组化染色

空白组、模型组、给药组显示形态均为完整的星形胶质细胞，呈星形或蜘蛛状，有明显的突起。各组之间没有预想的差异。各组海马区 GFAP 阳性神经元数见表 4 - 1 及图 4 - 5。

由表 4 - 1 和图 4 - 1 可见，随着给药时间的延长，各组小鼠爬杆时间均较模型组明显减少；各组 GABA⁺ 神经元数量均增加，其中以 50% 乙醇洗脱组明显

（$P<0.05$）；同时 50%、70%乙醇洗脱组能够明显增加 TH 阳性神经元数量。但是各给药组对 GFAP 的表达影响不大。

结果表明，50%乙醇洗脱组能显著改善帕金森病小鼠的运动协调能力，增强 GABA、TH 阳性表达，而 70%乙醇洗脱组只在行为上和 TH 阳性表达中，起到显著性效应，因此确定 50%乙醇洗脱组为刺五加治疗帕金森病的有效部位。

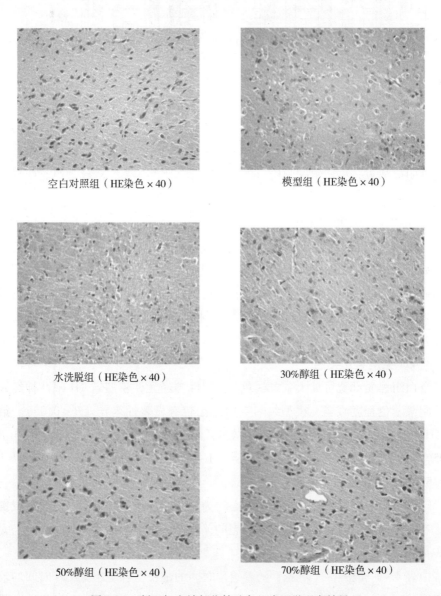

空白对照组（HE染色×40）　　　　　模型组（HE染色×40）

水洗脱组（HE染色×40）　　　　　30%醇组（HE染色×40）

50%醇组（HE染色×40）　　　　　70%醇组（HE染色×40）

图 4-2　刺五加有效部位筛选各组病理学观察结果

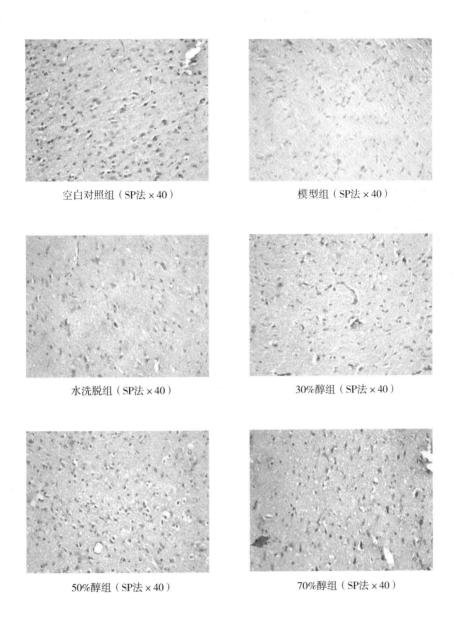

空白对照组（SP法×40）　　　　　　模型组（SP法×40）

水洗脱组（SP法×40）　　　　　　30%醇组（SP法×40）

50%醇组（SP法×40）　　　　　　70%醇组（SP法×40）

图4-3　刺五加有效部位筛选实验GABA免疫组化染色结果

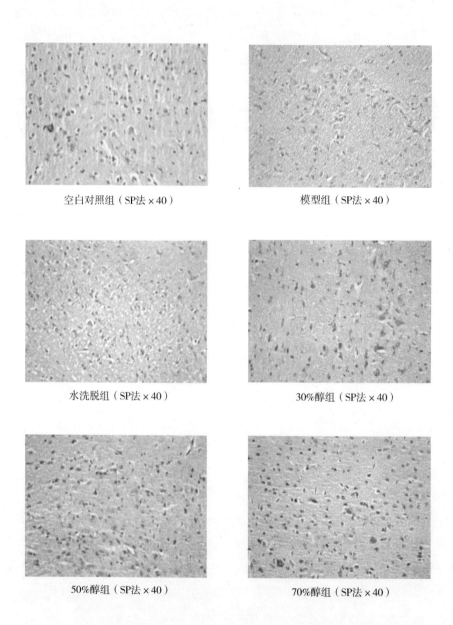

空白对照组（SP法×40）　　　　模型组（SP法×40）

水洗脱组（SP法×40）　　　　30%醇组（SP法×40）

50%醇组（SP法×40）　　　　70%醇组（SP法×40）

图4-4　刺五加有效部位筛选实验 TH 免疫组化染色结果

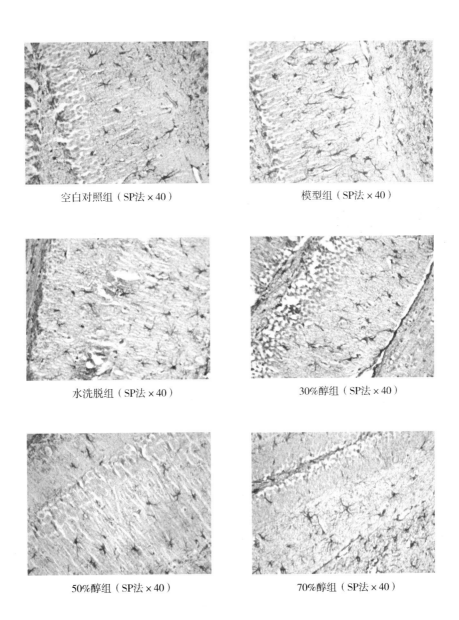

空白对照组（SP法×40）　　　　　　　　模型组（SP法×40）

水洗脱组（SP法×40）　　　　　　　　30%醇组（SP法×40）

50%醇组（SP法×40）　　　　　　　　70%醇组（SP法×40）

图4-5　刺五加有效部位筛选实验 GFAP 免疫组化染色结果

第二节　硅胶柱层析筛选刺五加有效组分及有效成分

上述实验研究针对刺五加水提液经 AB－8 大孔吸附树脂柱洗脱，经药效学实验筛选各洗脱组，确定刺五加治疗帕金森病的有效部位。本实验在前期初步药效学研究基础上进一步纯化富集刺五加治疗帕金森病的有效部位，确定治疗帕金森病的刺五加有效组分，同时确定其中的主要有效成分。与同类中药比较，其成分明确，同时又兼有中药多靶点治疗的独特优势，可为最终研制出质量可控、疗效确切、毒副作用小、靶点相对清晰、具有完全自主知识产权治疗 PD 的创新药物奠定坚实的基础。

一、实验材料

1. 药物与试剂

二氯甲烷（天津市瑞金特化学品有限公司）；甲醇（北京大成化工厂）；层析硅胶（200～300 目和 80～100 目），薄层硅胶 G254（青岛海洋工厂）；羧甲基纤维素钠（沈阳市新西试剂厂）；刺五加苷 B、刺五加苷 D 和异嗪皮啶标准品（黑龙江省食品药品检验检测所）。

2. 实验仪器

玻璃层析柱；分析天平；真空泵；研钵；恒温水浴锅（北京市医疗设备厂）；旋转蒸发器（RF－52AA）（上海亚荣生化仪器厂）；真空干燥器 DZF－6050 型（上海一恒科技仪器有限公司）；电子调温电热套（天津市泰斯特仪器有限公司）；Waters 2695 高效液相色谱仪，含在线真空脱气机、高压二元梯度泵、恒温自动进样器、柱温箱、2998 二级管阵列检测器（PDA），Empower 色谱工作站；KQ300VDE 型双频数控超声震荡仪。

二、实验方法

1. 药物制备

由前期实验结果分析可知，50% 乙醇洗脱组为药效最佳，所以选择 50% 乙醇洗脱部位为进一步分离对象。取刺五加原药材 10kg，按上述药物制备方法，得到 50% 乙醇洗脱部位。取上述 50% 乙醇洗脱物 100g，研碎过筛，用甲醇溶解，用 80～100 目硅胶 1∶1 拌样后挥干溶剂，研碎，过筛，将研磨好的样品硅胶均匀撒散在硅胶柱上，尽量减少气泡的产生。少量多次用滴管将二氯甲烷沿柱壁四周注入，冲洗样品硅胶，使样品完全吸附。再用二氯甲烷 – 甲醇梯度洗脱。其流程图如下：

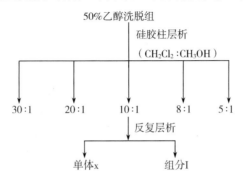

2. 色谱条件

色谱柱：Kromasil C$_{18}$柱（250mm×4.6mm，5μm）；流动相：水与甲醇溶液；梯度洗脱；流速：1.0mL/min；检测波长：200~400nm；柱温30℃，进样量为10μL。

三、实验结果

由以上色谱条件分析知，组分 I 中含有 3 种成分为刺五加苷类，和已知标准品对比知是刺五加苷 B、刺五加苷 D 和异嗪皮啶，如图 4 – 6 所示。经过打谱分析知，单体 x 为一已知成分，为刺五加苷 E。

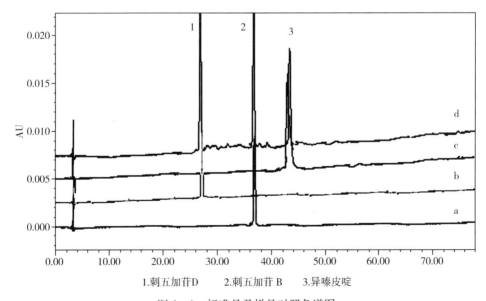

1.刺五加苷 D　　2.刺五加苷 B　　3.异嗪皮啶

图 4 – 6　标准品及样品对照色谱图

小结：对 50% 乙醇洗脱组进行硅胶柱层析，得到刺五加有效组分，并通过 HPLC 法测得其中含有的 4 种已知成分：刺五加苷 B、刺五加苷 D、刺五加苷 E 及异嗪皮啶。

第三节　刺五加有效成分对 MPP⁺ 诱导的 PC12 细胞损伤的保护作用研究

采用 HPLC 和 LC/MS/MS 定性分析，初步确定了有效组分中的已知化合物主要有 4 个已知的化学成分，即刺五加苷 B、刺五加苷 D、刺五加苷 E 和异嗪皮啶。已有研究发现，刺五加苷类具有抗衰老、抗氧化应激、免疫调节、促进神经元的存活与分化及神经营养因子样作用等多种生物活性，其中刺五加苷 B 抗疲劳、抗衰老和脑保护作用较强，刺五加苷 D 和刺五加苷 E 具有较强的抗衰老、抗氧化、增强记忆力和适应原样作用，异嗪皮啶具有神经营养因子样作用，皆与对抗 PD 神经细胞损伤、氧化应激、免疫因子等发病机制密切相关。由此推测，刺五加苷 B、刺五加苷 D、刺五加苷 E 及异嗪皮啶对脑神经细胞可能具有一定的保护作用，可对 PD 患者产生有益的影响。

本部分以细胞存活率和凋亡率为考察指标，研究刺五加苷 B、刺五加苷 D、刺五加苷 E 及异嗪皮啶对 MPP⁺ 诱导的 PC12 细胞损伤是否具有保护作用，并筛选其有效剂量范围，为下一步实验做铺垫。

一、实验材料

1. 细胞株
大鼠肾上腺嗜铬细胞瘤细胞（PC12），购自中科院上海生物细胞研究所。

2. 主要试剂
1 - 甲基 - 4 - 苯基 - 吡啶离子（MPP⁺）（美国 Sigma 公司）；四甲基偶氮唑盐（MTT）（美国 Sigma 公司）；二甲基亚砜（DMSO）（AMRESCO）；DMEM 培养基（GIBCO 公司产品）；胎牛血清（杭州四季青公司）；其余试剂，国产分析纯。

3. 主要仪器设备
CO_2 培养箱（力康发展公司）；医用型洁净工作台（北京东联哈尔仪器制造有限公司）；倒置显微镜（美国 philippines 公司）；空气消毒机（北京东华原医疗设备有限公司）；冰箱（合肥荣事达电冰箱有限公司）；液氮生物容器（成都

金凤液氮容器有限公司）；超级恒温槽（上海一恒科学仪器有限公司）；微孔板恒温振荡器（上海朗赋实业有限公司）；酶标仪（塞默飞世尔上海仪器有限公司）；流式细胞仪（美国 BD 公司）。

二、实验方法

1. 细胞系培养

将 PC12 细胞复苏后，接种于 50mL 培养瓶中，高糖型 DMEM 培养液（内含 10% 胎牛血清、1% 青链霉素混合液、1% L–谷氨酰胺），调 pH 值 7.2，置于 CO_2 培养箱（37℃，5% 的 CO_2，相对湿度为 95%），细胞每隔一日更换培养液，2～3 日传代一次。传代时，先倒掉培养瓶中的培养基，然后加入适量的 0.25% 胰蛋白酶 37℃ 消化 2～3 分钟，待消化完全后加入含 10% FBS 的 DMEM 培养液终止消化，用吸管轻轻吹打数次，使细胞完全分散。倒置显微镜下观察，计数，取对数生长期的细胞进行实验。

2. 实验分组

本实验分为对照组、模型组和给药组。其中对照组又分为正常对照和空白对照（正常对照为不施加任何药物处理；空白对照为与实验孔平行的除不含细胞外其他条件相同的对照孔）；模型组加入终浓度为 300μmol/L MPP$^+$；给药组分为刺五加苷 B 组、刺五加苷 D 组、刺五加苷 E 组和异嗪皮啶组，各组又设 2.5、5、10、20、40、80μg/mL 6 个不同浓度组，每组设 12 个复孔。

3. MTT 比色法测细胞存活率

取对数生长期的 PC12 细胞，将其配成单细胞悬液，以 $5×10^4$/mL 接种于 96 孔培养板 100μL。每组设 12 个复孔。连续培养 24 小时后换液，模型组和给药组分别加入终浓度为 300μmol/L 的 MPP$^+$ 稀释液，同时给药组再加入不同浓度的刺五加各单体稀释液，其终浓度分别为 2.5、5、10、20、40、80μg/mL，空白组补足等体积的培养液，置 CO_2 培养箱中培养 48 小时后，置于倒置显微镜下观察各组细胞的形态学变化。每孔加入 MTT 溶液（5mg/mL）20μL，37℃ 孵育 4 小时。终止培养后小心吸空培养基，每孔加入 150μL DMSO，振荡 10 分钟，使结晶充分溶解。酶标仪检测每个孔在 490nm 处的吸收值（OD 值）（参考波长 630nm），计算细胞存活率。

细胞存活率（%）＝实验组光吸收值/对照组光吸收值×100%

4. 流式细胞仪测细胞凋亡率

将对数生长期的 PC12 细胞以 $2×10^5$/mL 接种于 50mL 培养瓶中，每组 3 个样本。各组细胞药物处理情况同前，置 CO_2 培养箱中培养 48 小时后，胰酶消化，1500rpm 离心 5 分钟，弃上清取沉淀，用 PBS 缓冲液漂洗 2 次，加入 500μL Buffer 重悬细胞，过滤，再加 5μL Annexin V – FITC 和 10μL PI 染液，室温避光温育 5 分钟，流式细胞仪检测，每组设 3 个样本。所有数据均经 Cell Quest 软件收集处理。流式细胞图分为 4 个象限，左下象限代表活细胞，右下象限代表早期凋亡细胞，右上象限代表晚期凋亡/坏死细胞，左上象限代表机械损伤细胞。右下象限与右上象限之和为凋亡率。

5. 统计学处理

各组数据均用 $\bar{x} \pm s$ 表示，采用 SPSS 软件进行组间 t 检验，$P < 0.05$ 为差异有统计学意义。

三、实验结果

1. 刺五加苷 B 对 PC12 细胞存活率和凋亡率的影响

从表 4 – 2、表 4 – 3 可以看出，不同浓度的刺五加苷 B 对 MPP^+ 作用后的 PC12 细胞存活率和凋亡率存在明显的差异。针对细胞存活率，当刺五加苷 B 终浓度为 2.5、5μg/mL 时，与模型组相比，细胞存活率虽有上升趋势，但无统计学意义；当终浓度达到 10、20μg/mL 时，细胞存活率明显高于模型组（$P < 0.05$，有统计学意义）；而终浓度达到 40、80μg/mL 时，细胞存活率又有下降趋势。

表 4 – 2　不同浓度刺五加苷 B 对 MPP^+ 诱导 PC12 细胞存活率的影响 $(\bar{x} \pm s)$

组别	浓度	OD 值	存活率（%）
空白组		$0.48 \pm 0.06^*$	100
模型组	MPP^+ 300μmol/L	0.42 ± 0.04	87.5
给药组	2.5μg/mL + MPP^+ 300μmol/L	0.44 ± 0.07	91.7
	5μg/mL + MPP^+ 300μmol/L	0.48 ± 0.09	100
	10μg/mL + MPP^+ 300μmol/L	$0.49 \pm 0.09^*$	102.1
空白组		$0.46 \pm 0.09^*$	100
模型组	MPP^+ 300μmol/L	0.38 ± 0.05	82.6
给药组	20 μg/mL + MPP^+ 300μmol/L	$0.46 \pm 0.09^*$	100
	40 μg/mL + MPP^+ 300μmol/L	0.38 ± 0.06	82.6
	80μg/mL + MPP^+ 300μmol/L	0.37 ± 0.06	80.4

注：与模型组比较，$^* P < 0.05$。

　　针对细胞凋亡率，当刺五加苷 B 终浓度为 2.5μg/mL 时，与模型组相比，细胞凋亡率虽有下降趋势，但无统计学意义；当终浓度达到 5、10、20μg/mL 时，细胞凋亡率明显低于模型组（$P < 0.05$，有统计学意义）；而终浓度达到 40、80μg/mL 时，细胞凋亡率又有上升趋势。

表 4-3　不同浓度刺五加苷 B 对 MPP$^+$ 诱导 PC12 细胞凋亡率的影响（$\bar{x} \pm s$）

组别	浓度	凋亡率（%）
空白组		10.3 ± 5.8**
模型组	MPP$^+$ 300μmol/L	38.6 ± 14.5
给药组	2.5μg/mL + MPP$^+$ 300μmol/L	30.4 ± 8.3
	5μg/mL + MPP$^+$ 300μmol/L	25.6 ± 7.9*
	10μg/mL + MPP$^+$ 300μmol/L	24.3 ± 6.8*
	20μg/mL + MPP$^+$ 300μmol/L	25.4 ± 7.2*
	40μg/mL + MPP$^+$ 300μmol/L	29.6 ± 9.2
	80μg/mL + MPP$^+$ 300μmol/L	30.8 ± 9.6

注：与模型组比较，$^*P < 0.05$，$^{**}P < 0.01$。

2. 刺五加苷 D 对 PC12 细胞存活率和凋亡率的影响

　　从表 4-4、表 4-5 中数据可以看出，不同浓度的刺五加苷 D 对 MPP$^+$ 作用后的 PC12 细胞存活率和凋亡率存在明显的差异。针对细胞存活率，当刺五加苷 D 终浓度达到 10、20μg/mL 时，与模型组相比，细胞存活率明显高于模型组（$P < 0.05$，有统计学意义）；而终浓度达到 80μg/mL 时，细胞存活率又有下降趋势。

表 4-4　不同浓度刺五加苷 D 对 MPP$^+$ 诱导 PC12 细胞存活率的影响（$\bar{x} \pm s$）

组别	浓度	OD 值	存活率（%）
空白组		0.43 ± 0.06*	100
模型组	MPP + 300μmol/L	0.37 ± 0.06	86.0
给药组	2.5μg/mL + MPP$^+$ 300μmol/L	0.41 ± 0.06	95.3
	5μg/mL + MPP$^+$ 300μmol/L	0.34 ± 0.03	79.1
	10μg/mL + MPP$^+$ 300μmol/L	0.35 ± 0.03	81.4
空白组		0.39 ± 0.06*	100
模型组	MPP + 300μmol/L	0.33 ± 0.04	84.6

续表

组别	浓度	OD 值	存活率（%）
给药组	20μg/mL ＋ MPP⁺300μmol/L	0.39 ± 0.08 *	100
	40μg/mL ＋ MPP⁺300μmol/L	0.44 ± 0.09 *	112.8
	80μg/mL ＋ MPP⁺300μmol/L	0.31 ± 0.05	79.5

注：与模型组比较，$^*P<0.05$。

表 4－5　不同浓度刺五加苷 D 对 MPP⁺诱导 PC12 细胞凋亡率的影响（$\bar{x}\pm s$）

组别	浓度	凋亡率（%）
空白组		12.8 ± 6.4 **
模型组	MPP ＋ 300μmol/L	41.9 ± 14.8
给药组	2.5μg/mL ＋ MPP⁺ 300μmol/L	35.7 ± 11.7
	5μg/mL ＋ MPP⁺ 300μmol/L	33.9 ± 10.9
	10μg/mL ＋ MPP⁺ 300μmol/L	31.2 ± 10.5 *
	20μg/mL ＋ MPP⁺ 300μmol/L	29.6 ± 9.8 *
	40μg/mL ＋ MPP⁺ 300μmol/L	27.3 ± 8.9 *
	80μg/mL ＋ MPP⁺ 300μmol/L	30.5 ± 11.5

注：与模型组比较，$^*P<0.05$，$^{**}P<0.01$。

针对细胞凋亡率，当刺五加苷 D 终浓度为 10、20、40μg/mL 时，与模型组相比，细胞凋亡率明显低于模型组（$P<0.05$，有统计学意义）；而终浓度达到 40、80μg/mL 时，细胞凋亡率又有上升趋势。

3. 刺五加苷 E 对 PC12 细胞存活率和凋亡率的影响

从表 4－6、表 4－7 可以看出，不同浓度的刺五加苷 E 对 MPP⁺作用后的 PC12 细胞存活率和凋亡率存在明显的差异。针对细胞存活率，当刺五加苷 E 终浓度为 2.5、5、10、20μg/mL 时，细胞存活率虽有上升趋势，但无统计学意义；当终浓度达到 40、80μg/mL 时，细胞存活率明显高于模型组（$P<0.05$，有统计学意义）；而终浓度加大到 100、120μg/mL 时，细胞存活率又有下降趋势。

针对细胞凋亡率，当刺五加苷 E 终浓度为 40、80μg/mL 时，与模型组相比，细胞凋亡率明显低于模型组（$P<0.05$，有统计学意义）。

表 4 - 6　不同浓度刺五加苷 E 对 MPP$^+$诱导 PC12 细胞存活率的影响（$\bar{x} \pm s$）

组别	浓度	OD 值	存活率（%）
空白组		0.57 ± 0.07 *	100
模型组	MPP + 300μmol/L	0.51 ± 0.05	89.5
给药组	2.5μg/mL + MPP$^+$ 300μmol/L	0.53 ± 0.05	93.0
	5 μg/mL + MPP$^+$ 300μmol/L	0.55 ± 0.04	96.5
	10μg/mL + MPP$^+$ 300μmol/L	0.55 ± 0.04	96.5
空白组		0.52 ± 0.04 *	100
模型组	MPP + 300μmol/L	0.44 ± 0.06	84.6
给药组	20μg/mL + MPP$^+$ 300μmol/L	0.49 ± 0.09	94.2
	40μg/mL + MPP$^+$ 300μmol/L	0.57 ± 0.09 *	109.6
	80μg/mL + MPP$^+$ 300μmol/L	0.57 ± 0.08 *	109.6

注：与模型组比较，* $P < 0.05$。

表 4 - 7　不同浓度刺五加苷 E 对 MPP$^+$诱导 PC12 细胞凋亡率的影响（$\bar{x} \pm s$）

组别	浓度	凋亡率（%）
空白组		11.2 ± 6.2 * *
模型组	MPP + 300μmol/L	35.8 ± 11.4
给药组	2.5μg/mL + MPP$^+$ 300μmol/L	35.0 ± 12.8
	5μg/mL + MPP$^+$ 300μmol/L	32.8 ± 8.9
	10μg/mL + MPP$^+$ 300μmol/L	30.9 ± 9.1
	20μg/mL + MPP$^+$ 300μmol/L	28.1 ± 7.9
	40μg/mL + MPP$^+$ 300μmol/L	25.8 ± 7.6 *
	80μg/mL + MPP$^+$ 300μmol/L	26.0 ± 8.2 *

注：与模型组比较，* $P < 0.05$，* * $P < 0.01$。

4. 异嗪皮啶对 PC12 细胞存活率和凋亡率的影响

从表 4 - 8、表 4 - 9 可以看出，不同浓度的异嗪皮啶对 MPP$^+$作用后的 PC12 细胞存活率和凋亡率存在明显的差异。针对细胞存活率，当异嗪皮啶终浓度为 2.5、5、10μg/mL 时，与模型组比较，细胞存活率虽有上升趋势，但无统计学意义；当终浓度达到 20、40、80μg/mL 时，细胞存活率明显高于模型组（$P < 0.05$，有统计学意义）；而终浓度加大到 100、120μg/mL 时，细胞存活率又有下降趋势。

针对细胞凋亡率，当异嗪皮啶终浓度为 20、40、80μg/mL 时，与模型组相比，细胞凋亡率明显低于模型组（$P < 0.05$，有统计学意义）。两项实验结果基

本一致。

表 4 - 8　不同浓度异嗪皮啶对 MPP$^+$诱导 PC12 细胞存活率的影响（$\bar{x} \pm s$）

组别	浓度	OD 值	存活率（%）
空白组		0.34 ± 0.04*	100
模型组	MPP + 300μmol/L	0.31 ± 0.03	91.2
给药组	2.5μg/mL + MPP$^+$ 300μmol/L	0.31 ± 0.03	91.2
	5μg/mL + MPP$^+$ 300 μmol/L	0.33 ± 0.08	97.1
	10μg/mL + MPP$^+$ 300μmol/L	0.34 ± 0.05	100
空白组		0.37 ± 0.05*	100
模型组	MPP + 300μmol/L	0.31 ± 0.03	83.8
给药组	20μg/mL + MPP$^+$ 300μmol/L	0.37 ± 0.06*	100
	40μg/mL + MPP$^+$ 300μmol/L	0.42 ± 0.09*	113.5
	80μg/mL + MPP$^+$ 300μmol/L	0.52 ± 0.09*	140.5

注：与模型组比较，*$P < 0.05$。

表 4 - 9　不同浓度异嗪皮啶对 MPP$^+$诱导 PC12 细胞凋亡率的影响（$\bar{x} \pm s$）

组别	浓度	凋亡率（%）
空白组		13.7 ± 6.4**
模型组	MPP + 300μmol/L	41.9 ± 14.8
给药组	2.5μg/mL + MPP$^+$ 300μmol/L	38.7 ± 12.6
	5μg/mL + MPP$^+$ 300μmol/L	33.6 ± 11.0
	10μg/mL + MPP$^+$ 300μmol/L	31.8 ± 11.5
	20μg/mL + MPP$^+$ 300μmol/L	28.9 ± 10.4*
	40μg/mL + MPP$^+$ 300μmol/L	28.1 ± 9.9*
	80μg/mL + MPP$^+$ 300μmol/L	27.3 ± 9.1*

注：与模型组比较，*$P < 0.05$，**$P < 0.01$。

四、讨论

从以上实验结果可以看出，刺五加有效组分中的 4 个主要化学成分对 MPP$^+$诱导的 PC12 多巴胺能神经细胞损伤均有不同程度的保护作用。综合细胞存活率和细胞凋亡率的实验结果，刺五加苷 B 的有效剂量范围是 10 ~ 20μg/mL，刺五加苷 D 的有效剂量范围是 20 ~ 40μg/mL，刺五加苷 E 的有效剂量范围是 40 ~ 80μg/mL，异嗪皮啶的有效剂量范围是 20 ~ 80μg/mL。

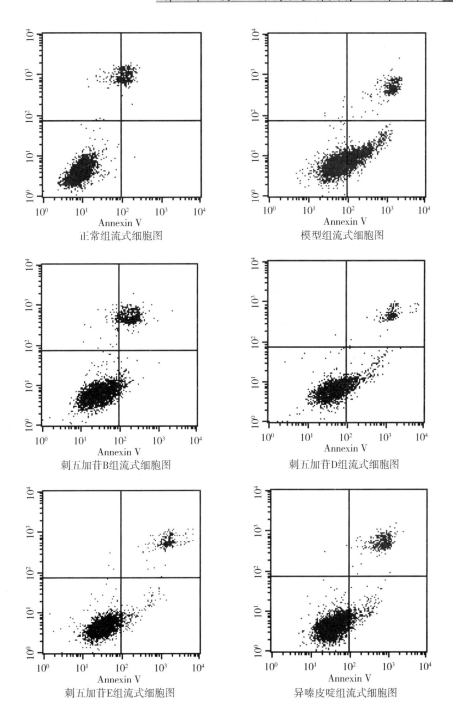

图 4-7 各组流式细胞仪检测结果图

刺五加苷 B、刺五加苷 D、刺五加苷 E 及异嗪皮啶对 MPP⁺ 诱导的 PC12 细胞损伤的保护作用国内未见报道。目前其作用机制尚未明确，查阅相关文献可能与其抗氧化应激作用有关。据报道，刺五加醇提物对微粒体脂质过氧化（LPO）损伤模型具有较强的抗氧化作用，能明显抑制 MDA 的生成。刺五加皂苷（ASS）对乳鼠心肌细胞氧化应激损伤具有保护作用，其机制可能与其抑制脂质过氧化反应、增强心肌细胞抗氧化能力有关。刺五加提取物能纠正自由基代谢紊乱，提高机体对有害刺激的抵抗能力。刺五加苷能增强 SOD 活性，加速氧自由基的清除，减轻海马神经元的损伤，从而起到保护海马神经元的作用。这些表明刺五加苷具有一定的抗氧化应激作用。近年来多数学者认为，氧化应激是黑质多巴胺能神经元选择性损伤的关键因素，它可能是环境毒素诱发 PD 的启动因素，同时在细胞其他因素的参与下，不断加剧，形成恶性循环，最终导致神经元进行性变性死亡。至于刺五加苷 B、刺五加苷 D、刺五加苷 E 及异嗪皮啶对 MPP⁺ 诱导的 PC12 细胞损伤的保护作用是否与抗氧化应激作用有关，还有待于进一步的验证。

五、结论

1. 刺五加有效组分中的 4 个主要化学成分，刺五加苷 B、刺五加苷 D、刺五加苷 E 及异嗪皮啶均能提高 PC12 细胞的存活率，推测其对 MPP⁺ 诱导的 PC12 多巴胺能神经细胞损伤具有保护作用。

2. 刺五加苷 B、刺五加苷 D、刺五加苷 E 及异嗪皮啶的有效剂量范围分别是 $10 \sim 20\mu g/mL$、$20 \sim 40\mu g/mL$、$40 \sim 80\mu g/mL$、$20 \sim 80\mu g/mL$。

第四节　用正交实验筛选刺五加
有效成分优化配比组合物

中药由于含有多种活性成分，其疗效的发挥是各活性成分相互配合、协同作用的结果。中药的主要药效物质是一种特定的中药分子组合，包括种类与数量。但中药天然的组合不一定是最佳的，通过对其有效成分筛选，可能会优选出更高效的组合。上一节中，初步确定了刺五加有效组分中 4 个已知化学成分的有效剂量范围，本部分将以刺五加苷 B、刺五加苷 D、刺五加苷 E 及异嗪皮啶作为考察的 4 个因素，分别设计 3 个剂量水平，以细胞凋亡率为考察指标，

按 $L_9(3^4)$ 正交设计表进行实验，采用方差分析法确定其最佳配伍比例，从而找到刺五加有效成分最佳配比组合，即有效组分，以期为开发预防和治疗 PD 的新药奠定基础。

一、实验材料

1. 细胞株

大鼠肾上腺嗜铬细胞瘤细胞（PC12），购自中科院上海生物细胞研究所。

2. 主要试剂

1 – 甲基 – 4 – 苯基 – 吡啶离子（MPP^+）（美国 Sigma 公司）；二甲基亚砜（DMSO）（AMRESCO）；DMEM 培养基（GIBCO 公司产品）；胎牛血清（杭州四季青公司）；Annexin V/PI 试剂盒（联科生物）；其余试剂为进口或国产分析纯。

3. 主要仪器设备

CO_2 培养箱（力康发展公司）；医用型洁净工作台（北京东联哈尔仪器制造有限公司）；倒置显微镜（美国 philippines 公司）；空气消毒机（北京东华原医疗设备有限公司）；冰箱（合肥荣事达电冰箱有限公司）；液氮生物容器（成都金凤液氮容器有限公司）；超级恒温槽（上海一恒科学仪器有限公司）；微孔板恒温振荡器（上海朗赋实业有限公司）；流式细胞仪（美国 BD 公司）。

二、实验方法

1. 细胞系培养

将 PC12 细胞复苏后，接种于 50mL 培养瓶中，高糖型 DMEM 培养液（内含 10%胎牛血清、1%青链霉素混合液、1% L – 谷氨酰胺），调 pH 值 7.2，置于 CO_2 培养箱（37℃，5% 的 CO_2，相对湿度为 95%），细胞每隔一天更换培养液，2~3 日传代一次。传代时，先倒掉培养瓶中的培养基，然后加入适量的 0.25% 胰蛋白酶 37℃消化 2~3 分钟，待消化完全后加入含 10% FBS 的 DMEM 培养液终止消化，用吸管轻轻吹打数次，使细胞完全分散。倒置显微镜下观察，计数，取对数生长期的细胞进行实验。

2. 刺五加有效成分的剂量水平范围

在前面的实验中已筛选出 4 个有效成分的剂量水平范围，具体见表 4 – 10。

表 4 - 10　刺五加苷 B、D、E 和异嗪皮啶的剂量水平范围

组别	水平范围（μg/mL）
刺五加苷 B	$10 \sim 20$
刺五加苷 D	$20 \sim 40$
刺五加苷 E	$40 \sim 80$
异嗪皮啶	$20 \sim 80$

3. 正交实验筛选有效组分

以细胞存活率和凋亡率为考察指标，以刺五加苷 B、D、E 和异嗪皮啶为考察的 4 个因素，根据其剂量水平范围，分别设计 3 个水平（表 4 - 11），按 L_9 (3^4) 正交设计表进行实验，具体方法见（1）和（2）。取细胞存活率与凋亡率的比值来评价 4 个有效成分诸因素、各水平对 PC12 细胞的影响，比值越大，其保护效应越强。

表 4 - 11　$L_9(3^4)$ 正交设计表

水平	因素			
	A 刺五加苷 B（μg/mL）	B 刺五加苷 D（μg/mL）	C 刺五加苷 E（μg/mL）	D 异嗪皮啶（μg/mL）
1	10	20	40	20
2	15	30	60	40
3	20	40	80	80

（1）MTT 法测细胞存活率　取对数生长期的 PC12 细胞，将其配成单细胞悬液，以 5×10^4/mL 接种于 96 孔培养板 100μL。连续培养 24 小时后换液，模型组和给药组分别加入终浓度为 300μmol/L 的 MPP$^+$ 稀释液，同时给药组再分别加入 9 个不同的配比组合液，对照组补足等体积的培养液，置于 CO_2 培养箱 48 小时后，每孔加入 MTT 溶液（5mg/mL）20μL，37℃孵育 4 小时。终止培养后小心吸空培养基，每孔加入 150μL DMSO，振荡 10 分钟，使结晶充分溶解。酶标仪检测每个孔在 490nm 处的吸收值（OD 值）（参考波长 630nm），计算细胞存活率。同时设不加细胞的空白孔，取平均值用于结果统计分析。

细胞存活率（%）＝模型组光吸收值/对照组光吸收值×100%

（2）流式细胞仪测细胞凋亡率　将对数生长期的 PC12 细胞以 2×10^5/mL 接

种于 50mL 培养瓶中，接种 1mL，培养 24 小时后，模型组和给药组分别加入终浓度为 300μmol/L 的 MPP^+ 稀释液，同时给药组再分别加入 9 个不同的配比组合液，对照组补足等体积的培养液，置 CO_2 培养箱中培养 48 小时后，胰酶消化，1500rpm 离心 5 分钟，弃上清取沉淀，用 PBS 缓冲液漂洗 2 次，加入 500μL Buffer 重悬细胞，过滤，再加 5μL Annexin V – FITC 和 10μL PI 染液，室温避光温育 5 分钟，流式细胞仪检测，每组设 3 个样本。所有数据均经 Cell Quest 软件收集处理。流式细胞图分为 4 个象限，左下象限代表活细胞，右下象限代表早期凋亡细胞，右上象限代表晚期凋亡/坏死细胞，左上象限代表机械损伤细胞。右下象限与右上象限之和为凋亡率。

4. 统计学处理

各组数据均用 $\bar{x} \pm s$ 表示，采用 SPSS 软件进行组间 t 检验，$P < 0.05$ 为差异有统计学意义。

三、实验结果

经方差分析显示，刺五加苷 D 和刺五加苷 E 效应均显著，$P < 0.05$。最佳配伍组合是：$A_2B_2C_1D_3$，即刺五加苷 B（终浓度 15μg/mL）＋刺五加苷 D（终浓度 30μg/mL）＋刺五加苷 E（终浓度 40μg/mL）＋异嗪皮啶（终浓度 80μg/mL）。具体见表 4 – 12 和表 4 – 13。

表 4 – 12　各成分的配伍比例正交试验结果

组号	A	B	C	D	存活率/凋亡率
1	1	1	1	1	2.57
2	1	2	2	2	3.05
3	1	3	3	3	1.96
4	2	1	2	3	2.93
5	2	2	3	1	2.34
6	2	3	1	2	2.52
7	3	1	3	2	2.21
8	3	2	1	3	3.18
9	3	3	2	1	2.06
K1	7.58	7.71	8.27	6.97	
K2	7.79	8.57	8.04	7.78	

续表

组号	A	B	C	D	存活率/凋亡率
K3	7.45	6.54	6.51	8.07	
R	0.34	2.03	1.76	1.10	

表 4 – 13　方差分析表

方差来源	SS	f	S	F	P
A	0.02	2.0	0.01	1.00	
B	0.69	2.0	0.35	35.27	$P < 0.05$
C	0.61	2.0	0.31	31.10	$P < 0.05$
D	0.21	2.0	0.11	11.04	

四、讨论

PD 这种多因素、多病理靶点的复杂性疾病靠单一成分难以获得最佳疗效。而中药是以多成分、多靶点、整体综合调节作为其作用方式，其最终效应是多个环节作用的整合。中药有效成分配伍是指利用中药中化学成分明确、药理作用清楚的生物活性物质，结合中医药理论进行配伍。通过优化组合研究，找寻有效成分的最佳组合，获得成分和作用靶点明确、作用环节及机制清楚的新组方。新组方的作用方式仍然是多成分、多靶点、整体综合调节，其意义在于确保临床用药剂量准确和安全有效，提高疗效，节省药材，减少毒副作用。

正交试验是进行多因素、多水平试验效率很高的设计方法，常用来筛选药物的制备工艺和用药的组合方案，不仅能确定各因素的主次地位，而且能明确哪些因素之间存在交互影响，找到诸因素、各水平的最佳组合。在进行药物方案的筛选试验中，正交试验可通过较少的试验次数得到药物最佳配伍组合，提高实验的效率和科学性。用正交表合理地安排试验，可以做到省时、省力、省钱，同时又能得到基本满意的试验效果。基于以上原因，本研究选定刺五加苷 B、刺五加苷 D、刺五加苷 E 及异嗪皮啶 4 个已知的化学成分，采用正交设计的方法，考察 4 个单体不同配比组合对 MPP$^+$诱导的 PC12 细胞凋亡率的影响，以期筛选出最佳配比组合，为下一步的新药研发提供可靠的实验依据。

根据正交设计极差直观分析结果，极差 R 的大小显示影响因素的主次。实验结果表明，在设置水平范围内，以细胞存活率与凋亡率的比值作为考察指标时，影响因素的顺序为刺五加苷 D ＞刺五加苷 E＞异嗪皮啶＞刺五加苷 B，经方差分析显示，刺五加苷 D 和刺五加苷 E 效应均显著，$P < 0.05$。同时发现，4 种都有效的单体，并非 4 个高剂量单体的组合是最佳配伍组合，它们之间可能存在着某种最适配伍关系，由正交试验筛选出的 4 个单体的配比物是刺五加苷 B（终浓度 15μg/mL）＋ 刺五加苷 D（终浓度 30μg/mL）＋ 刺五加苷 E（终浓度 40μg/mL）＋ 异嗪皮啶（终浓度 80μg/mL）的情况下，可以发挥最好的协同作用。至于刺五加有效组分和配比物哪一效果更好，机制如何？本研究下一步将对其作用效果进行评价。

五、结论

刺五加有效成分配比物是刺五加苷 B（终浓度 15μg/mL）＋ 刺五加苷 D（终浓度 30μg/mL）＋ 刺五加苷 E（终浓度 40μg/mL）＋异嗪皮啶（终浓度 80μg/mL）。

第五节　刺五加有效组分/配比物对 MPP$^+$ 损伤 PC12 细胞的保护研究

在前面的部分中已筛选出刺五加苷 B（终浓度 15μg/mL）＋ 刺五加苷 D（终浓度 30μg/mL）＋ 刺五加苷 E（终浓度 40μg/mL）＋ 异嗪皮啶（终浓度 80μg/mL）为刺五加有效成分配比物。然而，与刺五加有效组分相比，哪一效应更强，更适于新药研发的需要呢？本部分将与对照组和模型组进行对照，考察刺五加有效组分和配比物对 MPP$^+$ 损伤 PC12 细胞的保护作用。

一、实验材料

1. 细胞株
大鼠肾上腺嗜铬细胞瘤细胞（PC12），购自中科院上海生物细胞研究所。

2. 主要试剂
1 - 甲基 - 4 - 苯基 - 吡啶离子（MPP$^+$）（美国 Sigma 公司）；二甲基亚砜（DMSO）（AMRESCO）；DMEM 培养基（GIBCO 公司产品）；胎牛血清（杭州四季青公司）；Annexin V/PI 试剂盒（联科生物）；其余试剂为进口或国产分析纯。

3. 主要仪器设备
CO$_2$ 培养箱（力康发展公司）；医用型洁净工作台（北京东联哈尔仪器制造

有限公司）；倒置显微镜（美国 philippines 公司）；空气消毒机（北京东华原医疗设备有限公司）；冰箱（合肥荣事达电冰箱有限公司）；液氮生物容器（成都金凤液氮容器有限公司）；超级恒温槽（上海一恒科学仪器有限公司）；微孔板恒温振荡器（上海朗赋实业有限公司）；流式细胞仪（美国 BD 公司）。

二、实验方法

1. 细胞系培养

将 PC12 细胞复苏后，接种于 50mL 培养瓶中，高糖型 DMEM 培养液（内含 10% 胎牛血清、1% 青链霉素混合液、1% L - 谷氨酰胺），调 pH 值 7.2，置于 CO_2 培养箱（37℃，5% 的 CO_2，相对湿度为 95%），细胞每隔一日更换培养液，2~3 日传代一次。传代时，先倒掉培养瓶中的培养基，然后加入适量的 0.25% 胰蛋白酶 37℃ 消化 2~3 分钟，待消化完全后加入含 10% FBS 的 DMEM 培养液终止消化，用吸管轻轻吹打数次，使细胞完全分散。倒置显微镜下观察，计数，取对数生长期的细胞进行实验。

2. 实验分组

本实验分为对照组、模型组和给药组。其中对照组为不施加任何药物处理；模型组加入终浓度为 300μmol/L MPP$^+$；给药组又分为刺五加有效组分和刺五加有效成分配比物组（简称配比物组），有效组分组加入终浓度为 300μmol/L MPP$^+$ 和终浓度为 400μg/mL 的刺五加有效组分，配比物组加入终浓度为 300μmol/L MPP$^+$ 和配比物（终浓度 15μg/mL 刺五加苷 B + 终浓度 30μg/mL 刺五加苷 D + 终浓度 40μg/mL 刺五加苷 E + 终浓度 80μg/mL 异嗪皮啶）。每组设 3 个样本。

3. MTT 比色法测定细胞存活率

取对数生长期的 PC12 细胞，将其配成单细胞悬液，以 5×10^4/mL 接种于 96 孔培养板 100μL。连续培养 24 小时后换液，模型组和给药组分别加入终浓度为 300μmol/L 的 MPP$^+$ 稀释液，同时给药组再分别加入刺五加有效组分和配比物，对照组补足等体积的培养液，置 CO_2 培养箱中培养 48 小时后，置于倒置显微镜下观察各组细胞的形态学变化。每孔加入 MTT 溶液（5mg/mL）20μL，37℃ 孵育 4 小时。终止培养后小心吸空培养基，每孔加入 150μL DMSO，振荡 10 分钟，使结晶充分溶解。酶标仪检测每个孔在 490nm 处的吸收值（OD 值）（参考波长 630nm），计算细胞存活率。

细胞存活率（％）＝实验组光吸收值/对照组光吸收值×100%

4. 乳酸脱氢酶（LDH）的测定

将对数生长期的 PC12 细胞以 0.5×10^5/mL 接种于 6 孔板中，接种 1mL，培养 24 小时后，模型组和给药组分别加入终浓度为 300μmol/L 的 MPP$^+$ 稀释液，同时给药组再分别加入刺五加有效组分和配比物，对照组补足等体积的培养液，置 CO_2 培养箱中培养 48 小时后，收集培养上清，分装冻存备用。测时取上述样本按 LDH 试剂盒操作，用 756 紫外可见分光光度计测定其吸光度。

5. 流式细胞仪检测细胞凋亡率

将对数生长期的 PC12 细胞以 2×10^5/mL 接种于 50mL 培养瓶中，接种 1mL，培养 24 小时后，模型组和给药组分别加入终浓度为 300μmol/L 的 MPP$^+$ 稀释液，同时给药组再分别加入刺五加有效组分和配比物，对照组补足等体积的培养液，置 CO_2 培养箱中培养 48 小时后，胰酶消化，1500rpm 离心 5 分钟，弃上清取沉淀，用 PBS 缓冲液漂洗两次，加入 500μL Buffer 重悬细胞，过滤，再加 5μL Annexin V – FITC 和 10μL PI 染液，室温避光温育 5 分钟，流式细胞仪检测，所有数据均经 Cell Quest 软件收集处理。

6. 流式细胞仪检测细胞周期

将经过上述处理的 PC12 细胞用胰蛋白酶消化，PBS 洗涤 2 次，离心除去细胞碎片，用提前 –20℃预冷的体积分数为 70%的乙醇固定，4℃过夜，1500rpm 离心 5 分钟，弃上清，每管加 PI 至终浓度为 50mg/L，避光，37℃孵育 30 分钟，用流式细胞仪检测，用氩离子激光激发荧光，激发光波波长为 488nm，发射光波波长为 650nm，每个样本计数 20000 个细胞，应用 Multicycle 软件进行细胞周期分析。

三、实验结果

1. 刺五加有效组分（EAS）和配比物（CAS）对 PC12 细胞存活率的影响

各组 PC12 细胞处理 48 小时后，模型组 PC12 细胞的 OD 值是 0.28 ± 0.07，与对照组相比，明显低于对照组，有显著性差异（$P < 0.01$）。配比物组 PC12 细胞的 OD 值是 0.36 ± 0.09，与模型组比较，高于模型组，有统计学意义（$P < 0.05$）。刺五加有效组分组 PC12 细胞的 OD 值是 0.41 ± 0.09，与模型组比较，明显高于模型组，有显著性差异（$P < 0.01$）。提示配比物和有效组分对 MPP$^+$ 诱导的 PC12 细胞损伤具有一定的保护作用，使细胞存活率有较大幅度提高，但配比物的效应弱，低于刺五加有效组分。具体见表 4–14。

表4-14　刺五加有效组分和配比物对 MPP$^+$ 诱导 PC12 细胞存活率的影响 ($\bar{x} \pm s$)

组别	OD 值	存活率（%）
空白组	0.42 ±0.08	100.00
模型组	0.28 ±0.07▲▲	66.67
EAS 组	0.41 ±0.09**	97.62
CAS 组	0.36 ±0.09*	85.71

注：与空白组比较，▲▲$P < 0.01$；与模型组比较，*$P < 0.05$，**$P < 0.01$。

2. 刺五加有效组分和配比物对 PC12 细胞 LDH 漏出的影响

在 MPP$^+$ 处理 PC12 细胞 48 小时后，导致 PC12 细胞中 LDH 的漏出增多为（557.8 ±67.6）U/L，而对照组 PC12 细胞的漏出量仅为（242.6 ±43.2）U/L，与对照组比较，有显著性差异（$P < 0.01$）。刺五加配比物的加入使细胞中 LDH 的漏出减少为（336.4 ±48.9）U/L，与模型组比较，有显著性差异（$P < 0.01$）。而刺五加有效组分组 LDH 的漏出量为（309.5 ±45.7）U/L，与模型组比较，有显著性差异（$P < 0.01$），这个结果更进一步证明了刺五加有效组分和配比物对 MPP$^+$ 诱导的 PC12 细胞损伤具有一定的保护作用，能降低质膜的破坏，从而减少细胞中 LDH 的漏出，但配比物的效应仍略低于有效组分。具体见图4-8。

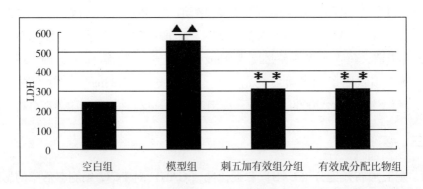

注：与空白组比较，▲$P < 0.05$，▲▲$P < 0.01$；与模型组比较，*$P < 0.05$，**$P < 0.01$。

图4-8　刺五加有效组分和配比物对 MPP$^+$ 诱导 PC12 细胞 LDH 漏出的影响

3. 刺五加有效组分和配比物对 PC12 细胞凋亡率的影响

流式细胞图分为四个象限，左下象限代表活细胞，右下象限代表早期凋亡细胞，右上象限代表晚期凋亡/坏死细胞，左上象限代表机械损伤细胞。右下象限与右上象限之和为凋亡率。Annexin V 及 PI 双染流式细胞术检测结果表明，模型组 PC12 细胞的凋亡率为（40.9±3.9）%，与对照组相比，明显低于对照组，有显著性差异（$P<0.001$），说明 MPP$^+$ 在本实验条件下能诱导 PC12 细胞凋亡。而刺五加配比物的 PC12 细胞凋亡率为（31.2±4.1）%，与模型组相比，明显低于模型组，有显著性差异（$P<0.01$）。刺五加有效组分组 PC12 细胞凋亡率为（26.7±3.9）%，与模型组相比，有显著性差异（$P<0.01$），提示刺五加配比物可抑制 MPP$^+$ 诱导的 PC12 细胞凋亡，但其凋亡率稍高于刺五加有效组分组。具体见表 4-15 和图 4-9。

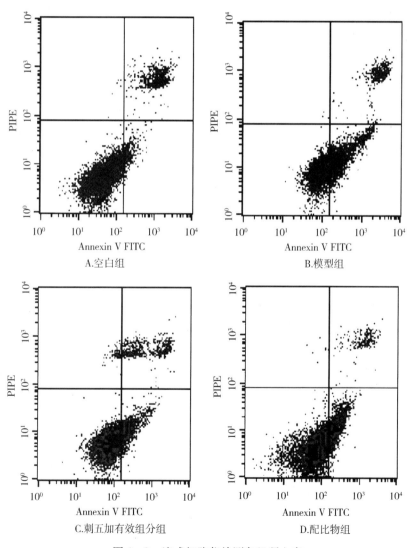

图 4-9　流式细胞仪检测各组凋亡率

表 4 – 15　刺五加有效组分和配比物对 MPP⁺ 诱导 PC12 细胞凋亡率的影响 ($\bar{x} \pm s$)

组别	LV（%）	VA（%）	NVA（%）	凋亡率（%）
空白组	85.1 ± 1.9	5.4 ± 1.2	9.4 ± 1.7	14.8 ± 1.8
模型组	58.8 ± 4.0	11.4 ± 3.7	29.5 ± 4.0	40.9 ± 3.9▲▲▲
EAS 组	72.9 ± 3.9	7.4 ± 0.8	19.3 ± 4.3	26.7 ± 3.9**▲▲
CAS 组	68.3 ± 3.6	10.1 ± 0.7	21.1 ± 4.1	31.2 ± 4.1**▲▲

注：与空白组比较，▲▲$P < 0.01$，▲▲▲$P < 0.001$；与模型组比较，**$P < 0.01$。

4. 刺五加有效组分和配比物对 PC12 细胞周期的影响

利用 PI 染色及流式细胞仪分析结果表明，模型组 PC12 细胞周期各时相的百分比发生变化，与对照组相比，G0/G1 期细胞百分数明显减少（$P < 0.01$），S 期细胞虽有增多的趋势，但无统计学意义，G2/M 期明显增加（$P < 0.01$）。而给药组与对照组相比，G0/G1 期细胞百分数明显减少，S 期细胞百分数增加，G2/M 期细胞百分数变化不明显。与模型组相比，G2/M 期细胞百分数减少，其余各组细胞百分数均增加。上述结果表明，刺五加配比物可以使 MPP⁺ 诱导的 PC12 细胞 G2/M 期细胞百分数减少，S 期细胞百分数增加，进入 DNA 合成期的细胞相对增加，细胞的增殖能力增强。因此，刺五加配比物和有效组分可通过调节细胞周期来抑制 MPP⁺ 诱导的 PC12 细胞凋亡。具体见表 4 – 16。

表 4 – 16　刺五加有效组分和配比物对 MPP⁺ 诱导 PC12 细胞周期的影响 ($\bar{x} \pm s$)

组别	G0/G1（%）	S（%）	G2/M（%）
空白组	65.4 ± 14.1	18.4 ± 6.3	14.3 ± 4.1
模型组	43.3 ± 10.1▲▲	24.6 ± 6.5	20.0 ± 5.5▲▲
EAS 组	52.5 ± 9.7▲	32.4 ± 7.3**▲▲	13.9 ± 4.4**
CAS 组	53.4 ± 12.9	29.8 ± 5.1*▲▲	14.6 ± 5.4*

注：与空白组比较，▲$P < 0.05$，▲▲$P < 0.01$；与模型组比较，*$P < 0.05$，**$P < 0.01$。

四、结论

刺五加有效组分和配比物对 MPP⁺ 诱导的 PC12 细胞损伤均具有一定的保护作用，但配比物效应略低于有效组分。

第五章　刺五加提取物治疗帕金森病的整体药效学研究

第一节　刺五加提取物对 PD 模型小鼠纹状体 DA 及 HVA 含量的影响

帕金森病（Parkinson's disease，PD）是一种较常见的老年性疾病，病理特征表现为中脑腹侧部位，特别是黑质致密部 DA 能神经元进行性变性缺失，其致密部不能合成 DA，而致纹状体乙酰胆碱与 DA 的功能失去平衡而发病。本实验通过测定 PD 小鼠爬杆行为，及测定纹状体 DA 及其代谢产物 HVA 的含量，研究刺五加提取物对 PD 模型小鼠纹状体 DA 及 HVA 含量的影响。

一、实验材料

1. 实验动物

C57BL/6 小鼠 40 只，2 月龄，体重为（20 ± 2.1）g，雄性。由北京维通利华实验动物技术有限公司提供，许可证号：SCXK（京）2006 – 0009。

2. 药物

刺五加提取物，由黑龙江中医药大学中医药研究院提供。

3. 试剂

1 – 甲基 – 4 – 苯基 – 1,2,3,6 – 四氢吡啶盐酸盐（1 – methyl – 4 – phenyl – 1,2,3,6 – tetrahydropyridine hydrochloride，MPTP – HCl，美国 Sigma 公司）；盐酸多巴胺（dopamine hydrochloride，DA – HCl，美国 Sigma 公司）；高香草酸（homovanillic acid，HVA，美国 Sigma 公司）；乙腈（美国迪马公司）；高氯酸（霸州市鑫盛源化工工业有限公司）。

4. 仪器

Waters Acquity TM UPLC 液相色谱仪（二元梯度泵 – 在线真空脱气机 – 自动

进样器 - 二极管阵列检测器 - 柱温箱）（美国 Waters 公司）；Waters 超高效液相 - LCT Premier 型飞行时间质谱仪（美国 Waters 公司）；KDC - 160HR 高速冷冻离心机（科大创新股份有限公司中佳分公司）。

二、实验方法

1. 动物分组及造模方法

40 只小鼠，随机分成低剂量组、高剂量组、模型组、空白组，每组 10 只。模型组及高、低剂量组每天腹腔注射 MPTP - HCl 30mg/（kg·d）（相当于 25mg/kg MPTP），连续注射 5 日，造成 PD 模型。空白组腹腔注射等量的生理盐水。第 6 日，高、低剂量组给予刺五加提取物的量分别为 182 mg/（kg·d）、45.5 mg/（kg·d），模型组和空白组给予等量的生理盐水，连续给药 20 日。

2. 行为学实验

以爬杆实验来考察各组小鼠肢体运动协调情况，将一直径为 2cm 的泡沫塑料小球固定于一根 50cm × 1cm 的木杆顶端，木杆上缠 2 层纱布以防打滑。持小鼠尾部将其头向下置于杆顶（以小鼠双后肢置于球上为准），让其自然爬下，小鼠自站于杆顶至双前肢接触杆底平台为爬完全长，记录爬杆时间。在开始给药后第 5 日、10 日、15 日和第 20 日进行。

3. 取材及样品处理

断头取脑，剥离双侧纹状体，称重，液氮保存。取各组小鼠纹状体，加入 600μL 0.4mol/L 高氯酸除蛋白，制备匀浆，15000rpm，4℃离心 15 分钟，取上清液于 -70℃保存。

4. 纹状体 DA 含量测定

色谱条件：色谱柱 Acquity UPLC TM BEH C18 column（50mm × 2.1mm id，1.7μm，Waters Corp，Milford，USA），流动相：含 0.1% 甲酸的乙腈 ：水 = 3：97，流速 0.3mL/min，柱温 30℃，进样量为 10μL。

质谱条件：电喷雾离子源（ESI），采用正离子扫描检测；毛细管电压为 1500V；样本锥孔电压为 40V；离子源温度为 100℃；脱溶剂温度为 350℃；脱溶剂气流量为 700L/h，锥孔气流量为 20L/h。

选择 m/z 为 154.8（DA 加 H^+）、137.08（DA 去 OH^-）的 ES^+ 色谱图共同进行定量（图 5 - 4 ~ 图 5 - 8）。用 23.9、2.39、1.912、1.434、0.956、0.478、0.239、0.1912、0.1434、0.0956、0.0478ng 标准品制备标准曲线（图 5 - 2）。

5. 纹状体 HVA 含量测定

色谱条件：色谱柱 Acquity UPLC TM BEH C18 column（50mm × 2.1mm id，1.7μm，Waters Corp，Milford，USA），流动相：含 0.1% 甲酸的乙腈：水 = 12：88，流速 0.3mL/min，柱温 30℃，进样量为 10μL。

质谱条件：电喷雾离子源（ESI），采用负离子扫描检测；毛细管电压为 1500V；样本锥孔电压为 40V；离子源温度为 100℃；脱溶剂温度为 350℃；脱溶剂气流量为 700L/h，锥孔气流量为 20L/h。

选择 m/z 为 181.04（HVA 去 H^+）、227.05（HVA 加 $HCOO^-$）、363.09（HVA 二聚体）的 ES^- 色谱图共同进行定量（图 5-9 ～ 图 5-13）。用 0.894、0.596、0.0894、0.0596、0.0298ng 标准品制备标准曲线（图 5-3）。

6. 数据处理

采用 Micromass Marker Lynx 软件进行色谱峰识别及峰面积计算；各组实验数据均用 SPSS 18.0 统计软件做统计学处理，结果以 $\bar{x}$ 表示，对数据进行单因素方差分析和 t 检验，$P < 0.05$ 为有显著性差异。

三、实验结果

1. 刺五加提取物对小鼠爬杆行为的影响（表 5-1、图 5-1）

相比于空白组（$P < 0.05$），模型组爬杆时间分别在给药的第 5、10、15、20 天增加了 127.8%、102.9%、108.2% 和 95.4%。相比于模型组（$P < 0.05$），低剂量组爬杆时间分别在给药的第 5、10、15 日减少了 50.0%、44.2% 和 46.5%；高剂量组爬杆时间分别在给药的第 5、10、15、20 日减少了 55.2%、50.7%、53.6% 和 24.9%。

从第 5 日到第 20 日，高、低剂量组及空白组爬杆时间呈一个相对平缓的趋势减少，模型组爬杆时间减少趋势相对显著。

2. 刺五加提取物对纹状体 DA、HVA 含量及 HVA/DA 比值的影响（表 5-2）

相比于空白组（$P < 0.01$），模型组纹状体 DA 及 HVA 水平分别减少了 52% 和 54%。相比于模型组（$P < 0.01$），低剂量组纹状体 DA 水平增加了 82%；高剂量组纹状体 DA 水平也高于模型组，但无显著性差异。在空白组、模型组、低剂量组及高剂量组 HVA/DA 比值分别为 0.183 ± 0.031、0.199 ± 0.136、0.083 ± 0.020 和 0.100 ± 0.027，但无显著性差异。

表 5 - 1　小鼠爬杆实验实验结果（秒）（$\bar{x} \pm s$, $n = 10$）

组别	5 日	10 日	15 日	20 日
空白组	4. 36 ± 1. 79	3. 46 ± 1. 33	3. 54 ± 1. 34	2. 38 ± 0. 98
模型组	9. 93 ± 5. 56 △	7. 02 ± 2. 51 △	7. 37 ± 5. 80 △	4. 65 ± 1. 63 △
低剂量组	4. 96 ± 0. 95 *	3. 92 ± 0. 64 *	3. 94 ± 1. 36 *	3. 74 ± 0. 88
高剂量组	4. 45 ± 0. 98 *	3. 46 ± 0. 99 *	3. 42 ± 0. 91 *	3. 49 ± 0. 91 *

注：与空白组比较, △$P < 0.05$；与模型组比较, *$P < 0.05$。

表 5 - 2　C57BL/6 小鼠纹状体 DA、HVA 和 HVA／DA 比值变化（$\bar{x}$, $n = 10$）

组别	DA（ng/mg）	HVA（ng/mg）	HVA/DA 比值
空白组	1. 135 ± 0. 407	0. 207 ± 0. 089	0. 183 ± 0. 031
模型组	0. 542 ± 0. 148 △	0. 094 ± 0. 029 △	0. 199 ± 0. 136
低剂量组	0. 987 ± 0. 294 *	0. 081 ± 0. 030	0. 083 ± 0. 020
高剂量组	0. 782 ± 0. 262	0. 074 ± 0. 019	0. 100 ± 0. 027

注：与空白组比较, △$P < 0.01$；与模型组比较, *$P < 0.01$。

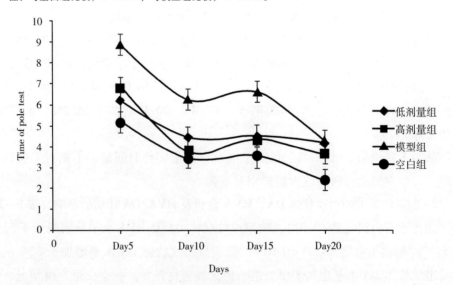

图 5 - 1　小鼠爬杆实验曲线图（秒）（$\bar{x}$, $n = 10$）

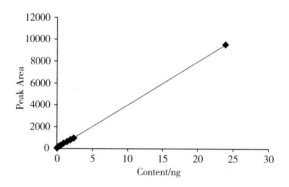

图 5 - 2　DA 标准曲线图（$y = 397.43x + 28.614$，$r = 0.9992$）

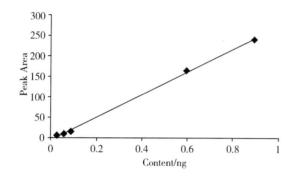

图 5 - 3　HVA 标准曲线图（$y = 277.08x - 5.2766$，$r = 0.9990$）

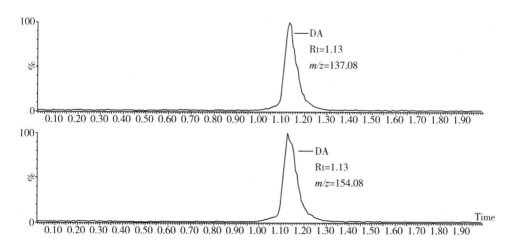

图 5 - 4　阳离子模式下 DA 标准品提取离子色谱图（$m/z = 137.08$、154.08）

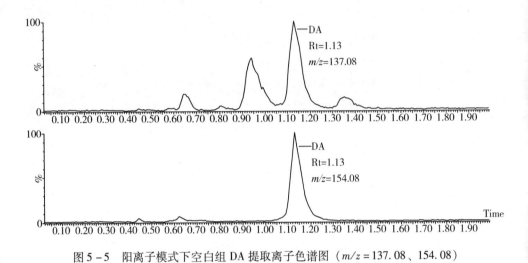

图 5 – 5　阳离子模式下空白组 DA 提取离子色谱图（$m/z = 137.08$、154.08）

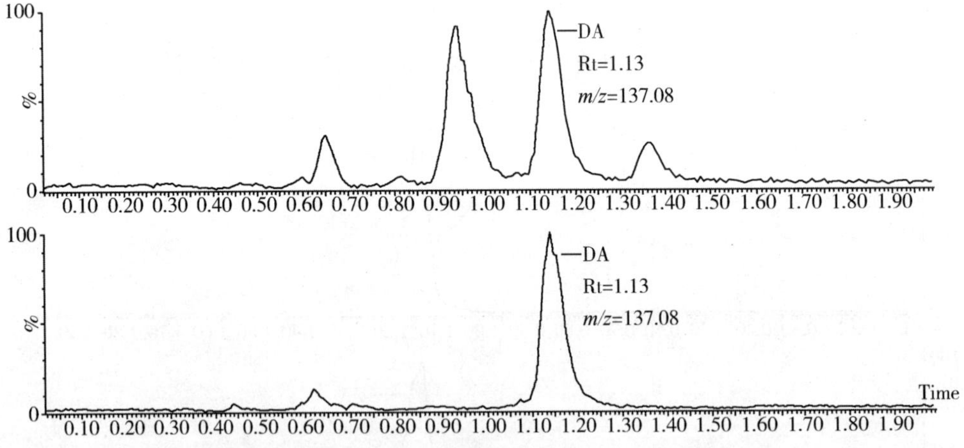

图 5 – 6　阳离子模式下模型组 DA 提取离子色谱图（$m/z = 137.08$、154.08）

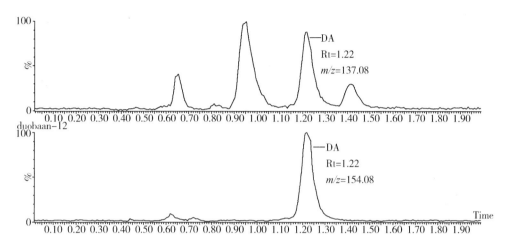

图 5 - 7　阳离子模式下低剂量组 DA 提取离子色谱图（$m/z = 137.08$、154.08）

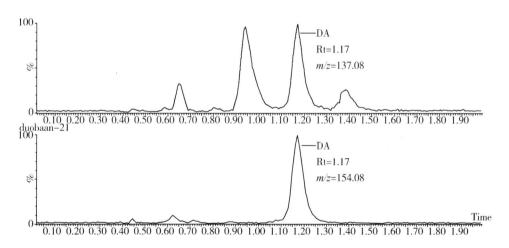

图 5 - 8　阳离子模式下高剂量组 DA 提取离子色谱图（$m/z = 137.08$、154.08）

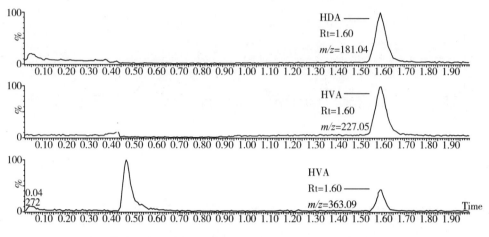

图 5-9 阴离子模式下 HVA 标准品提取离子色谱图（$m/z = 181.04$、227.05、363.09）

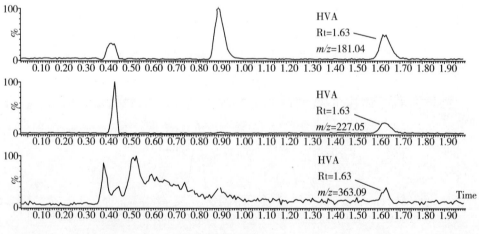

图 5-10 阴离子模式下空白组 HVA 提取离子色谱图（$m/z = 181.04$、227.05、363.09）

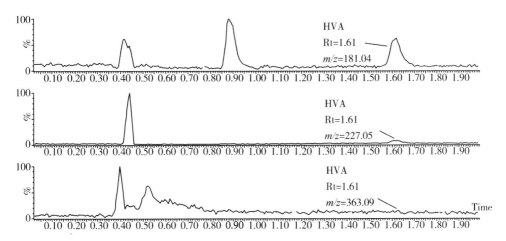

图 5 – 11　阴离子模式下模型组 HVA 提取离子色谱图（$m/z = 181.04$、227.05、363.09）

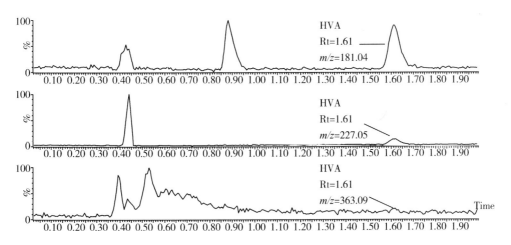

图 5 – 12　阴离子模式下低剂量组 HVA 提取离子色谱图（$m/z = 181.04$、227.05、363.09）

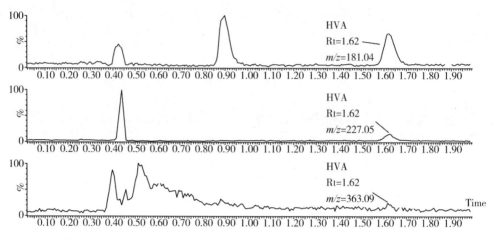

图 5 - 13　阴离子模式下高剂量组 HVA 提取离子色谱图 （$m/z = 181.04$、227.05、363.09）

四、讨论

从给药的第 5 日到第 20 日，各组的爬杆时间都有所下降，这可能是爬杆次数增加，导致爬杆熟练度有一定的加强。其中模型组的下降趋势较明显，但在实验过程发现，模型组小鼠爬行时出现滑行行为，甚至出现窜蹦落地的现象，这可能是由于 MPTP 损伤导致的四肢运动不协调，小鼠出现震颤所致。

从给药的第 10 日开始，高、低剂量组及空白组爬杆时间下降趋势相对较缓和，两个剂量组的爬杆时间趋势图与空白组的较为相似。实验过程中发现，高、低剂量组小鼠爬行动作较稳定，协调行为较强，这一定程度上说明了刺五加提取物对 MPTP 所致的 PD 模型有一定的治疗效果，或是对 MPTP 所致的 PD 病程有一定的延缓作用。

PD 主要病理变化是中脑腹侧，特别是黑质致密部 DA 能神经元进行性变性缺失。一般认为是酪氨酸羟化酶的缺失导致纹状体内 DA 及其代谢产物含量的减少。本实验中模型组 DA 及其代谢产物 HVA 的含量均明显少于空白组，这说明 MPTP 所致的 PD 小鼠黑质致密部 DA 能神经元受到严重损伤，经黑质 – 纹状体通路投射到纹状体的 DA 神经递质减少，从而引起纹状体内 DA 及 HVA 的含量减少，残留的 DA 能神经元代偿性地增加其自身代谢率，引起 HVA/DA 的比值增加，这证明该 PD 模型造模成功。

低剂量组纹状体 DA 含量明显高于模型组，说明刺五加提取物可以增加 PD

模型中纹状体 DA 的含量，但高剂量组的这种减少作用并不明显，可能是由于超过有效剂量导致的或者是由于其他因素导致了 DA 含量的下降，尚待进一步研究。但总体而言，刺五加提取物是可以通过增加纹状体 DA 的含量来达到抗 PD 作用的，为其对于中药新药的开发提供了广阔的前景。

第二节　刺五加提取物对 PD 模型小鼠 DRD1 和 DRD2 的影响

帕金森病是一种较常见的老年性疾病，患者有震颤、肌肉僵硬、运动障碍等特征性症状出现，这是由于基底核的直接回路和间接回路的功能失衡的结果。这种平衡是由于 DA 作用于 DRD1 和 DRD2 而实现的，本实验通过免疫组化的方法研究刺五加提取物对 PD 模型小鼠 DRD1 和 DRD2 的影响。

一、实验材料

1. 实验动物

C57BL/6 小鼠 20 只，2 月龄，体重为（20 ± 2.1）g，雄性。由北京维通利华实验动物技术有限公司提供，许可证号：SCXK（京）2006 - 0009。

2. 药物

刺五加提取物，由黑龙江中医药大学中医药研究院提供。

3. 试剂

1 - 甲基 - 4 - 苯基 - 1,2,3,6 - 四氢吡啶盐酸盐（1 - methyl - 4 - phenyl - 1,2,3,6 - tetrahydropyridine hydrochloride，MPTP - HCl，美国 Sigma 公司）；盐酸多巴胺（dopamine hydrochloride，DA - HCl，美国 Sigma 公司）；高香草酸（homovanillic acid，HVA，美国 Sigma 公司）；兔抗鼠 DRD1 抗体（北京博奥森生物技术有限公司）；兔抗鼠 DRD2 抗体（北京博奥森生物技术有限公司）；羊抗兔 IgG（北京中杉金桥生物技术有限公司）。

4. 仪器

OLYMPUS BX60 研究型显微镜（日本 OLYMPUS 公司）；2135 型轮转式组织切片机（德国徕卡 Leica 公司）。

二、实验方法

1. 动物分组及造模方法

20 只小鼠,随机分成低剂量组、高剂量组、模型组、空白组,每组 5 只。模型组及高、低剂量组每天腹腔注射 MPTP – HCl 30mg/(kg·d)(相当于 25mg/kg MPTP),连续注射 5 日,造成 PD 模型。空白组腹腔注射等量的生理盐水。第 6 日,高、低剂量组给予刺五加提取物的量分别为 182 mg/(kg·d)、45.5 mg/(kg·d),模型组和空白组给予等量的生理盐水,连续给药 20 日。

2. 取材及样品处理

小鼠经腹腔注射乌拉坦(0.75mg/kg)麻醉,开胸暴露心脏,经左心室用冰冷的生理盐水 50mL 和 4% 多聚甲醛 50mL 进行灌注,冰上取出脑组织浸于 4% 多聚甲醛中固定过夜。

3. DRD1、DRD2 的免疫组化检测

从多聚甲醛固定液中取出脑组织,病理常规脱水,石蜡包埋,切片,片厚 5μm。用 APES 处理的载玻片制片,采用二步法免疫组化染色,按试剂盒说明书操作,详细步骤如下:

(1)切片用二甲苯常规脱蜡,经梯度酒精脱水,水洗。

(2)3% H_2O_2($H_2O_2$1 份 + 蒸馏水 10 份混合),室温孵育 5 ~ 10 分钟以灭活内源性酶。蒸馏水冲洗 3 次。

(3)热修复抗原:将切片浸入 0.01mol/L 枸橼酸盐缓冲液(pH 值 6.0),电炉加热至沸腾后断电,间隔 5 ~ 10 分钟(维持缓冲液体系的容积不变),重复 1 ~ 2 次。自然冷却,PBS 缓冲液冲洗后进行下一步。

(4)滴加 5% BSA 封闭液,室温 20 分钟。甩去多余液体,不洗。

(5)分别滴加兔抗 DRD1、兔抗 DRD2、抗体工作液,4℃过夜。PBS(pH 值 7.2 ~ 7.6)洗 2 分钟×3 次。

(6)滴加山羊抗兔 DRD1、山羊抗兔 DRD2 的 IgG 抗体 – HRP 多聚体,20℃~37℃,20 分钟。PBS(pH 值 7.2 ~ 7.6)洗 2 分钟×3 次。

(7)DAB 显色:室温下滴加显色剂,暗环境下显色,镜下控制反应时间,待镜下观察阳性细胞胞核染色呈棕黄色,阴性细胞无色时,蒸馏水洗涤终止反应。

(8)苏木素轻度复染。

（9）常规脱水、透明，中性树胶封固。阴性对照片除不加一抗，4℃过夜。PBS（pH 值 7.2 ~ 7.6）洗 2 分钟 × 3 次。除抗体由 PBS 代替外，其余操作同上。

4. 图像与统计学处理

于 200 倍视野下采集图像，像素均为 768 × 576（图 5 - 15、图 5 - 16），利用图像分析软件 IPP 6.0（Image - Pro Plus 6.0）的 count/size 工具对全图进行阳性细胞记数，计算出每张图片 DRD1、DRD2 的阳性细胞表达数目。

5. 数据处理

各组实验数据均用 SPSS 18.0 统计软件做统计学处理，结果以 $\bar{x}$ 表示，对数据进行单因素方差分析和 t 检验，$P < 0.05$ 为有显著性差异。

三、实验结果

空白组 DRD1 和 DRD2 的水平分别为 47.8 ± 12.74 和 60.2 ± 16.98。模型组 DRD1 和 DRD2 的水平分别为 174.0 ± 67.08 和 178.2 ± 58.20，相比于空白组（$P < 0.05$），水平分别增加了 264% 和 196%。低剂量组 DRD1 和 DRD2 的水平分别为 71.6 ± 13.24 和 114.6 ± 33.16，相比于模型组（$P < 0.05$），水平分别减少了 59% 和 36%。高剂量组 DRD1 和 DRD2 的水平分别为 37.4 ± 17.94 和 66.8 ± 7.69，相比于模型组（$P < 0.05$），水平分别减少了 78% 和 62%（图 5 - 14）。

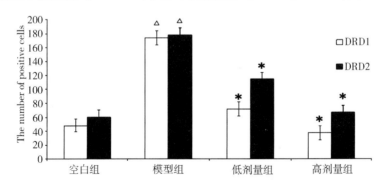

与空白组比较，$^{\triangle}P < 0.05$；与模型组比较，$^{*}P < 0.05$。

图 5 - 14　小鼠 CPu 神经元 DRD1 和 DRD2 受体水平（$\bar{x}$，$n = 5$）

四、讨论

帕金森病是一种较常见的老年性疾病，患者有震颤、肌肉僵硬、运动障碍等特征性症状出现，这是由于基底核的直接回路和间接回路的功能失衡的结果。这

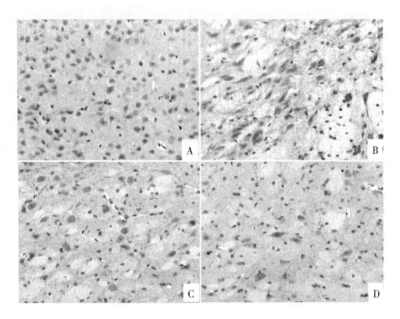

A. 空白组　B. 模型组　C. 低剂量组　D. 高剂量组

图 5 - 15　小鼠纹状体 DRD1 受体免疫组化染色结果图

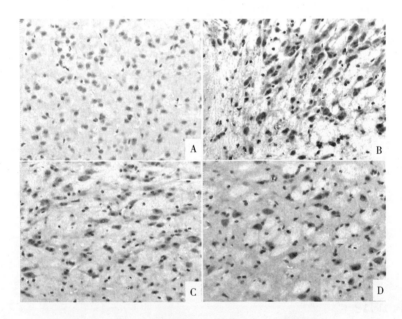

A. 空白组　B. 模型组　C. 低剂量组　D. 高剂量组

图 5 - 16　小鼠纹状体 DRD2 受体免疫组化染色结果图

种平衡是由于 DA 作用于 DRD1 和 DRD2 而实现的。

DRD1 存在于直接回路纹状体的 GABA/SP/DYN 神经元上、黑质的 GABA 神经末梢上和苍白球内侧核（Gpi）上。DA 兴奋 DRD1 时，反馈到大脑皮层的兴奋作用增强，有利于运动。在纹状体内，DRD2 存在于间接回路的 GABA/NT/ENK 神经元上，当 DA 兴奋 DRD2 时，反馈到大脑皮层的抑制作用被减弱，因此起去抑制作用，易化运动。所以黑质 – 纹状体 DA 神经元平衡这种兴奋功能，均易化运动。帕金森患者纹状体中 DA 大量耗竭，导致多巴胺受体代偿性大量增加，敏感性增强（上调效应）。

本研究显示，注射 MPTP 后，DRD1、DRD2 的含量都有所增加，模型组的 DRD1、DRD2 表达明显比空白组多，这表明了 MPTP 所致的 PD 模型有可能与黑质纹状体通路的多巴胺能神经元突触后多巴胺受体 DRD1、DRD2 有关，可以使这两种受体代偿性增加，敏感性增强。与模型组相比，高剂量组的 DRD1、DRD2 表达都显著减少，这表明多巴胺 DRD1、DRD2 蛋白可能参与了刺五加提取物抗 PD 作用的分子机制，刺五加提取物治疗 PD 有可能是通过降低多巴胺 DRD1、DRD2 的表达来实现的，改善这两种受体的上调效应。

第三节　刺五加提取物对 PD 模型小鼠黑质 Caspase – 3 蛋白含量的影响

近年来在对 PD 神经元死亡机制的大量研究中发现，细胞凋亡在 PD 发病中起着重要的作用，Caspase – 3 亦被认为是 PD 患者和 PD 动物模型黑质多巴胺能神经元凋亡的一种易感性因子和最终效应器。本实验通过 Western blot 的方法研究刺五加提取物对 PD 模型小鼠黑质 Caspase – 3 蛋白含量的影响。

一、实验材料

1. 实验动物

C57BL/6 小鼠 20 只，2 月龄，体重为（20 ± 2.1）g，雄性。由北京维通利华实验动物技术有限公司提供，许可证号：SCXK（京）2006 – 0009。

2. 药物

刺五加提取物，由黑龙江中医药大学中医药研究院提供。

3. 试剂

1 – 甲基 –4 – 苯基 –1,2,3,6 – 四氢吡啶盐酸盐 (1 – methyl – 4 – phenyl – 1,2,3,6 – tetrahydropyridine hydrochloride, MPTP – HCl, 美国 Sigma 公司); 盐酸多巴胺 (dopamine hydrochloride, DA – HCl, 美国 Sigma 公司); 高香草酸 (homovanillic acid, HVA, 美国 Sigma 公司); 兔抗鼠 Caspase – 3 抗体 (北京博奥森生物技术有限公司); 羊抗鼠 IgG (北京中杉金桥生物技术有限公司); β – actin (TA – 09, 北京中杉金桥生物技术有限公司)。

4. 仪器

凝胶成像分析系统 (美国 Alpha Innotech 公司); 垂直电泳仪及转膜系统 (美国 Bio Rad 公司); 制冰机 (日本 Sanyo); 紫外可见分光光度计 (日本岛津)。

二、实验方法

1. 动物分组及造模方法

20 只小鼠, 随机分成低剂量组、高剂量组、模型组、空白组, 每组 5 只。模型组及高、低剂量组每天腹腔注射 MPTP – HCl 30mg/ (kg·d)(相当于 25mg/kg MPTP), 连续注射 5 日, 造成 PD 模型。空白组腹腔注射等量的生理盐水。第 6 日, 高、低剂量组给予刺五加提取物的量分别为 182 mg/ (kg·d)、45.5 mg/ (kg·d), 模型组和空白组给予等量的生理盐水, 连续给药 20 日。

2. 取材及样品处理

小鼠经腹腔注射乌拉坦 (0.75mg/kg) 麻醉, 开胸暴露心脏, 经左心室用冰冷的生理盐水 50mL 和 4% 多聚甲醛 50mL 进行灌注, 冰上取出脑组织浸于 4% 多聚甲醛中固定过夜。

3. 主要试剂的配置

(1) G250 考马斯亮蓝溶液

考马斯亮蓝 G250	100mg
95% 乙醇	50mL
磷酸	100mL
蒸馏水至 1000mL	

配制时, 先用乙醇溶解考马斯亮蓝染料, 再加入磷酸和水, 混匀后, 用滤纸过滤, 4℃保存。测蛋白含量专用。

(2) 10% 分离胶和 4% 浓缩胶

　　　　10% 分离胶 (两块胶, 10mL)　　4% 浓缩胶 (两块胶, 5mL)

超纯水	4.85mL	3.16mL
40% Acr/Bic（37.5∶1）	2.5mL	0.5mL
1.5mol/L Tris·HCl（pH 值 8.8）	2.5mL	—
0.5mol/L Tris·HCl（pH 值 6.8）	—	1.26mL
10% SDS	100 μL	50μL
10% AP（过硫酸胺）	50μL	25μL
TEMED	5μL	5μL

加 TEMED 后，立即混匀即可灌胶。

（3）封闭液　脱脂奶粉（国产，安怡牌）5g，TBST 100mL，即含 5% 脱脂奶粉的 TBST 缓冲液。溶解后 4℃ 保存。使用时，恢复室温，用量以盖过膜面即可，一次性使用。

（4）洗脱抗体缓冲液

14.4 mol/L 2 – mercaptoethanol（β – 巯基乙醇）	700 μL（通风厨里加）
SDS	2g
0.5mol/L Tris·HCl（pH 值 6.8）	12.5mL

超纯水至 100mL

配制时，在通风厨内进行。内含洗脱抗体缓冲液 100mmol/L 2 – mercaptoethanol，2% SDS，62.5mmol/L Tris·HCl，pH 值为 6.8，4℃ 保存。可重复使用 1 次。

（5）显影液（5×）

自来水（加热至 50℃）	375mL（以下药品加到温水中）
米吐尔	1.55g
亚硫酸钠（无水）	22.5g
碳酸钠（无水）	33.75g
溴化钾	20.95g

补水至 500mL

配制时，上述药品应逐一加入，待一种试剂溶解后，再加入后一种试剂。4℃ 保存。使用时用自来水稀释至 1 倍。

（6）定影液

自来水（50℃~60℃）　700mL（以下药品按顺序加入，前者溶解后再加后者）

硫代硫酸钠	240g
亚硫酸钠（无水）	15g
冰乙酸	12.6mL
硼酸	7.5g

钾明矾15g（水温冷至30℃以下时再加入）

加水定容至1000mL，室温保存。

（7）0.01mol/L PBS

0.2 mol/L NaH$_2$PO$_4$	19mL
0.2 mol/L Na$_2$HPO$_4$	81mL
NaCl	17g

蒸馏水至2000mL

混匀后，pH值7.2~7.4。

（8）5×SDS上样缓冲液

0.5 mol/L Tris·HCl（pH6.8）	2.5mL
二硫叔糖醇（DTT，MW154.5）	0.39g
SDS	0.5g
溴酚蓝	0.025
甘油	2.5mL

内含0.25mol/L Tris·HCl，pH值6.8，0.5mol/L 二硫叔糖醇，10% SDS，0.5%溴酚蓝，50%甘油。混匀后，分装于1.5mL离心管中，4℃保存。

（9）电泳液缓冲液

Tris（MW121.14）	3.03g
甘氨酸（MW75.07）	18.77g
SDS	1g

蒸馏水至1000mL

内含25mmol/L Tris，0.25mol/L 甘氨酸，0.1% SDS。溶解后室温保存，此溶液可重复使用3~5次。

（10）转移缓冲液

甘氨酸（MW75.07）2.9g

Tris（MW121.14）5.8g

SDS	0.37g

甲醇　　　　　　　　　　　　　　　　　200mL

蒸馏水至 1000mL

内含 48mmol/L Tris，39mmol/L 甘氨酸，0.037% SDS，20% 甲醇。溶解后室温保存，此溶液可重复使用 3~5 次。

（11）10×丽春红染液

丽春红 S　　　　　　　　　　　　　　2g

三氯乙酸　　　　　　　　　　　　　　30g

磺基水杨酸　　　　　　　　　　　　　30g

蒸馏水至 100mL

使用时将其稀释 10 倍。

4. Western blot 检测 Caspase-3 蛋白的表达

（1）制备蛋白样品　将小鼠断头处死，在冰板上迅速分离出黑质，置于冻存管中，于液氮中保存。向待测组织中加入蛋白提取液后在冰上匀浆，4℃静置孵育 2 小时，离心 5000rpm×10min，取上清分装于 0.5mL 离心管中并置于 -20℃保存。考马斯亮蓝 G-250 法测定蛋白质浓度，调整蛋白浓度为 5mg/mL 后分装，置 -80℃保存备用。

（2）SDS-PAGE 电泳　测完蛋白含量后，计算含 50μg 蛋白的溶液体积，即为上样量。取出 10μL 样品至 0.5mL 离心管中，加入 5×SDS 上样缓冲液至终浓度为 1×（上样总体积一般不超过 15μL，加样孔的最大限度可加 20μL 样品。）上样前要将样品于沸水中煮 5 分钟使蛋白变性。用微量进样器贴壁吸取样品，将样品吸出不要吸进气泡。再将加样器针头插至加样孔中缓慢加入样品。电泳时间一般 4~5 小时，浓缩胶电压为 80V，进入分离胶后调整为 120V，持续电泳至溴酚蓝到达分离胶的底部，断开电源，取出凝胶。将平行操作的两块凝胶其中一块用考马斯亮蓝染色液进行染色后脱色观察扫描，另一块凝胶准备转膜。

（3）转膜　按膜的面积略大于分离胶，滤纸的面积略小于分离胶的原则，将凝胶和剪好的两块厚滤纸浸入电转缓冲液中平衡 20 分钟，将 PVDF 膜在无水甲醇中处理 15 秒后水洗 2 次，浸入电转液中 20 分钟，准备铺"三明治"，顺序从下至上依次为阳极板→厚滤纸→PVDF 膜→凝胶→厚滤纸（排去气泡）。盖上阴极板和安全盖，15V 电转 25 分钟。电转移时会产热，在槽的一边放一块冰来降温。

（4）预染　取出 PVDF 膜可见转印上的预染 Marker 条带，将 PVDF 膜置于丽春红应用液中染色 3 分钟后水洗观察转印效果。

（5）封闭　丽春红染色见膜上蛋白条带清晰，判断转印效果良好后，将膜置于封闭液中室温摇床封闭 2 小时。

（6）加一抗　封闭后 TBST 洗 5 分钟 ×3 次。分别滴加 Caspase - 3 抗体和 β - actin 抗体（1：1 000）于湿盒内的腊板上，将膜正面向下使稀释液覆盖均匀，然后将湿盒置于 4℃ 过夜。

（7）加二抗　第二天弃一抗，TBST 洗 5 分钟 ×3 次。加入相应的二抗，加入法同上，室温放置 2 小时。

（8）显色及分析　弃二抗，TBST 洗 5 分钟 ×3 次。加入显色液至条带清晰可见，充分水洗中止反应。在暗盒中覆盖 X 光胶片曝光。胶片经扫描后由 Gel - Pro 4.0 软件分析目标条带的积分光密度值（IOD 值）。Caspase - 3 蛋白表达的相对含量以各组 Caspase - 3 积分光密度值与 β - actin 积分光密度的比值表示。

三、实验结果

空白组、模型组、低剂量组和高剂量组中 Caspase - 3 的水平分别为 0.176 ± 0.012、0.942 ±0.043、0.533 ±0.021 和 0.489 ±0.014。相比于空白组（$P < 0.05$），模型组中 Caspase - 3 的水平增加了 438%。相比于模型组（$P < 0.05$），低剂量组和高剂量组中 Caspase - 3 的水平分别减少了 43% 和 48%（图 5 - 17）。

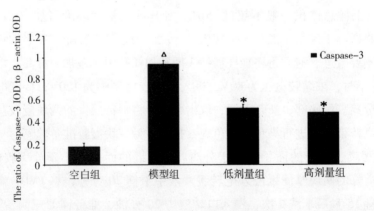

注：与空白组比较，$\triangle P < 0.05$；与模型组比较，$^* P < 0.05$。

图 5 - 17　小鼠黑质中 Caspase - 3 蛋白水平（$\bar{x} \pm s$, $n = 5$）

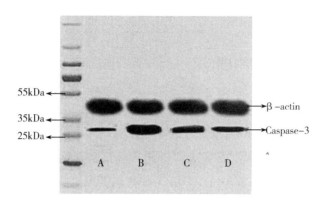

A. 空白组　B. 模型组　C. 低剂量组　D. 高剂量组

图 5 - 18　Caspase - 3 和 β - 内参 Western - Blot 结果图

四、讨论

在神经元中，一些证据表明 Caspase - 3（CPP32yYamay Apopain）是分子量为 32kDa 的胞质蛋白，在凋亡的执行阶段发挥了主要作用。前期研究已经表明在 PD 模型中，Caspase - 3 在有丝分裂期后的 DA 能神经元中表达及 Caspase - 3 的激活会导致 DA 能神经元细胞的死亡。在 PD 中，这为抗细胞凋亡疗法提供了一个共同的整合点及构成了一个值得注意的靶点。

模型组的 Caspase - 3 表达活性显著比空白组高，这表明了 MPTP 可以活化黑质的 Caspase - 3。低剂量组及高剂量组的 Caspase - 3 明显降低，这表明刺五加提取物可以抑制 MPTP 所致的 Caspase - 3 活化及保护 DA 神经元。

第四节　刺五加提取物对 PD 模型小鼠
GABA、TH、GFAP 的影响

本研究是在前期实验基础上，利用刺五加提取物对黑质纹状体部位的 GABA、TH 和海马区 GFAP 作用，来探讨其治疗帕金森病的作用机理。

一、实验材料

1. 实验动物

60 只 C57BL/6 小鼠，2 月龄，体重为（20 ± 2.12）g，雌雄均等，购于黑龙江省肿瘤防治研究所，合格证号：SCXK（黑）20050001。

2. 药物

刺五加提取物，由黑龙江中医药大学中医药研究院提供。

3. 试剂

MPTP（美国 Sigma 公司）；二步法免疫组化检测试剂（北京中杉金桥生物技术有限公司）；黏片剂 APES（北京中杉金桥生物技术有限公司）；二甲苯（天津市福晨化学试剂厂）；无水乙醇（天津市津东天正精细化学试剂厂）；中性树胶（中国上海标本模型厂）；GABA、TH、GFAP 试剂盒（武汉博士得公司产品）；乙醇，分析纯（哈尔滨市新达化工厂）。

4. 仪器

恒冷切片机（美国贝克曼公司）；XSE – HI 生物显微镜（重庆光学仪器厂）；HIMAS – 2000 多媒体彩色、病理图文分析系统（同济医科大学，现华中科技大学）；电热恒温培养箱（上海福玛实验设备有限公司）；石蜡切片机，2135 型（德国徕卡公司）；水浴锅（北京市医疗设备厂）；鼓风干燥箱（上海福玛实验设备有限公司）。

二、实验方法

1. 动物分组及模型制备

60 只小鼠，随机分为空白组、模型组、给药组，每组 20 只，雌雄均等。模型组和给药组每日腹腔注射 MPTP 30mg/（kg·d），连续注射 5 日，造成 PD 模型。空白组腹腔注射等量的生理盐水。第 6 日，给药组给药 3.5g（生药）/［kg（鼠重）·d］，模型组和空白组给予等量的生理盐水，连续 20 日。

2. 取材及样品处理

小鼠经戊巴比妥钠麻醉后，开胸暴露心脏，经左心室先后用冰冷（4℃）的生理盐水和 4% 多聚甲醛固定液进行脑组织内固定。冰上取出脑组织浸于固定液中。

3. HE 染色方法

石蜡切片脱蜡入水，苏木素液浸染 10 分钟，水洗伊红液速染，梯度酒精脱水，二甲苯透明，树脂封片并观察拍照。

4. 用二步法免疫组化试剂盒测定 GABA、TH、GFAP

小鼠经戊巴比妥钠麻醉后，开胸暴露心脏，经左心室用冰冷（4℃）的生理盐水和4%多聚甲醛固定液进行灌注。冰上取出脑组织浸于固定液中。过夜。

从多聚甲醛固定液中取出脑组织，病理常规脱水，石蜡包埋，切片，片厚5μm。用APES处理的载玻片制片，具体检测操作按试剂盒说明书进行。

采用二步法免疫组化染色，按说明书操作，详细步骤如下：

（1）切片用二甲苯常规脱蜡，经梯度酒精脱水，水洗。

（2）3% H_2O_2（H_2O_2 1份 + 蒸馏水10份混合），室温孵育5～10分钟以灭活内源性酶。蒸馏水冲洗3次。

（3）热修复抗原：将切片浸入0.01mol/L枸橼酸盐缓冲液（pH值6.0），电炉加热至沸腾后断电，间隔5～10分钟（维持缓冲液体系的容积不变），重复1～2次。自然冷却，PBS缓冲液冲洗后进行下一步。

（4）滴加5%BSA封闭液，室温20分钟。甩去多余液体，不洗。

（5）分别滴加兔抗GABA、兔抗TH、兔抗GFAP的抗体工作液，4℃过夜。PBS（pH值7.2～7.6）洗2分钟×3次。

（6）滴加山羊抗兔GABA、山羊抗兔TH、山羊抗兔GFAP的IgG抗体 – HRP多聚体，20℃～37℃，20分钟。PBS（pH值7.2～7.6）洗2分钟×3次。

（7）DAB显色：室温下滴加显色剂，暗环境下显色，镜下控制反应时间，待镜下观察阳性细胞胞核染色呈棕黄色，阴性细胞无色时，蒸馏水洗涤终止反应。

（8）苏木素轻度复染。

（9）常规脱水、透明，中性树胶封固。阴性对照片除不加一抗，4℃过夜。PBS（pH值7.2～7.6）洗2分钟×3次。除抗体由PBS代替外，其余操作同上。

用显微镜分别观察GABA、TH、GFAP的表达。GABA和TH以细胞质出现棕黄色或黄褐色为阳性；GFAP以细胞质出现棕黄色或黄褐色且有明显的突起为阳性。

5. 图像处理

在40倍光镜下，对各实验组切片进行观察，分别统计出切片单侧黑质部GABA和TH阳性神经元数目及海马区GFAP阳性神经元数目。在显微镜下用测微尺测定细胞的最大直径，根据OD值，经计算机图像分析仪数出强阳性神经元数。

6. 数据处理

各组实验数据均用SPSS 14.0统计软件做统计学处理，结果以 $\bar{x} \pm s$ 表示，对资料进行单因素方差分析和 t 检验，$P<0.05$ 为有显著性差异。

三、实验结果

1. HE 染色

空白组黑质部可见大量梭形样细胞，胞浆丰富，核仁明显；模型组细胞变形，胞核、胞质界限不明显，胞核内深染物增多，核仁不明显，较给药组和空白组程度明显加重；给药组细胞梭形，核仁明显，胞浆丰富，较模型组有明显的改善。见图 5 - 19 ~ 图 5 - 21。

2. GABA 免疫组化染色

空白组可见大量的中等大小、呈椭圆形的 GABA 阳性神经元，呈棕褐色，也有少数的多角形细胞存在，胞核、胞质界限明显。模型组与空白组比较，阳性表达明显减弱，胞质、胞核界限不明显。给药组相对模型组 GABA 阳性表达的神经元增多，胞质、胞核界限明显，具有显著性差异（$P<0.05$）。各组 GABA 阳性神经元见表 5 - 3 及图 5 - 22 ~ 图 5 - 24。

3. TH 免疫组化染色

空白组黑质部位可见大量黄褐色 TH 阳性神经元，模型组 TH 阳性神经元减少，胞浆着色程度减弱。模型组与空白组比较有显著性差异（$P<0.05$）。给药组 TH 阳性细胞数量相对模型组明显增多，阳性表达增强，具有显著性差异（$P<0.05$）。各组黑质 TH 阳性神经元见表 5 - 3 及图 5 - 25 ~ 图 5 - 27。

4. GFAP 免疫组化染色

空白组、模型组、给药组显示形态均为完整的星形胶质细胞，呈星形或蜘蛛状，有明显的突起。各组之间差异无显著性 $P>0.05$。各组海马区 GFAP 阳性神经元数见表 5 - 3 及图 5 - 28 ~ 图 5 - 30。

表 5 - 3　小鼠 SP 免疫组化试剂盒测定 GABA⁺、TH、GFAP⁺实验结果（$\bar{x}\pm s$）

组别	GABA⁺/个	TH⁺/个	GFAP⁺/个
空白组	97.55 ± 12.02 *	111.25 ± 9.11 *	31.00 ± 9.53
模型组	54.80 ± 13.65	56.50 ± 13.0	42.70 ± 11.47
给药组	69.50 ± 13.27 *	71.63 ± 8.75 *	31.50 ± 6.88

注：与模型组比较，* $P<0.05$。

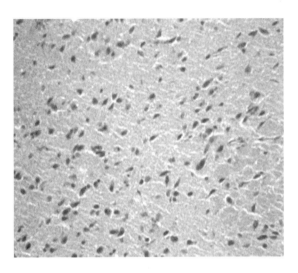

图 5 – 19　空白组（HE 染色×40）

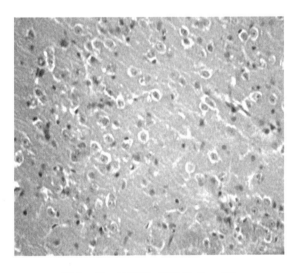

图 5 – 20　给药组（HE 染色×40）

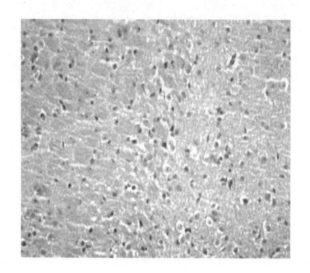

图 5 – 21　模型组（HE 染色 ×40）

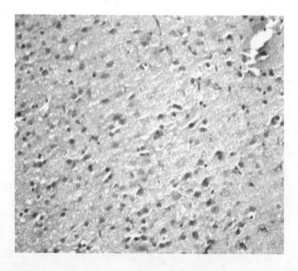

图 5 – 22　空白组（SP 法 ×40）

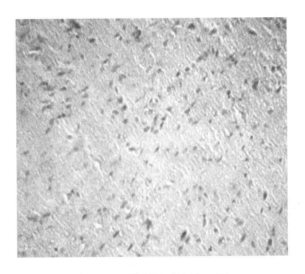

图 5 – 23　模型组（SP 法 ×40）

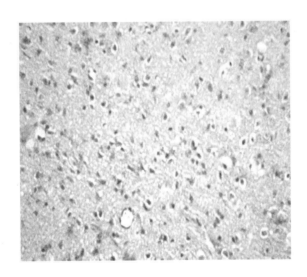

图 5 – 24　给药组（SP 法 ×40）

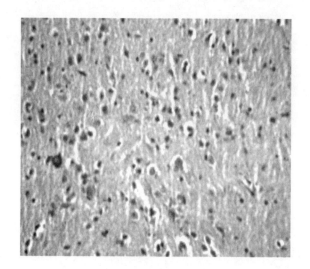

图 5 – 25　空白组（SP 法 ×40）

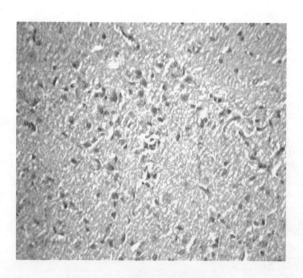

图 5 – 26　模型组（SP 法 ×40）

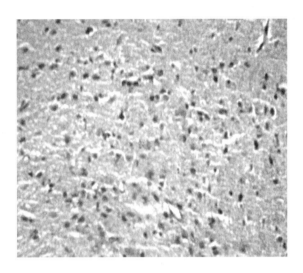

图 5 - 27　给药组（SP 法 ×40）

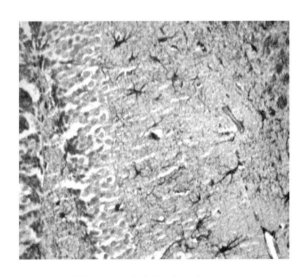

图 5 - 28　空白组（SP 法 ×40）

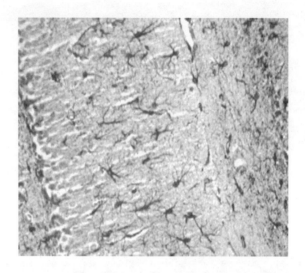

图 5 – 29　模型组（SP 法 ×40）

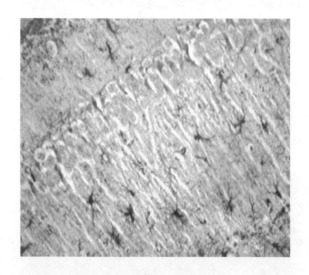

图 5 – 30　给药组（SP 法 ×40）

四、讨论

1. 刺五加提取物对 PD 小鼠黑质部位 GABA 的保护作用

研究发现 GABA 在脑内含量很高，尤其在黑质内含量最高。正常人体内，在基底节区兴奋性氨基酸（EAA）神经系统，主要是谷氨酸（Glu）；抑制性氨基酸（IAA）神经系统，主要是 GABA；和多巴胺神经系统处于动态平衡。在 PD

动物脑内黑质内的多巴胺神经元进行性变性、死亡，打破了这种动态平衡，导致 Glu 含量异常增高，引起兴奋性毒性作用，加重 PD 症状。而 GABA 含量增加会抑制 Glu 释放，降低这种兴奋性毒性作用，从而缓解 PD 症状。本研究发现刺五加提取物能够使 MPTP 导致的 PD 小鼠黑质内的 GABA 含量增加，就可能抑制 Glu 的异常升高，也相应地会抑制 Glu 引起的兴奋性毒性作用，使 PD 症状得到缓解。从这个角度来说，刺五加提取物对 PD 是有一定的治疗作用。

2. 刺五加提取物对 PD 小鼠黑质部位 TH 的保护作用

MPTP 所导致的 PD 小鼠黑质部位多巴胺能神经元会严重缺乏，黑质、纹状体 DA 递质减少，而 TH 是 DA 合成限速酶，所以这种毒性作用会直接导致 TH 基因表达的降低，活性下降。也有文献报道，TH 神经元的减少是 PD 的病理基础。因此，对于 TH 阳性神经元的保护，应能增加多巴胺能神经功能，提高 PD 患者运动能力。本研究结果验证了此观点，给药组相对模型组 TH 阳性表达显著增强，说明刺五加提取物抗 PD 的机理之一是有效地保护了 TH 神经元。

3. 刺五加提取物对 PD 小鼠海马区 GFAP 神经元的作用

MPTP 损毁多巴胺神经系统还表现在海马区的神经元方面。目前认为，海马区神经元损伤与星形胶质细胞的作用有关，后者在神经退行性疾病发生发展过程中起重要作用。GFAP 是星形胶质细胞的特异性标志蛋白，当星形胶质细胞增生时，GFAP 的表达上调。因此，GFAP 的免疫组化染色结果可作为鉴别正常和增生星形胶质细胞的指标，并且可用于辨别星形胶质细胞所发生的变化。而本研究结果显示，各组之间 GFAP 的阳性表达没有明显变化，尤其模型组和空白组之间也没有显著性差异，这与以上研究并不矛盾，推测星形胶质细胞在发挥保护作用的同时可能释放了一些毒性细胞因子，抑制 Glu 摄取，同时增加其释放，造成神经元损伤。本研究也进一步证明了此观点。同时表明了海马区 GFAP 的阳性表达对于研究 MPTP 导致的 PD 病症不是一个显著的指标，从而为采取针对性的研究和治疗提供了依据。

总之，本研究中刺五加提取物作为一种中药的纯化物，其对 PD 小鼠黑质部的 GABA、TH 的减少有显著的缓解作用，但相对于空白组还是有一定差异的，这可能是由于提取物中有效成分富集的少，以及与给药量、给药时间都有关系，尚待于进一步研究。但这种缓解作用也提示其对 PD 有一定的脑保护作用，为其对中药新药的开发提供了广阔的前景。

第六章 刺五加有效组分及有效成分对 MPP⁺ 损伤 PC12 细胞的保护机制研究

第一节 刺五加有效组分对 MPP⁺ 损伤 PC12 细胞的保护机制研究

本研究在前期整体药效学的基础上，考察刺五加有效组分对 MPP^+ 诱导的多巴胺能神经损伤是否具有保护作用，为进一步研究其神经保护机制、开发抗帕金森病新药提供可靠的实验依据。

一、实验材料

1. 细胞株

大鼠肾上腺嗜铬细胞瘤细胞（PC12），购自中科院上海生物细胞研究所。

2. 药物及主要试剂

刺五加有效组分，由黑龙江中医药大学中医药研究院提供。MPP^+（美国 Sigma 公司）；二甲基亚砜（DMSO）（AMRESCO）；DMEM 培养基（GIBCO 公司产品）；胎牛血清（杭州四季青公司）；Annexin V/PI 试剂盒（联科生物）；细胞周期试剂盒（联科生物）；NO、NOS 试剂盒（南京建成科技有限公司）；SOD、MDA 试剂盒（南京建成科技有限公司）；浓缩型 DAB 试剂盒（中国中杉金桥）；SDS – PAGE 凝胶配置试剂盒（中国碧云天）；PMSF（美国 Sigma）；Caspase – 3 抗体（Santa Cruz Biotech 公司）；t – ERK1/2 抗体（Cell Signal 公司）；p – ERK1/2 抗体（Cell Signal 公司）；NF – κB 抗体（美国 KPL 公司）；β – actin 抗体（美国 KPL 公司）；DEPC 处理水（Takara 宝生物工程大连有限公司）；逆转录试剂盒（Takara 宝生物工程大连有限公司）；荧光定量 PCR 试剂盒（Takara 宝生物工程大连有限公司）；其余试剂，进口或国产分析纯。

3. 主要仪器设备

CO_2 培养箱（力康发展公司）；凝胶成像分析系统（美国 Alpha Innotech 公司）；垂直电泳仪及转膜系统（美国 Bio Rod 公司）；Bio-Rad IQ5 多色实时定量 PCR 检测仪（美国伯乐公司）；制冰机（日本 Sanyo）；紫外可见分光光度计（日本岛津）；医用型洁净工作台（北京东联哈尔仪器制造有限公司）；倒置显微镜（美国 philippines 公司）；空气消毒机（北京东华原医疗设备有限公司）；冰箱（合肥荣事达电冰箱有限公司）；液氮生物容器（成都金凤液氮容器有限公司）；超级恒温槽（上海一恒科学仪器有限公司）；微孔板恒温振荡器（上海朗赋实业有限公司）；流式细胞仪（美国 BD 公司）。

4. 主要试剂的配置

（1）G250 考马斯亮蓝溶液

考马斯亮蓝 G250	100mg
95% 乙醇	50mL
磷酸	100mL

蒸馏水至 1000mL

配制时，先用乙醇溶解考马斯亮蓝染料，再加入磷酸和水，混匀后，用滤纸过滤，4℃保存。测蛋白含量专用。

（2）10% 分离胶和 4% 浓缩胶

	10% 分离胶（两块胶，10mL）	4% 浓缩胶（两块胶，5mL）
超纯水	4.85mL	3.16mL
40% Acr/Bic（37.5∶1）	2.5mL	0.5mL
1.5 mol/L Tris·HCl（pH 值 8.8）	2.5mL	—
0.5 mol/L Tris·HCl（pH 值 6.8）	—	1.26mL
10% SDS	100μL	50μL
10% AP（过硫酸胺）	50μL	25μL
TEMED	5μL	5μL

加 TEMED 后，立即混匀即可灌胶。

（3）封闭液

脱脂奶粉（国产，安怡牌）	5g
TBST	100mL

即含 5% 脱脂奶粉的 TBST 缓冲液。溶解后 4℃保存。使用时，恢复室温，用

量以盖过膜面即可，一次性使用。

（4）洗脱抗体缓冲液

14.4mol/L 2 – mercaptoethanol（β－巯基乙醇）	700μL（通风厨里加）
SDS	2g
0.5mol/L Tris·HCl（pH 值6.8）	12.5mL

超纯水至100mL

配制时，在通风厨内进行。内含洗脱抗体缓冲液100mmol/L 2 – mercaptoethanol，2% SDS，62.5mmol/L Tris·HCl 。pH 值为6.8。4℃保存。可重复使用1 次。

（5）显影液（5×）

自来水（加热至50℃）	375mL（以下药品加到温水中）
米吐尔	1.55g
亚硫酸钠（无水）	22.5g
碳酸钠（无水）	33.75g
溴化钾	20.95g

补水至500mL

配制时，上述药品应逐一加入，待一种试剂溶解后，再加入后一种试剂。4℃保存。使用时用自来水稀释至1 倍。

（6）定影液

自来水（50℃～60℃）　700mL（以下药品按顺序加入，前者溶解后再加后者）

硫代硫酸钠	240g
亚硫酸钠（无水）	15g
冰乙酸	12.6mL
硼酸	7.5g
钾明矾	15g（水温冷至30℃以下时再加入）

加水定容至1000mL，室温保存。

（7）0.01mol/L PBS

0.2mol/L NaH_2PO_4	19mL
0.2mol/L Na_2HPO_4	81mL
NaCl	17g

蒸馏水至 2000mL

混匀后，pH 值 7.2~7.4。

（8）5×SDS 上样缓冲液

0.5mol/L Tris·HCl（pH 值 6.8）	2.5mL
二硫叔糖醇（DTT，MW154.5）	0.39g
SDS	0.5g
溴酚蓝	0.025
甘油	2.5mL

内含 0.25mol/L Tris·HCl，pH 值 6.8，0.5mol/L 二硫叔糖醇，10% SDS，0.5% 溴酚蓝，50% 甘油。混匀后，分装于 1.5mL 离心管中，4℃保存。

（9）电泳液缓冲液

Tris（MW121.14）	3.03g
甘氨酸（MW75.07）	18.77g
SDS	1g
蒸馏水至 1000mL	

内含 25mmol/L Tris，0.25mol/L 甘氨酸，0.1% SDS。溶解后室温保存，此溶液可重复使用 3~5 次。

（10）转移缓冲液

甘氨酸（MW75.07）	2.9g
Tris（MW121.14）	5.8g
SDS	0.37g
甲醇	200mL
蒸馏水至 1000mL	

内含 48mmol/L Tris，39mmol/L 甘氨酸，0.037% SDS，20% 甲醇。溶解后室温保存，此溶液可重复使用 3~5 次。

（11）10×丽春红染液

丽春红 S	2g
三氯乙酸	30g
磺基水杨酸	30g
蒸馏水至 100mL	

使用时将其稀释 10 倍。

二、实验方法

1. 细胞系培养

将 PC12 细胞复苏后，接种于 50mL 培养瓶中，高糖型 DMEM 培养液（内含 10% 胎牛血清、1% 青链霉素混合液、1% L – 谷氨酰胺），调 pH 值 7.2，置于 CO_2 培养箱（37℃，5% 的 CO_2，相对湿度为 95%），细胞每隔一天更换培养液，2 ~ 3 天传代一次。传代时，先倒掉培养瓶中的培养基，然后加入适量的 0.25% 胰蛋白酶，37℃ 消化 2 ~ 3 分钟，待消化完全后加入含 10% FBS 的 DMEM 培养液终止消化，用吸管轻轻吹打数次，使细胞完全分散。倒置显微镜下观察，计数，取对数生长期的细胞进行实验。

2. 实验分组

本实验分为对照组、模型组和给药组。其中对照组不施加任何药物处理；而模型组加入终浓度为 300μmol/L MPP^+；给药组为刺五加有效组分组（简称有效组分组），加入终浓度为 300mol/L MPP^+ 和终浓度为 400μg/mL 的刺五加有效组分，每组设 3 个样本。

3. MTT 比色法测定细胞存活率

取对数生长期的 PC12 细胞，将其配成单细胞悬液，以 $5 \times 10^4/mL$ 接种于 96 孔培养板 100μL。连续培养 24 小时后换液，模型组和给药组分别加入终浓度为 300μmol/L 的 MPP^+ 稀释液，同时给药组再加入刺五加有效组分，对照组补足等体积的培养液，置 CO_2 培养箱中培养 48 小时后，置于倒置显微镜下观察各组细胞的形态学变化。每孔加入 MTT 溶液（5mg/mL）20μL，37℃ 孵育 4 小时。终止培养后小心吸空培养基，每孔加入 150μL DMSO，振荡 10 分钟，使结晶充分溶解。酶标仪检测每个孔在 490nm 处吸收值（OD 值）（参考波长 630nm），计算细胞存活率。

细胞存活率（%）= 实验组光吸收值/对照组光吸收值 ×100%

4. 乳酸脱氢酶（LDH）的测定

将对数生长期的 PC12 细胞以 $0.5 \times 10^5/mL$ 接种于 6 孔板中，接种 1mL，培养 24 小时后，模型组和给药组分别加入终浓度为 300μmol/L 的 MPP^+ 稀释液，同时给药组再加入刺五加有效组分，对照组补足等体积的培养液，置 CO_2 培养箱中培养 48 小时后，收集培养上清，分装冻存备用。测时取上述样本按 LDH 试剂盒操作，用 756 紫外可见分光光度计测其吸光度。

5. 流式细胞仪检测细胞凋亡率

将对数生长期的 PC12 细胞以 2×10^5/mL 接种于 50mL 培养瓶中，接种 1mL，培养 24 小时后，模型组和给药组分别加入终浓度为 $300\mu mol/L$ 的 MPP⁺稀释液，同时给药组再加入刺五加有效组分，对照组补足等体积的培养液，置 CO_2 培养箱中培养 48 小时后，胰蛋白酶消化，1500rpm 离心 5 分钟，弃上清取沉淀，用 PBS 缓冲液漂洗两次，加入 $500\mu L$ Buffer 重悬细胞，过滤，再加 $5\mu L$ Annexin V - FITC 和 $10\mu L$ PI 染液，室温避光温育 5 分钟，流式细胞仪检测，所有数据均经 Cell Quest 软件收集处理。

6. 流式细胞仪检测细胞周期

将经过上述处理的 PC12 细胞用胰蛋白酶消化，PBS 洗涤 2 次，离心除去细胞碎片，用提前 -20℃预冷的体积分数为 70% 的乙醇固定，4℃过夜，1500rpm 离心 5 分钟，弃上清，每管加 PI 至终浓度为 50mg/L，避光，37℃孵育 30 分钟，用流式细胞仪检测，用氩离子激光激发荧光，激发光波波长为 488nm，发射光波波长为 650nm，每个样本计数 20000 个细胞，应用 Multicycle 软件进行细胞周期分析。

7. Western blot 检测 Caspase - 3 蛋白的表达

（1）制备蛋白样品　将对数生长期的 PC12 细胞以 2×10^5/mL 接种于 50mL 培养瓶中，接种 1mL，培养 24 小时后，模型组和给药组分别加入终浓度为 $300\mu mol/L$ 的 MPP⁺稀释液，同时给药组再加入相应的刺五加有效组分，对照组补足等体积的培养液，置 CO_2 培养箱中培养 48 小时后，胰酶消化，收集细胞，2500rpm 离心 5 分钟，弃上清，加入 4mL PBS 并用枪轻轻吹打洗涤，然后 2500rpm 离心 5 分钟。弃上清后用 PBS 重复洗涤一次。用枪吸干上清后，加 $100\mu L$ 裂解液（含 PMSF）冰上裂解 30 分钟，裂解过程中要经常弹一弹以使细胞充分裂解。4℃、12000rpm 离心 5 分钟，取上清分装于 0.5mL 离心管中并置于 -20℃保存。考马斯亮蓝 G - 250 法测定蛋白质浓度，调整蛋白浓度为 5mg/mL 后分装，置 -80℃保存备用。

（2）SDS - PAGE 电泳　测完蛋白含量后，计算含 $50\mu g$ 蛋白的溶液体积即为上样量。取出 $10\mu L$ 样品至 0.5mL 离心管中，加入 5×SDS 上样缓冲液至终浓度为 1×（上样总体积一般不超过 $15\mu L$，加样孔的最大限度可加 $20\mu L$ 样品。）上样前要将样品于沸水中煮 5 分钟使蛋白变性。用微量进样器贴壁吸取样品，将样品吸出不要吸进气泡。再将加样器针头插至加样孔中缓慢加入样品。电泳时间一般 4~5 小时，浓缩胶电压为 80V，进入分离胶后调整为 120V，持续电泳至溴酚蓝到达分离胶的底部，断开电源，取出凝胶。将平行操作的两块凝胶中的一块用考马斯亮蓝染色液进行染色后脱色观察扫描，另一块凝胶准备转膜。

（3）转膜 按膜的面积略大于分离胶，滤纸的面积略小于分离胶的原则，将凝胶和剪好的两块厚滤纸浸入电转缓冲液中平衡 20 分钟，将 PVDF 膜在无水甲醇中处理 15 秒后水洗 2 次，浸入电转液中 20 分钟，准备铺"三明治"，顺序从下至上依次为阳极板→厚滤纸→PVDF 膜→凝胶→厚滤纸（排去气泡）。盖上阴极板和安全盖，15V 电转 25 分钟。电转移时会产热，在槽的一边放一块冰来降温。

（4）预染 取出 PVDF 膜可见转印上的预染 Marker 条带，将 PVDF 膜置于丽春红应用液中染色 3 分钟后水洗观察转印效果。

（5）封闭 丽春红染色见膜上蛋白条带清晰，判断转印效果良好后，将膜置于封闭液中室温摇床封闭 2 小时。

（6）加一抗 封闭后 TBST 洗 5 分钟×3 次。分别滴加 Caspase－3 抗体和 β－actin 抗体（1∶1 000）于湿盒内的腊板上，将膜正面向下使稀释液覆盖均匀，然后将湿盒置于 4℃过夜。

（7）加二抗 第二天弃一抗，TBST 洗 5 分钟×3 次。加入相应的二抗，加入法同上，室温放置 2 小时。

（8）显色及分析 弃二抗，TBST 洗 5 分钟×3 次。加入显色液至条带清晰可见，充分水洗中止反应。在暗盒中覆盖 X 光胶片曝光。胶片经扫描后由 Quantity one 软件分析目标条带的光密度值（OD 值），本实验重复 3 次。Caspase－3 蛋白表达的相对含量以各组 Caspase－3 光密度值与 β－actin 光密度的比值表示。

8. 超氧化物歧化酶（SOD）和丙二醛（MDA）的测定

将对数生长期的 PC12 细胞以 $0.5 \times 10^5/mL$ 接种于 6 孔板中，接种 1mL，培养 24 小时后，模型组和给药组分别加入终浓度为 300μmol/L 的 MPP^+ 稀释液，同时给药组再加入刺五加有效组分，对照组补足等体积的培养液，置 CO_2 培养箱中培养 48 小时后，用胰酶消化收集细胞，3000rpm/min 离心 5 分钟，并用 PBS 液洗 2 次，然后定量加入 1mL 含有 0.05 mmol/L EDTA 的冰 PBS 超声裂解细胞，然后放入低温超速离心机中，4℃，10000rpm/min 离心 60 分钟。离心后，取上清液测定各组 MDA 的含量和 SOD 的活性，按 SOD、MDA 试剂盒操作。细胞蛋白定量应用考马斯亮蓝标准定量方法。各样本吸光度值用 756 紫外可见分光光度计测定。

9. 一氧化氮（NO）和一氧化氮合成酶（NOS）的测定

将对数生长期的 PC12 细胞以 $0.5 \times 10^5/mL$ 接种于 6 孔板中，接种 1mL，药物处理方法同前，对照组加入等体积的培养液，置 CO_2 培养箱中培养 48 小时后，收集培养上清，分装冻存备用。测时取上述样本按 NO、NOS 试剂盒操作，用 756 紫外可见分光光度计测定其吸光度。

10. Western blot 检测总 ERK1/2（t - ERK1/2）、磷酸化 ERK1/2（p - ERK1/2）和 NF - κB 蛋白的表达

制备蛋白样品，采用考马斯亮蓝 G - 250 法测定蛋白质浓度，调整蛋白浓度为 5mg/mL 后分装，置 -80℃ 保存备用。细胞样品加入上样缓冲液中，在沸水中煮 5~10 分钟，然后每孔加入 50μg 细胞蛋白样品，置电泳缓冲液中，80V 电泳约 30 分钟，待样品进入分离胶后，120V 电泳至溴酚蓝指示剂离胶底线约 1cm 时停止电泳。15V 半干式电转膜 25 分钟，将蛋白质转移至 PVDF 膜上。TBST 配制的 5% 脱脂牛奶室温封闭 2 小时后分别加入总 ERK1/2 抗体、磷酸化 ERK1/2 抗体、NF - κB 抗体和 β - actin 抗体（1∶1 000）4℃ 过夜，洗膜后加入相应的二抗 1∶1000，室温放置 2 小时。洗膜后加发光剂显影，定影，洗片。蛋白表达条带应用凝胶成像分析系统进行灰度扫描和分析。

11. RT - PCR 检测 c - jun 和 c - fos mRNA 的含量

（1）抽提总 RNA　细胞总 RNA 的提取按 Triozl 抽提试剂说明书进行。具体操作如下：

①将各组细胞用胰酶消化，培养液吹打，脱壁后的 PC12 细胞转移到 10mL 离心管中，用 2mL PBS 清洗 2 次。

②加 1mL Trizol，调小刻度移液枪吹打细胞至液体澄清，摇匀后室温孵育 10 分钟。

③将裂解液转移至 1.5mL 灭酶 EP 管中，加氯仿 0.2mL（1/5Trizol 体积），用手剧烈震荡 15 秒，置室温 5 分钟。

④4℃，12000g 离心 15 分钟。

⑤小心收集上层水相 0.5mL，置 1.5mL 灭酶 EP 中（确保不要吸入中间有机相）。

⑥加异丙醇 0.5mL（等体积），用力振摇，置室温 10 分钟（提前将异丙醇 4℃ 预冷，或混匀后置 -20℃60 分钟效果更好）。

⑦4℃，12000g 离心 10 分钟，可见 RNA 沉淀。

⑧弃上清液，用纸吸干管口余液，加入 75% 灭酶乙醇 1mL，用指轻弹使 RNA 沉淀飘起。

⑨4℃，7500g 离心 5 分钟，沉淀即为总 RNA。

⑩弃上清液，真空干燥 4 分钟或空气干燥 5～10 分钟，加入 20（30）μL DEPC 处理水。

⑪6℃水浴 10 分钟助溶。－80℃保存备用。

（2）总 RNA 纯度及浓度测定　取 1μL RNA，加 DEPC 处理的蒸馏水至 80μL，用紫外分光光度计分别测定 OD_{260} 和 OD_{280} 数值，以 DEPC 处理水调零。做 Quantitative Real－Time PCR 实验要求 OD_{260}/OD_{280} 比值于 1.8～2.0 之间。

核酸的最大吸收波长在 260nm，A_{260} 值相当于大约 40μg/mL RNA。

RNA 样品浓度（μg/mL）＝ A_{260} ×稀释倍数×40÷1000

（3）实时荧光定量多聚酶链反应

① RT－PCR 反应引物序列：通过 http：//www.ncbi.nlm.nih.gov 网站进入 Genbank 数据库，查找 c－jun 和 c－fos mRNA 全基因序列，据此应用 Primer5.0 软件进行引物设计，设计的引物序列如下：

内参基因 β－actin：

F：5′－ GGAGATTACTGCCCTGGCTCCTA－3′；

R：5′－ GACTCATCGTACTCCTGCTTGCTG－3′，150bp；

目的基因 c－fos：

F：5′－GCGGGAGTGGTGAAGACCAT－3′；

R：5′－GCTTGGAGCGTATCTGTCAGCTC－3′，176bp；

目的基因 c－jun：

F：5′－CTGCCACCGAGACCGTAAAGA－3′；

R：5′－GCTAGCACTCGCCCAACTTCA－3′，88bp。

以上引物均由 TaKaRa 公司合成，通过同源性（http：//www.ncbi.nlm.nih.gov/blast）比较，均为特异引物。

②逆转录反应：cDNA 合成按 Prime Script^{TM} RT Reagent Kit 试剂盒反转录反应操作方法进行。反应液配制在冰上进行，30μL 反应体系中含 5×PrimeScript^{TM} Buffer（for real time）6μL，Prime Script^{TM} RT Enyme Mix Ⅰ 1.5μL，1 * Oligo dT Primer（50μM）1.5μL，1 * Random 6 mers（100μM）1.5μL，Total RNA 12μL，Rnase Free dH$_2$O 7.5μL。反应参数为：反转录 37℃ 15 分钟，反转录酶的失活反应 85℃ 5 秒。反应结束后将得到的 cDNA 分装后储存于－20℃待用。

③标准曲线的建立：取空白组 cDNA 样品 2μL，加入 18μL 去 RNA 酶灭菌

水，将 cDNA 浓度稀释 10 倍，同理依次类推稀释 10^2 倍、10^3 倍、10^4 倍、10^5 倍，各个不同浓度的标准品均设置 3 个复孔，使用相应引物，建立各基因相应标准曲线。

④ PCR 反应：采用双标准曲线法按 real - time 试剂盒 SYBR Premix Ex Taq™ 操作，在荧光定量 PCR 仪上进行 PCR 反应。设置检测文件，反应条件如下：

第一步是预变性，95℃预变性 30 秒钟，共 1 个循环。

第二步是 PCR 反应，95℃变性 5 秒钟，60℃退火 20 秒钟，共 40 个循环。

整个过程中收集荧光，反应结束后，使用 iQ™5 软件分析 PCR 过程各检测样本的 Ct（Threshold cycle）值，Ct 值随模板浓度增大而减少。同时测定各样本 PCR 反应液的熔解曲线，参数设定：Setpoint 55℃，End temperature 95℃，Temperature change 0.5℃，Dwell time 30 秒钟。由熔解曲线判断 PCR 反应的特异性。每样本做 3 个复孔，取其平均 Ct 值，本实验重复 3 次。设定正常对照组细胞中，目的基因（c - fos、c - jun）相对于内参基因（β - actin）的表达量为 1，实验处理组细胞中目的基因的相对表达量表示为：

$$F = 10^{\Delta C_{T,T}/A_T - \Delta C_{T,R}/A_R}$$

其中，$\Delta C_{T,T}$ 代表实验组减去对照组目的基因 C_T 值的差，$\Delta C_{T,R}$ 代表实验组减去对照组内参基因 C_T 值的差，A_T 和 A_R 分别为目的基因和内参基因标准曲线的斜率。

12. 统计学处理

各组数据均用 $\bar{x} \pm s$ 表示，采用 SPSS 软件进行组间 t 检验，$P < 0.05$ 为差异有统计学意义。

三、实验结果

1. 刺五加有效组分对 PC12 细胞存活率的影响

各组 PC12 细胞处理 48 小时后，模型组 PC12 细胞的 OD 值是 0.28 ± 0.07，与对照组相比，明显低于对照组，有显著性差异（$P < 0.01$）。刺五加有效组分组 PC12 细胞的 OD 值是 0.41 ± 0.09，与模型组比较，明显高于模型组，有显著性差异（$P < 0.01$）。提示刺五加有效组分对 MPP⁺ 诱导的 PC12 细胞损伤具有一定的保护作用，使细胞存活率有较大幅度提高。具体见表 6 - 1。

表 6-1　刺五加有效组分对 MPP$^+$ 诱导 PC12 细胞存活率的影响 ($\bar{x} \pm s$)

组别	OD 值	存活率（%）
对照组	0.42 ± 0.08	100.00
模型组	0.28 ± 0.07▲▲	66.67
有效组分组	0.41 ± 0.09**	97.62

注：与对照组比较，▲▲$P < 0.01$；与模型组比较，**$P < 0.01$。

2. 刺五加有效组分对 PC12 细胞 LDH 漏出的影响

在 MPP$^+$ 处理 PC12 细胞 48 小时后，导致了 PC12 细胞中 LDH 的漏出增多为 (557.8 ± 67.6) U/L，而对照组 PC12 细胞的漏出量仅为 (242.6 ± 43.2) U/L，与对照组比较，显著性差异 ($P < 0.01$)。而刺五加有效组分组 LDH 的漏出量为 (309.5 ± 45.7) U/L，与模型组比较，有显著性差异 ($P < 0.01$)，这个结果更进一步证明了刺五加有效组分对 MPP$^+$ 诱导的 PC12 细胞损伤具有一定的保护作用，能降低质膜的破坏，从而减少细胞中 LDH 的漏出。具体见图 6-1。

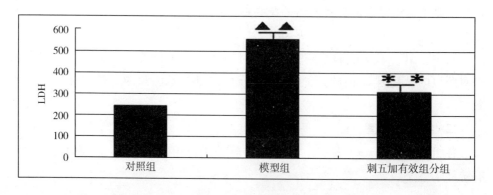

注：与对照组比较，▲▲$P < 0.01$；与模型组比较，**$P < 0.01$。

图 6-1　刺五加有效组分对 MPP$^+$ 诱导 PC12 细胞 LDH 漏出的影响

3. 刺五加有效组分对 PC12 细胞凋亡率的影响

流式细胞图分为四个象限，左下象限代表活细胞，右下象限代表早期凋亡细胞，右上象限代表晚期凋亡/坏死细胞，左上象限代表机械损伤细胞。右下象限与右上象限之和为凋亡率。Annexin V 及 PI 双染流式细胞术检测结果表明，模型组 PC12 细胞的凋亡率为 (40.9 ± 3.9)%，与对照组相比，明显低于对照组，有显著性差异 ($P < 0.001$)，说明 MPP$^+$ 在本实验条件下能诱导 PC12 细胞凋亡。而刺五加有效组分组 PC12 细胞凋亡率为 (26.7 ± 3.9)%，与模型组相比，有显著

性差异（$P<0.01$），提示刺五加有效组分可抑制 MPP⁺ 诱导的 PC12 细胞凋亡。具体见表 6 - 2 和图 6 - 2。

表 6 - 2　刺五加有效组分对 MPP⁺ 诱导 PC12 细胞凋亡率的影响（$\bar{x} \pm s$）

组别	LV（%）	VA（%）	NVA（%）	凋亡率（%）
对照组	85.1 ± 1.9	5.4 ± 1.2	9.4 ± 1.7	14.8 ± 1.8
模型组	58.8 ± 4.0	11.4 ± 3.7	29.5 ± 4.0	40.9 ± 3.9▲▲▲
有效组分组	72.9 ± 3.9	7.4 ± 0.8	19.3 ± 4.3	26.7 ± 3.9＊＊▲▲

注：与对照组比较，▲▲$P<0.01$，▲▲▲$P<0.001$；与模型组比较，＊＊$P<0.01$。

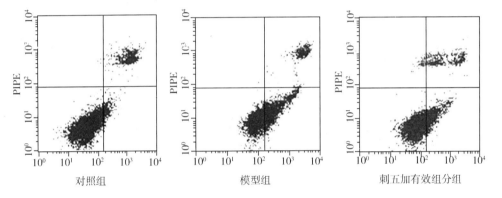

图 6 - 2　流式细胞仪检测的细胞凋亡率

4. 刺五加有效组分对 PC12 细胞周期的影响

利用 PI 染色及流式细胞仪分析结果表明，模型组 PC12 细胞周期各时相的百分比发生变化，与对照组相比，G0/G1 期细胞百分数明显减少（$P<0.01$），S 期细胞虽有增多的趋势，但无统计学意义，G2/M 期明显增加（$P<0.01$）。而给药组与对照组相比，G0/G1 期细胞百分数明显减少，S 期细胞百分数增加，G2/M 期细胞百分数变化不明显；与模型组相比，G2/M 期细胞百分数减少，其余各组细胞百分数均增加。上述结果表明，刺五加有效组分可以使 MPP⁺ 诱导的 PC12 细胞 G2/M 期细胞百分数减少，S 期细胞百分数增加，进入 DNA 合成期的细胞相对增加，细胞的增殖能力增强，因此，刺五加有效组分可通过调节细胞周期来抑制 MPP⁺ 诱导的 PC12 细胞凋亡。具体见表 6 - 3。

表 6 - 3　刺五加有效组分对 MPP$^+$ 诱导 PC12 细胞周期的影响 ($\bar{x} \pm s$)

组别	G0/G1 (%)	S (%)	G2/M (%)
对照组	65. 4 ± 14. 1	18. 4 ± 6. 3	14. 3 ± 4. 1
模型组	43. 3 ± 10. 1▲▲	24. 6 ± 6. 5	20. 0 ± 5. 5▲▲
有效组分组	52. 5 ± 9. 7▲	32. 4 ± 7. 3 * * ▲▲	13. 9 ± 4. 4 * *

注：与对照组比较，▲P < 0.05，▲▲P < 0.01；与模型组比较，* * P < 0.01。

5. 刺五加有效组分对 PC12 细胞 Caspase - 3 蛋白表达的影响

结果如图 6 - 3 和图 6 - 4 所示，MPP$^+$ 处理 PC12 细胞 48 小时后，与正常对照组相比，Caspase - 3 蛋白表达明显增加，凝胶成像分析系统分析灰度扫描后，比值有显著性差异（P < 0.01）；用刺五加有效组分处理后，能明显减少 Caspase - 3 蛋白的表达，与模型组比较，比值有统计学意义（P < 0.05）。表明刺五加有效组分可通过减轻 MPP$^+$ 对 Caspase - 3 蛋白上调，对抗 MPP$^+$ 的毒性从而发挥其细胞保护作用。

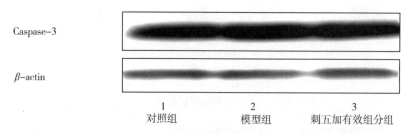

图 6 - 3　刺五加有效组分对 MPP$^+$ 诱导 PC12 细胞 Caspase - 3 表达的影响

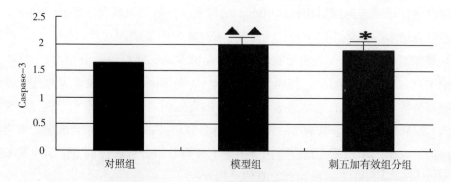

注：与对照组比较，▲P < 0.05；与模型组比较，* * P < 0.01。

图 6 - 4　刺五加有效组分对 MPP$^+$ 诱导 PC12 细胞 Caspase - 3 表达的影响

6. 刺五加有效组分对 PC12 细胞 SOD 活性和 MDA 含量的影响

SOD 检测原理：通过黄嘌呤及黄嘌呤氧化酶反应系统产生的超氧阴离子自由基可氧化羟胺形成亚硝酸盐，在显色剂作用下，呈紫红色，550nm 可见光分光光度计测其 OD 值。

检测 MDA 的量，可反映细胞内脂质过氧化程度，间接反映细胞受损伤程度。原理：过氧化脂质降解产物中的 MDA，可以与硫代巴比妥酸（TBA）缩合，形成红色产物。可见光分光光度计在 532nm 处测量其吸光度值，公式计算 MDA 活力。

从表 6 - 4 可知，模型组 PC12 细胞中 SOD 活力为（14.2 ± 4.5）U/mL，与对照组相比，明显低于对照组，有显著性差异（$P < 0.01$）；而有效组分组 PC12 细胞中 SOD 为（18.8 ± 5.2）U/mL，高于模型组，有统计学意义（$P < 0.05$）。模型组 MDA 含量为（17.2 ± 2.8）nmol/L，与对照组相比，明显高于对照组，有显著性差异（$P < 0.01$）；而有效组分组 MDA 含量为（10.6 ± 1.8）nmol/L，低于模型组，有显著性差异（$P < 0.01$）。提示刺五加有效组分可通过提高 SOD 活力，减少脂质过氧化物 MDA 的产生，从而发挥其对 MPP⁺ 损伤 PC12 细胞的保护作用。

表 6 - 4　刺五加有效组分对 MPP⁺ 诱导 PC12 细胞 SOD 和 MDA 含量的影响（$\bar{x} \pm s$）

组别	SOD（U/mL）	MDA（nmol/L）
对照组	23.1 ± 6.4	9.5 ± 2.2
模型组	14.2 ± 4.5▲▲	17.2 ± 2.8▲▲
有效组分组	18.8 ± 5.2*	10.6 ± 1.8**

注：与对照组比较，▲▲ $P < 0.01$；与模型组比较，* $P < 0.05$，** $P < 0.01$。

7. 刺五加有效组分对 PC12 细胞 NO 和 NOS 的影响

从表 6 - 5 可知，模型组 PC12 细胞的 NO 和 NOS 的含量分别为（74.1 ± 11.5）μmol/L、（42.5 ± 16.5）U/mL，与对照组相比，明显高于对照组，有统计学差异（$P < 0.05$）；刺五加有效组分组 NO 和 NOS 的含量分别为（48.6 ± 7.5）μmol/L、（29.7 ± 13.3）U/mL，明显低于模型组，有统计学差异，分别为 $P < 0.01$，$P < 0.05$。

表 6 - 5　刺五加有效组分对 MPP⁺ 诱导 PC12 细胞 NO 和 NOS 含量的影响（$\bar{x} \pm s$）

组别	NO（μmol/L）	NOS（U/mL）
对照组	44.3 ± 8.4	26.3 ± 7.8
模型组	74.1 ± 11.5▲▲	42.5 ± 16.5▲

续表

组别	NO（μmol/L）	NOS（U/mL）
有效组分组	48.6 ± 7.5 **	29.7 ± 13.3 *

注：与对照组比较，▲ $P < 0.05$，▲▲ $P < 0.01$；与模型组比较，* $P < 0.05$，** $P < 0.01$。

8. 刺五加有效组分对 PC12 细胞 t – ERK1/2 和 p – ERK1/2 的影响

实验结果中 p – ERK 表达的相对含量以各组 p – ERK 光密度值和 t – ERK 光密度值的比值表示。从图 6 – 5 和图 6 – 6 可以看出，各组 PC12 细胞处理 48 小时后，t – ERK 蛋白水平无明显差别，而 p – ERK 蛋白水平差异较大。模型组 PC12 细胞 p – ERK 蛋白的相对含量为 0.22 ± 0.05，与对照组相比，明显低于对照组，$P < 0.01$；而刺五加有效组分组 p – ERK 蛋白的相对含量为 0.38 ± 0.07，与模型组相比，明显高于模型组，有显著性差异（$P < 0.01$）。说明刺五加有效组分能显著提高 MPP$^+$ 诱导的 PC12 细胞磷酸化的 ERK1/2 蛋白表达水平。

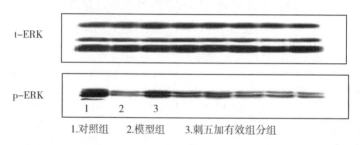

1.对照组 2.模型组 3.刺五加有效组分组

图 6 – 5　刺五加有效组分对 MPP$^+$ 诱导 PC12 细胞 t – ERK1/2 和 p – ERK1/2 表达的影响

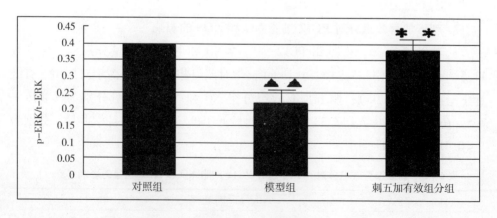

注：与对照组比较，▲▲ $P < 0.01$；与模型组比较，** $P < 0.01$。

图 6 – 6　刺五加有效组分对 MPP$^+$ 诱导 PC12 细胞 t – ERK1/2 和 p – ERK1/2 表达的影响

9. 刺五加有效组分对 PC12 细胞 NF – κB 的影响

实验结果中 NF – κB 蛋白表达的相对含量以各组 NF – κB 光密度值和 β – actin 光密度的比值表示。从图 6 – 7 和图 6 – 8 可以看出，各组 PC12 细胞处理 48 小时后，NF – κB 蛋白水平无明显差别。模型组 PC12 细胞 NF – κB 蛋白的相对含量为 2.09 ± 0.11，与对照组相比，略高于对照组，但无统计学意义。刺五加有效组分组 PC12 细胞 NF – κB 蛋白的相对含量为 2.05 ± 0.11，与模型组含量接近，无统计学意义。

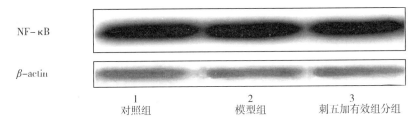

	1	2	3
NF–κB	对照组	模型组	刺五加有效组分组

图 6 – 7　刺五加有效组分对 MPP⁺ 诱导 PC12 细胞 NF – κB 表达的影响

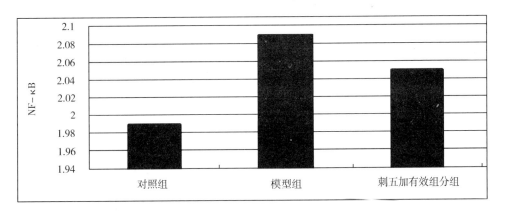

注：与对照组比较，$P > 0.05$；与模型组比较，$P > 0.05$。

图 6 – 8　刺五加有效组分对 MPP⁺ 诱导 PC12 细胞 NF – κB 表达的影响

10. 刺五加有效组分对 PC12 细胞 c – jun 和 c – fos mRNA 含量的影响

（1）抽提总 RNA　提取 PC12 细胞的总 RNA，用紫外分光光度计测定 OD_{260}/OD_{280} 比值均大于 1.8，符合反转录要求。

（2）熔解曲线分析　图 6 – 9 ~ 图 6 – 11 显示内参基因（β – actin）和目的基因（c – fos、c – jun）的熔解曲线均为一个峰，峰形窄而尖，无杂峰，说明本实验可以保证扩增产物的特异性。

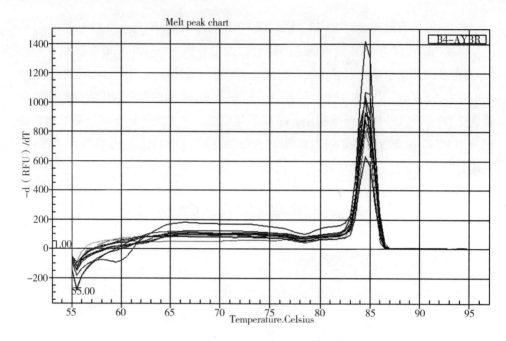

图 6 - 9　β - actin 熔解曲线图

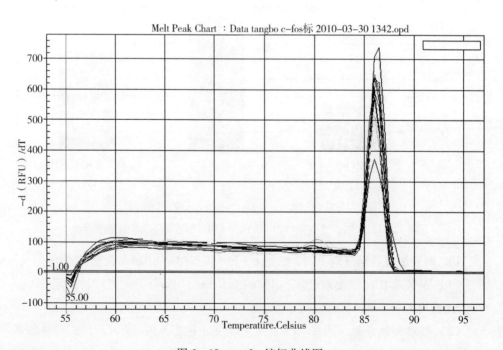

图 6 - 10　c - fos 熔解曲线图

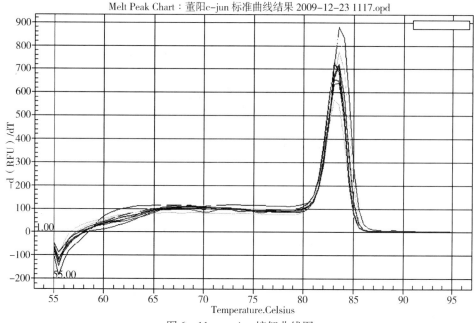

图 6 - 11　c - jun 熔解曲线图

（3）标准曲线分析　标准曲线（图 6 - 12 ~ 图 6 - 14）显示，10 倍梯度稀释的相对标准品进行 PCR 扩增后，对同一内参基因和目的基因的阈值设定为一致，使其相对定量在同一基因内具有可比性，各自得到的内参基因（β - actin）和目的基因（c - fos、c - jun）标准曲线，直线拟合度良好，斜率分别为 - 3.534、- 3.285、- 3.836，其直线相关系数分别为 0.998、0.996、0.994，直线相关性好，可在较宽的范围内进行定量分析。

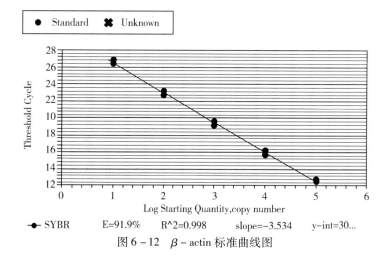

图 6 - 12　β - actin 标准曲线图

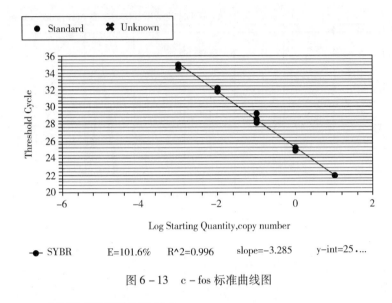

图 6 – 13　c – fos 标准曲线图

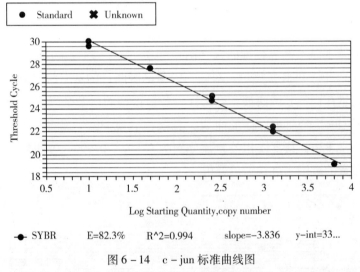

图 6 – 14　c – jun 标准曲线图

（4）各组 PC12 细胞 c – jun 和 c – fos mRNA 的表达　图 6 – 15 和图 6 – 16 显示模型组 PC12 细胞 c – jun mRNA 相对含量为 1. 26 ± 0. 26，刺五加有效组分组 PC12 细胞 c – jun mRNA 表达下调为 1. 01 ± 0. 12，与模型组比较，有统计学意义（$P < 0.05$）。模型组 c – fos mRNA 相对含量为 6. 92 ± 0. 52，刺五加有效组分组 PC12 细胞 c – fos mRNA 表达下调为 2. 44 ± 0. 21，明显低于模型组，有显著性差异（$P < 0.01$）。

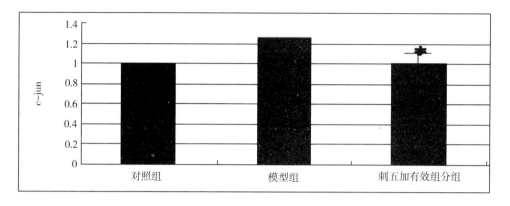

注：与模型组比较，$^{*}P < 0.05$，$^{**}P < 0.01$。

图 6 – 15　刺五加有效组分对 MPP⁺ 诱导 PC12 细胞 c – jun mRNA 表达的影响

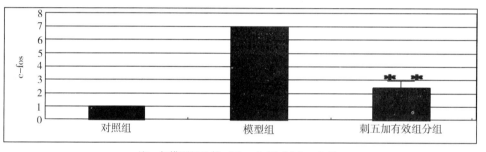

注：与模型组比较，$^{*}P < 0.05$，$^{**}P < 0.01$。

图 6 – 16　刺五加有效组分对 MPP⁺ 诱导 PC12 细胞 c – fos mRNA 表达的影响

四、讨论

1. 刺五加有效组分对 MPP⁺ 诱导的 PC12 细胞损伤的影响

MTT 试验是一种评价细胞存活和生长状态的方法，可间接反映活细胞的数量与活力。因此，本研究采用 MTT 法检测细胞活力，以细胞存活率为指标，检测刺五加有效组分对 MPP⁺ 诱导的 PC12 细胞损伤的保护作用。实验结果表明，刺五加有效组分对 MPP⁺ 诱导的 PC12 细胞损伤具有一定的保护作用，使细胞存活率有较大幅度提高，与模型组比较，有统计学意义（$P < 0.01$）。

为了进一步验证其保护作用，本研究又选用 LDH 为考察指标。LDH 是细胞能量代谢（糖酵解）过程中一个重要的酶，可以催化乳酸生成丙酮酸时产生 ATP。在细胞体外培养时，如果细胞膜受损，LDH 会从细胞内渗漏到培养液中，因此 LDH 的漏出量是质膜完整性的标志。通过测定细胞培养液中 LDH 的漏出量可以客观地衡量细胞的损伤程度。LDH 漏出量越大，细胞损伤越严重。实验结果进一步证明了刺五加有效组分对 MPP⁺ 诱导的 PC12 细胞损伤具有一定的保护作用，能降低质膜的破坏，从而减少细胞中 LDH 的漏出，与模型组比较，有显著性差异（$P < 0.01$）。

从细胞存活率和 LDH 漏出量实验结果看出，刺五加有效组分对 MPP⁺ 诱导的 PC12 细胞损伤具有一定的保护作用，能降低质膜的破坏，减少细胞中 LDH 的漏出，提高 PC12 细胞存活率。至于刺五加有效组分发挥多巴胺能神经保护作用的机制如何，以下实验将从细胞凋亡、氧化应激和信号转导通路方面逐步探讨。

2. 刺五加有效组分对 PC12 细胞凋亡的影响

国内外学者针对 PD 的发病机制进行了大量研究，根据众多的研究资料提示：遗传因素是 PD 发病的基础，环境因素是其诱发因素，氧化应激过度、免疫异常、线粒体功能缺陷是其过程，黑质 DA 能神经细胞凋亡是其结果。研究表明，PD 患者黑质中的多巴胺能神经元的凋亡数量增加至 50% 左右就会出现震颤症状。因此，本研究应用流式细胞仪检测细胞凋亡率和细胞周期，Western blot 技术检测 Caspase - 3 蛋白表达水平，考察刺五加有效组分对 MPP⁺ 诱导的 PC12 细胞凋亡的影响。

在正常情况下，细胞膜的磷脂酰丝氨酸（PS）位于细胞膜内侧，在细胞发生早期凋亡时从胞膜内侧转移到细胞膜表面，预连荧光素的 FITC 的 Annexin V 是 Ca^{2+} 依赖性磷脂结合蛋白，与 PS 高亲和力结合，利用此项技术可以检测到 PS 的变化，是早期细胞凋亡的标志。此时凋亡细胞胞膜完整，对 PI 拒染，因而 PI 阴性而 Annexin V 阳性的细胞为早期凋亡细胞。当 PI 和 Annexin V 均为阳性时，是晚期细胞凋亡的标志。本实验利用 Annexin V 及 PI 双染流式细胞技术检测不同实验组 PC12 细胞的凋亡情况。实验结果表明，刺五加有效组分可抑制 MPP⁺ 诱导的 PC12 细胞凋亡，与模型组相比，有显著性差异（$P < 0.01$）。

以往对细胞周期的研究多集中于肿瘤机制。近年来，越来越多的证据表明，神经细胞周期的调控异常在许多神经退行性疾病中扮演着重要角色，可能是一个普遍存在的病理过程。哺乳动物神经细胞的周期分成 G1、S、G2 及 M 期。S 期为 DNA 复制合成期，M 期为有丝分裂期。神经细胞的周期演变很慢，在任何时候处于分裂期的细胞都很少。即使使用快速培养系统，大部分细胞（65% ~ 70%）处于 G1 期，且有 20% 的细胞处于 G0 期。实验结果表明，刺五加有效组分可以使 MPP⁺ 诱导的 PC12 细胞 G2/M 期细胞百分数减少，S 期细胞百分数增加，进入 DNA 合成期的细胞相对增加，细胞的增殖能力增强。因此，刺五加有效组分可通过调节细胞周期来抑制 MPP$^+$ 诱导的 PC12 细胞凋亡。

细胞凋亡是多重信号的级联反应，一些蛋白、蛋白酶直接参与了凋亡的启动和执行过程，但不同的信号分子启动的凋亡通路不同。Caspase 是启动 Caspase 依赖性凋亡通路的一大类关键酶，在哺乳动物细胞中已至少发现了 14 种亚型，即 Caspase 1 - 14。其中 Caspase - 3 是凋亡蛋白酶级联反应的最终通路，是凋亡的执行者，故被称为死亡蛋白。活化的 Caspase - 3 随后切割下游的蛋白激酶、核酸酶及细胞骨架等，导致细胞凋亡。因此，Caspases - 3 是反映细胞凋亡的经典指标。Western blot 实验结果显示，刺五加有效组分可通过减轻 MPP$^+$ 对 Caspase - 3 蛋白上调，对抗 MPP$^+$ 的毒性从而发挥其细胞保护作用，与模型组比较，有统计学意义（$P < 0.05$）。

从以上细胞凋亡率、细胞周期和 Caspase - 3 蛋白表达水平实验结果可以看出，刺五加有效组分具有抗凋亡作用，可能通过抗凋亡途径减轻 MPP$^+$ 对 PC12 细胞的毒性而发挥保护作用。至于从何角度影响凋亡由下一步实验得以证实。

3. 刺五加有效组分对 PC12 细胞氧化应激的影响

研究发现氧化应激导致神经元凋亡和坏死，是引起神经系统退行性疾病的重要原因，在 PD 发病过程中发挥着重要作用。已有充分证据表明，PD 患者机体处于氧化应激状态。环境因素包括一些环境产生的神经毒素，如 6 - OHDA、MTPT、除草剂、鱼藤酮等，它们都能引起多巴胺能神经元的损伤甚至凋亡，这些神经毒素引起多巴胺能神经元损伤和凋亡的共同特征是通过氧化应激实现的。更为严重的是氧化还原平衡的破坏，进一步导致线粒体电子传递链受阻，呼吸衰竭，产生能量危机，形成氧化应激和线粒体损伤的反馈循环，最终导致多巴胺能神经元过度损伤和缺失，产生 PD 的临床症状。因此，本研究选用 SOD、MDA、NO 和 NOS 为指标，从氧化应激角度考察刺五加有效组分对 MPP$^+$ 诱导的 PC12 细胞凋亡的影响。

超氧化物歧化酶（SOD）是细胞中最重要的抗氧化酶，也是机体主要的自由基清除酶，它能清除超氧阴离子自由基，防止机体免受氧化损伤。但 SOD 对氧自由基的清除能力总是有限的，如果氧自由基的产生超过 SOD 的清除能力，氧自由基就会对机体造成危害。因此，该酶的测定可反映机体内源性抗氧化能力。同时，SOD 的测定常与丙二醛（MDA）的测定相互配合。MDA 是不饱和脂肪酸受 ROS 攻击的最终产物，是具有两个醛基的高活性化合物，可与蛋白质、酶素或核酸分子中的胺基发生反应，形成附加物，并会长期累积在机体内，造成对身体的伤害。机体产生的氧自由基能攻击生物膜中的不饱和脂肪酸，产生脂质过氧化物，如 MDA、羟基、羰基等而引起细胞死亡，因此，MDA 含量的测定可直接反映机体内脂质过氧化的程度，也可间接反映细胞受自由基攻击所致细胞损伤的严重程度。

另外，研究表明自由基的另一个来源为大脑黑质病变时，一氧化氮合成酶（NOS）的表达增加导致一氧化氮（NO）和过氧硝酸盐自由基水平升高。PD 患者脑组织中 iNOS 的表达主要在胶质细胞，动物实验和 PD 患者死后均证实，iNOS 的表达可以通过 NO 损伤神经元，参与了 PD 的发病过程。大量研究表明，过量的一氧化氮（NO）可以诱导神经元凋亡。在病理条件下，ROS 和 NO 的产量都大大增加，二者极易发生反应生成过氧亚硝基。过氧亚硝基是强氧化剂，可以与蛋白质的巯基反应，或者硝基化芳香族氨基酸，影响它们在信号传导中的功能。此外，过氧亚硝基可以氧化脂类、蛋白质和 DNA，从而破坏其功能。

实验结果提示，刺五加有效组分可降低 MPP^+ 损伤的 PC12 细胞中 NO 和 NOS 含量，提高 SOD 活力，减少 MDA 的产生，从而减轻 MPP^+ 对 PC12 细胞的毒性作用。因此，刺五加有效组分具有抗氧化应激作用，推测其可能通过减轻 MPP^+ 引发的 PC12 细胞氧化应激损伤，进而抑制细胞凋亡发挥多巴胺能神经的保护作用。

4. 刺五加有效组分对 PC12 细胞 ERK1/2 通路的影响

在面对氧化应激的挑战中，一些分子信号事件和基因程序可以被激活，最终成为对氧化损伤的抵抗能力。当细胞面临氧化损伤时，ERK1/2 通路的活化对细胞存活非常重要。活化的 ERK1/2 可以保护神经细胞免受氧化性毒物诱导的细胞凋亡。活化后的 ERK 则迅速从胞浆穿过核膜作用于 EIK - 1、c - myc、c - fos、c - jun、ATF、NF - κB、CREB、AP - 1 等转录因子，这些转录因子进一步调节它们各自靶基因的转录，引起特定蛋白的表达或者活性改变，最终调节细胞代谢和功能，影响细胞产生特定的生物学效应。因此，本研究采用 Western blot 技术检测 ERK1/2 和 NF - κB 蛋白表达水平，RT - PCR 检测 c - jun 和 c - fos mRNA 转录水平，考察刺五加有效组分是否通过 ERK1/2 信号通路对 MPP^+ 诱导的 PC12 细胞凋亡发挥保护作用。

丝裂原激活蛋白激酶（mitogen activated protein kinase，MAPKs）信号通路的研究是近年来细胞生物学领域一个最引人注目的课题。MAPKs 信号通路与细胞的许多功能相关，促进细胞增殖、分化，细胞周期调控及细胞生存。细胞外的刺激作用于细胞后，细胞出现相应的生物学效应，其间通过了 MAPK 信号转导通路多级激酶的级联反应，即上游激活蛋白→MAPKKK→MAPKK→MAPK，其中 MAPK 是 MAPK 信号传递途径的中心，一旦被激活可以特异性地磷酸化一系列胞浆蛋白（包括其他的蛋白激酶、磷脂酶和细胞骨架相关蛋白等），或转移到核中活化某些转录因子，参与细胞重要功能的调控。真核细胞中，主要包括 3 条 MAPK 信号转导通路，即细胞外信号调节激酶（ERK）通路，c-jun 氨基末端激酶（JNK）通路和 P38 通路。其中 ERK 家族有 5 个亚族，即 ERK1 ~ ERK5。ERK1 和 ERK2 统称为 ERK1/2，相对分子量为 44kD 和 42kD，两者具有 90% 的同源性。ERK1 和 ERK2 途径是目前 ERK 家族中研究较为透彻的，它们在细胞内表达广泛，生长因子、离子射线、过氧化氢、毒物等多种因素均可导致 ERK1/2 Ⅷ区上 Ser/Thr 双位点磷酸化从而被活化。MAPKs 信号调节通路，尤其是 ERK 通路，对神经元的存活起到重要作用。药理学证据表明，ERK 通路对多巴胺能神经元起重要的神经保护作用。ERK1/2 激活可以促进基础的多巴胺能神经元的存活，还可保护多巴胺能神经元免受氧化应激的损伤。Western blot 实验结果说明刺五加有效组分能显著提高 MPP⁺ 诱导的 PC12 细胞 p-ERK1/2 蛋白表达水平。

NF-κB（nuclear factor kappa B）是 Rel 转录因子家族的成员之一，是一种广泛存在的多向性核转录调节因子，可调节生长因子、氧化应激相关酶、转录因子等基因的表达功能。大量的研究证实，NF-κB 可以介导细胞存活或死亡两条通路。有研究表明，NF-κB 的活化与 PD 患者的神经元凋亡有关，PD 患者中多巴胺能神经元 NF-κB 的活性比正常高出 70 多倍。另外，有研究资料显示在氧化损伤情况下，NF-κB 活性为神经细胞存活所必需。NF-κB 是被报道的第一个对氧化应激产生反应的真核转录因子。本实验结果表明，刺五加有效组分组 PC12 细胞 NF-κB 蛋白的相对含量为 2.05 ± 0.11，与模型组含量接近，无统计学意义。说明在本实验条件下，刺五加有效组分对 PC12 细胞 NF-κB 蛋白表达水平无影响。

c-fos、c-jun 基因为编码核蛋白的基因，是快速反应性基因中研究最多、最深入的一种。c-jun、c-fos 被认为在诱导神经细胞凋亡中发挥着重要作用。但在多种 PCD 过程中确实存在 c-fos 的过度表达，但到底是 c-fos 引起 PCD 还是 PCD 同时伴有 c-fos 的增多，到目前为止还没有确证。存在于正常细胞内的 c-fos 原癌基因所编码的 fos 蛋白在神经系统的信号传导中起重要作用，它被认为是一种第三信使调控靶基因的表达，偶联细胞外信息与细胞内靶基因的转录，使短时程刺激变为对神经系统的长时程效应，参与神经细胞生长、分化等重要生命活动，是细胞内重要信使。在正常情况下，中枢神经系统某些部位的神经细胞可有 c－fos、c－jun 基础水平的表达，但水平较低，不容易检测到；然而神经细胞可被多种不同的生理和病理性刺激诱导，发生 c－fos、c－jun 快速、短暂、高水平的表达。RT－PCR 实验结果显示，刺五加有效组分能下调 PC12 细胞 c－fos mRNA 表达，与模型组比较，有显著性差异（$P < 0.01$）。另外，刺五加有效组分还能下调 PC12 细胞 c－jun mRNA 表达，与模型组比较，有统计学意义（$P < 0.05$）。

从 ERK1/2、NF－κB、c－jun 和 c－fos 实验结果看出，刺五加有效组分具有激活 ERK1/2 信号通路，降低其下游的相关转录因子（c－fos、c－jun）活性的作用，推测其可能通过此途径发挥对 MPP^+ 诱导的 PC12 细胞损伤的保护作用。

综合以上实验结果，刺五加有效组分对 MPP^+ 诱导的 PC12 细胞损伤有一定的保护作用。推测刺五加有效组分可能是通过激活 ERK1/2 信号通路，降低其下游的相关转录因子（c－fos、c－jun）的活性，以减轻细胞氧化应激损伤，进而抑制细胞凋亡发挥其保护作用。因此，本研究认为刺五加有效组分具有多成分、多靶点、整体综合调节的优势，且成分及作用机理已相对清楚，质量稳定可控，能够产业化推广。这将为刺五加开发为作用靶标明确、拥有自主知识产权、安全有效的治疗帕金森病的中药新药奠定基础。

五、结论

1. 刺五加有效组分对 MPP^+ 诱导的 PC12 细胞损伤均具有一定的保护作用。

2. 刺五加有效组分可能通过激活 ERK1/2 信号通路，增强其下游的相关转录因子（c－fos、c－jun）的活性，降低 NO 和 NOS 含量，提高 SOD 活力，减少 MDA 的产生，下调 Caspase－3 蛋白表达水平，调节细胞周期，降低细胞凋亡率，发挥其对多巴胺能神经元的保护作用。

第二节　刺五加苷 B、D、E 对 MPP^+ 诱导 PC12 细胞凋亡的保护作用

神经毒素 MPP^+ 诱导 PC12 细胞凋亡的方法是研究 PD 发病原因及药理学机制

较为理想的模型，本实验在前期研究的基础上，研究刺五加苷 B、D、E 对 MPP^+ 诱导 PC12 细胞凋亡的保护作用。

一、实验材料

1. 细胞株

大鼠肾上腺嗜铬细胞瘤细胞（PC12），购自中科院上海生物细胞研究所。

2. 主要试剂

MPP^+（美国 Sigma 公司）；Fluo - 3/AM（美国 Sigma 公司）；PMSF（美国 Sigma 公司）；DMEM 培养基（GIBCO 公司）；青链霉素混合液、谷氨酰胺、胎牛血清（杭州四季青公司）；AnnexinV - PI 试剂盒（联科生物）；SDS - PAGE 凝胶配置试剂盒（中国碧云天生物有限公司）；Caspase - 3 抗体（Santa Cruz Biotech 公司）；β - actin 抗体（美国 KPL 公司）；刺五加苷 B、D、E 标准品（中国药品生物制品检定所，批号：111574 - 200502）；其他常规化学试剂为进口或国产分析纯产品。

3. 主要仪器设备

二氧化碳培养箱（力康发展公司）；医用型洁净工作台（北京东联哈尔仪器制造有限公司）；倒置显微镜（美国 philippines 公司）；空气消毒机（北京东华原医疗设备有限公司）；液氮生物容器（成都金凤液氮容器有限公司）；微孔板恒温振荡器（上海朗赋实业有限公司）；超级恒温槽（上海一恒科学仪器有限公司）；酶标仪（上海塞默飞世尔仪器有限公司）；流式细胞仪（美国 BD 公司）；电热恒温鼓风干燥箱（上海跃进科学器械厂）；垂直电泳仪及转膜系统（美国 Bio Rod 公司）；凝胶成像分析系统（Alpha Innotech 公司）。

4. 主要试剂的配制

（1）0.01mol/L PBS 缓冲液

0.2mol/L NaH₂PO₄	19mL
0.2mol/L Na₂HPO₄	81mL
NaCl	17g

$0.2mol/L\ NaH_2PO_4$　　　　　　　　　19mL

$0.2mol/L\ Na_2HPO_4$　　　　　　　　　81mL

NaCl　　　　　　　　　　　　　　　17g

蒸馏水至 2000mL

混匀后，pH 值 7.2～7.4。高压灭菌，过滤，分装，4℃保存备用。

（2）L - 谷氨酰胺　称取 L - 谷氨酰胺 0.2922g，溶于三蒸水中，定容至 10mL，配成 200mmol/L 的溶液，充分搅拌溶解后，过滤，分装，-20℃保存。

（3）胎牛血清　胎牛血清4℃过夜，56℃灭火30分钟，过滤，分装，-20℃保存。

（4）MPP$^+$溶液　MPP$^+$ 29.7mg溶于去离子水中，最后定容到10mL，浓度为10mmol/L，为储备液，用0.22μm微孔滤膜过滤除菌，分装1mL/瓶，避光，4℃保存，使用时用含10%的胎牛血清的培养液稀释至相应浓度即可，两周内有效。

（5）高糖型DMEM培养液　每100mL培养液中含有体积分数为88%的DMEM，10%胎牛血清，1%青链霉素混合液，1% L-谷氨酰胺。混匀，调节pH值在7.2~7.4之间，4℃保存。

（6）配置Fluo-3/AM荧光探针　Fluo-3/AM溶于DMSO中，配制终浓度为1mmol/L的母液作为储备液，-20℃避光保存。使用时将储备液用培养液（DMEM）稀释200倍，使作用细胞的终浓度为5μmol/L。

（7）配置Rh123溶液　Rhodamine 123溶5mL DMSO中，配制浓度为5mg/mL作为储备液，使用时用PBS稀释，-20℃避光保存。

（8）G250考马斯亮蓝溶液

考马斯亮蓝G250	100mg
95%乙醇	50mL
磷酸	100mL

蒸馏水至1000mL

配制时，先用乙醇溶解考马斯亮蓝染料，再加入磷酸和水，混匀后，用滤纸过滤，4℃保存。测蛋白含量专用。

（9）10%分离胶和4%浓缩胶

	10%分离胶（10mL）	4%浓缩胶（5mL）
超纯水	4.85mL	3.16mL
40% Acr/Bic（37.5∶1）	2.5mL	0.5mL
1.5mol/L Tris·HCl（pH值8.8）	2.5mL	—
0.5mol/L Tris·HCl（pH值6.8）	—	1.26mL
10% SDS	100μL	50μL
10% AP（过硫酸胺）	50μL	25μL
TEMED	5μL	5μL

加TEMED后，立即混匀即可灌胶。

（10）封闭液

脱脂奶粉（国产，安怡牌）	5g
TBST	100mL

即含 5% 脱脂奶粉的 TBST 缓冲液。溶解后 4℃ 保存。使用时，恢复室温，用量以盖过膜面即可，一次性使用。

（11）洗脱抗体缓冲液

14.4mol/L 2 – mercaptoethanol	700μL
SDS	2g
0.5mol/L Tris·HCl（pH 值 6.8）	12.5mL

超纯水定容至 100mL

配制时，在通风厨内进行。内含：洗脱抗体缓冲液 100mmol/L，2 – mercaptoethanol，2% SDS，62.5mmol/L Tris·HCl 。pH 值为 6.8，4℃ 保存。可重复使用 1 次。

（12）显影液（5×）

自来水（加热至 50℃）	375mL
米吐尔	1.55g
亚硫酸钠（无水）	22.5g
碳酸钠（无水）	33.75g
溴化钾	20.95g

补水至 500mL

配制时，上述药品应逐一加入，待一种试剂溶解后，再加入后一种试剂。4℃ 保存。使用时用自来水稀释至 1 倍。

（13）定影液

自来水（50℃～60℃）	700mL（以下）
硫代硫酸钠	240g
亚硫酸钠（无水）	15g
冰乙酸	12.6mL
硼酸	7.5g
钾明矾	15g

补水至 1000mL

药品按顺序加入，前者溶解后再加后者，室温保存。

（14） 5×SDS 上样缓冲液

0.5mol/L Tris·HCl（pH 值 6.8）	2.5mL
二硫叔糖醇（DTT，MW154.5）	0.39g
SDS	0.5g
溴酚蓝	0.025
甘油	2.5mL

内含 0.25mol/L Tris·HCl，pH 值 6.8，0.5mol/L 二硫叔糖醇，10% SDS，0.5% 溴酚蓝，50% 甘油。混匀后，分装于 1.5mL 离心管中，4℃ 保存。

（15） 电泳液缓冲液

Tris（MW121.14）	3.03g
甘氨酸（MW75.07）	18.77g
SDS	1g
蒸馏水至 1000mL	

需测 pH 值，一般在 8.3 左右。内含 25mmol/L Tris，0.25mol/L 甘氨酸，0.1% SDS。溶解后室温保存，此溶液可重复使用 3~5 次。

（16） 转移缓冲液

甘氨酸（MW75.07）	2.9g
Tris（MW121.14）	5.8g
SDS	0.37g
甲醇	200mL
蒸馏水至 1000mL	

调节 pH 值在 8.3 左右，内含 48mmol/L Tris，39mmol/L 甘氨酸，0.037% SDS，20% 甲醇。溶解后室温保存，此溶液可重复使用 3~5 次。

（17） 10×丽春红染液

丽春红	2g
三氯乙酸	30g
磺基水杨酸	30g
蒸馏水至 100mL	

使用时将其稀释 10 倍。

二、实验方法

1. PC12 细胞的培养与实验分组

（1）复苏　液氮中取出 PC12 细胞冻存管，立即 37℃ 水浴，期间摇动至溶解（尽量在 1 分钟内完成）。移入离心管中，加适量培养液混匀，1500rpm 离心 3 分钟，弃上清，加入培养液轻柔吹打混匀，移入培养瓶，置于 CO_2 培养箱中培养。

（2）细胞传代　细胞 2 ~ 3 天传代 1 次，待细胞 80% 融合时，弃去旧培养液，用适量的 0.25% 胰蛋白酶消化 2 ~ 3 分钟，加含血清培养液终止，用新鲜培养液轻轻吹打为单细胞悬液，一般按 1:2 传代。

（3）冻存　细胞胰蛋白酶消化，用培养液轻柔吹打，收集至离心管中，1500rpm 离心 3 分钟，弃上清，用 920μL 培养液重悬细胞，加入 80μL 低温保护剂 DMSO（含 8% DMSO），混匀，移入 2mL 冻存管中，封口标记。缓冻过程如下：4℃ 10 分钟→冰水混合物 10 分钟→ −20℃ 30 分钟→液氮上方过夜→投入液氮中长期保存。

（4）细胞培养　PC12 细胞培养于高糖型 DMEM 培养液中，于 37℃，5% CO_2，相对湿度为 95% 条件下培养，细胞每隔一天更换培养液，2 ~ 3 天传代一次。倒置显微镜下观察，计数，取对数生长期的细胞进行实验。

（5）细胞计数　清洗细胞计数板及盖玻片，将培养细胞胰酶消化，吹打成细胞悬液，吸取适量滴于计数板盖玻片一侧边缘，让细胞悬液自然流入计数室内，注意不可产生气泡。低倍镜下数出计数室四角大格中的细胞数，压线细胞数上不数下，数左不数右。不同稀释倍数细胞悬液的细胞浓度可用下式计算：

细胞浓度（细胞数/mL）=（四大格的细胞数/4）×10000×稀释倍数

（6）实验分组　根据前期实验结果，确定的造模条件为 MPP⁺ 终浓度 300μmol/L、作用时间 48 小时，刺五加苷 B 的最佳剂量为 10μg/mL。实验分为：①空白对照组（补足等体积培养液）；②模型组（300μmol/L MPP⁺）；③给药组：刺五加苷 B 组（终浓度 15μg/mL）、刺五加苷 D 组（终浓度 30μg/mL）、刺五加苷 E 组（终浓度 40μg/mL），分别与 MPP⁺ 共同处理细胞 48 小时。

另采用流式细胞仪的实验部分还需使用未经染色诱导处理的正常细胞，作为对照进行荧光补偿调节，去除光谱重叠和设定十字门的位置。

2. 流式细胞仪检测细胞线粒体膜电位（MMP）

将不同处理后的 PC12 细胞用 0.25% 胰蛋白酶消化，1500rpm 离心 5 分钟，

收集 1×10^6 细胞，不含钙、镁的预冷 PBS 漂洗 2 次，加入 Rh123，使其终浓度为 5mg/L，重悬上述细胞，避光 37℃ 孵育 45 分钟后，PBS 洗 2~3 次弃染液，400μL PBS 缓冲液重悬细胞，350 目尼龙网过滤去除细胞团块，上流式细胞仪检测（激发波长 488nm；发射波长 525nm），测定数据按流式细胞仪所配置的软件进行数据处理。每个样品测定 10000 个活细胞，以阳性细胞的平均荧光强度（mean flourscence indensity，MFI）表示 MMP。

3. 流式细胞仪检测细胞内游离钙离子（$[Ca^{2+}]_i$）浓度

药物处理细胞 48 小时后，弃去培养液，胰蛋白酶消化，轻柔吹打，离心收集 1×10^6 个细胞，预冷 PBS 洗 2 次，将溶于 DMSO 终浓度为 1mmol/L 的 Fluo-3/AM 母液，用培养液稀释 200 倍，调整为终浓度 5μmol/L，37℃、避光孵育 45 分钟，期间轻弹。弃去负载液，PBS 冲洗 2 遍，定容至 400μL，避光孵育 30 分钟，350 目尼龙网过滤去除细胞团块，上机检测（激发波长 488nm；发射波长 525nm），测定数据按仪器所配置的软件进行数据处理。以阳性细胞的平均荧光强度（MFI）表示细胞内游离钙离子浓度。

4. Western blot 检测 Caspase-3 蛋白的表达

（1）制备蛋白样品　细胞处理同上，置 CO_2 培养箱中培养 48 小时后，胰酶消化，4℃、1500rpm/min 离心 5 分钟，收集不少于 2×10^6 个细胞，弃去培养液，预冷 PBS 轻柔吹打洗涤 2 次后，用 1mL PBS 将离心管中细胞吹散，转移至 1.5mL EP 管中，4℃、3000rpm/min 离心 5 分钟，收集细胞，预冷 PBS 洗涤 1 次，吸干上清，加 100μL 裂解液（含 PMSF）冰上裂解 30 分钟，期间轻弹，到达时间点后，4℃、12000rpm/min 离心 5 分钟，取上清分装于 0.5mL 离心管中，于 -80℃ 保存备用。

（2）考马斯亮蓝 G-250 法测定蛋白质浓度

①标准曲线绘制：取 96 孔板，每孔按如下操作表中数据加入试剂，振荡混匀后，室温放置 5 分钟，酶标仪测定 595nm 处吸光值，不含 BSA 的光吸收值为空白对照，以蛋白含量（μg）为横坐标，吸光值为纵坐标，绘制标准曲线。

②待测蛋白含量测定：将待测蛋白样品用去离子水稀释至适当浓度，取 1μL，加入 99μL 水和 900μL 考马斯亮蓝，混匀放置 5 分钟，以 A 号孔为对照，测定样品于 595nm 处吸光值。根据测得的吸收值，在标准曲线上即可查得样品的蛋白含量。蛋白浓度为查得的蛋白含量除以样品体积，再乘以相应的稀释倍数。调整蛋白浓度为 5mg/mL 后分装，置 -80℃ 保存备用。

操作表如下：

孔号	A	B	C	D	E	F
BSA（μL）	0	2	4	6	8	10
H$_2$O（μL）	100	98	96	94	92	90
考马斯亮蓝（μL）	900	900	900	900	900	900
最终体积 1000μL						

（3）加样及 SDS – PAGE 电泳

①加样：测完蛋白含量后，计算含 50μg 蛋白的溶液体积即为上样量，取出 10μL 样品至 0.5mL 离心管中，加入 5×SDS 上样缓冲液。样品吸出不要吸进气泡，再将加样器针头插至加样孔中缓慢加入样品。

②电泳：浓缩胶电压为 80V，进入分离胶后调整为 120V，电泳时间依据电泳至溴酚蓝到达分离胶的底部为准，相应延长或缩短。电泳结束后，断开电源，取出凝胶，轻轻切下，防止变形损坏，同时在胶一侧下端切去一角做标记。准备转膜。

（4）转膜　将 PVDF 膜在无水甲醇中浸润 10 秒钟，以除去膜表面的气泡，至膜变为半透明。按膜的面积略大于分离胶，滤纸的面积略小于分离胶的原则，将凝胶、剪好的三层滤纸和海绵浸入电转液中平衡 20 分钟，水洗 2 次，将膜一侧下端剪去一角做标记，转膜时顺序从下至上依次为夹子黑面→海绵→滤纸→凝胶→PVDF 膜→滤纸→海绵（注意膜剪角位置对应胶切角位置），盖上阴极板和安全盖，在此过程中不能出现气泡，电转液要超过电阻丝。接好电源，将转膜仪放在搅拌器上，加入转子旋转。250mA、2 小时，电转移时会产热，在槽的一边放一块冰来降温。

（5）预染、封闭　取出 PVDF 膜可见转印上的预染 Marker 条带，将 PVDF 膜置于丽春红应用液中染色 3 分钟后水洗观察转印效果。丽春红染色后见膜上蛋白条带清晰，判断转印效果良好，将膜用 TBST 漂洗 2 次数分钟后，置于封闭液中室温摇床封闭 1 小时，TBST 再次漂洗 2 次。

（6）免疫反应　分别加一抗（Caspase – 3 抗体、β – actin 抗体，1∶1000），室温放置 30 分钟，置于摇床上 4℃ 过夜。第二天弃一抗，TBST 洗膜 5 分钟×3 次，加入相应适量二抗（辣根过氧化物酶标记的二抗，1∶1000），置于摇床上室温放置 1 小时。

（7）显色及分析　弃二抗，TBST 洗 5 分钟×3 次。加入显色液至条带清晰可见立即水洗终止显色（避免背景过重）。在暗盒中覆盖 X 光胶片曝光。胶片经扫描后由 Quantity one 软件分析目标条带的光密度值（OD 值），实验重复 3 次。Caspase－3 蛋白表达的相对含量以各组 Caspase－3 光密度值与 β－actin 光密度的比值来表示。

（8）统计学处理　所有数据以平均数 ± 标准差（$\bar{x} \pm s$）表示，采用 SPSS 13.0 统计软件进行统计学分析处理，组间比较采用 one way ANOVA，$P < 0.05$ 为差异有统计学意义。

三、实验结果

1. 刺五加苷 B、D、E 对 MPP$^+$ 诱导 PC12 细胞线粒体膜电位的影响

为了明确刺五加苷 B、D、E 对 MPP$^+$ 损伤 PC12 细胞 MMP 水平的影响，采用 FCM 定量分析各组细胞的 Rh123 平均荧光强度。模型组 PC12 细胞 Rh123 的平均荧光强度（1387.44 ± 219.37）与空白对照组平均荧光强度（2335.21 ± 249.54）相比明显降低（$P < 0.01$），表明 MPP$^+$ 可降低 PC12 细胞的 MMP；而较模型组相比，合用刺五加苷 B、D、E 后，PC12 细胞的 Rh123 的平均荧光强度分别回升至 1926.18 ± 209.69（$P < 0.05$）、2064 ± 300（$P < 0.05$）和 1895 ± 330，表明刺五加苷 B、D 对 MPP$^+$ 降低 PC12 细胞 MMP 有抑制作用。

2. 刺五加苷 B、D、E 对 MPP$^+$ 损伤的 PC12 细胞内钙离子变化的影响

按分组要求给予不同处理因素，经 Fluo－3/AM 染色，FCM 检测细胞内钙离子浓度的变化。结果如表 6－6 所示，空白对照组 PC12 细胞平均荧光强度为 59.89 ± 5.70，经 300μmol/L MPP$^+$ 作用 48 小时后，模型组细胞内钙离子荧光强度明显升高至 146.98 ± 11.79（$P < 0.001$），表明 MPP$^+$ 可引起细胞内钙离子浓度升高。而合用刺五加苷 B、D、E 组处理后，细胞内荧光强度分别降为 102.69 ± 7.91、124.59 ± 5.99 和 94.7 ± 4.05，与模型组相比均有显著性差异（$P < 0.05$），提示刺五加苷 B、D、E 可对抗 MPP$^+$ 诱发的细胞内 Ca^{2+} 浓度升高。

3. 刺五加苷 B、D、E 对 MPP$^+$ 使 Caspase－3 蛋白表达的上调作用的影响

用 Western blot 检测 PC12 细胞 Caspase－3 蛋白的表达。结果如表 6－6 所示，模型组细胞与空白对照组相比，Caspase－3 蛋白表达明显增加，凝胶成像分析系统分析灰度扫描后，比值有显著性差异（$P < 0.01$）；合用刺五加苷 B、D 后，能明显减少 Caspase－3 蛋白的表达，与模型组比较，比值有统计学意义（$P <$

0.05）。结果表明，刺五加苷 B、D 可减轻 MPP⁺ 引起的 Caspase － 3 蛋白上调。

表 6 － 6　刺五加苷 B、D 和 E 对 MPP⁺ 诱导的 MMP 缺失，

提高 Caspase － 3 活性和 [Ca²⁺]ᵢ 相对荧光强度的影响（$\bar{x} \pm s$）

组别	MMP	Caspase － 3 活性	[Ca²⁺]ᵢ 荧光强度
空白对照组	2335. 21 ±249. 54	1. 65 ±0. 05**	59. 89 ±5. 70
模型组	1387. 44 ±219. 37△	1. 98 ±0. 12	146. 98 ±11. 79△△△
刺五加苷 B	1926. 18 ±209. 69*	0. 91 ±0. 06*	102. 69 ±7. 91**
刺五加苷 D	2064 ±300*	1. 90 ±0. 07*	124. 59 ±5. 99△△△*
刺五加苷 E	1895 ±330	1. 95 ±0. 09	94. 7 ±4. 05△△△**

注：与空白对照组比较，△ $P < 0.05$，△△ $P < 0.01$，△△△ $P < 0.001$；与模型组比较，* $P < 0.05$，** $P < 0.01$。

四、讨论

PD 病因尚不清，新近的研究表明细胞凋亡（apoptosis）亦是 PD 发病的一个重要机制，抗凋亡治疗已成为防治 PD 的研究热点之一。神经毒素 MPP⁺ 诱导 PC12 细胞凋亡的方法是研究 PD 发病原因及药理学机理较为理想的模型。细胞凋亡水平的检测方法有许多种，凋亡的定量分析主要依靠流式细胞术。传统应用流式细胞术检测凋亡的方法有下几种：Hoechst/PI 染色法、乙醇抽提法、AO 染色法等，这些方法的原理都是基于内源性核酸酶的激活引起 DNA 的损伤，而细胞凋亡并不总是伴随 DNA 的断裂，至少在凋亡的早期阶段不会出现，因此，这几种方法不能检测处于凋亡早期阶段的细胞。正常细胞中，磷脂酰丝氨酸（PS）只分布在细胞膜脂质双层的内侧，而在细胞凋亡早期，细胞膜中的 PS 由脂膜内侧翻向外侧。Annexin V 是 Ca²⁺ 依赖性磷脂结合蛋白，与磷脂酰丝氨酸有高度亲和力，故可通过细胞外侧暴露的磷脂酰丝氨酸与凋亡早期细胞的胞膜结合，因此 Annexin V 可作为检测细胞早期凋亡的灵敏指标之一。碘化丙啶（propidium io-dide，PI）是一种核酸染料，它不能透过完整的细胞膜，但对凋亡中晚期的细胞和死细胞，PI 能够透过细胞膜而使细胞核染红。因此将 Annexin V 与 PI 匹配使用，就可以将处于不同凋亡时期的细胞检测出来。凋亡率结果表明，模型组细胞 AnnexinV － FITC/PI 双染法检测的凋亡率与空白对照组细胞相比，显著升高，有统计学意义，提示成功复制了 MPP⁺ 诱导 PC12 细胞凋亡模型。

在细胞凋亡中，线粒体起着中心调控的作用，线粒体功能降低，膜电位崩

解，线粒体内外膜间的凋亡因子激活 Caspase 蛋白酶家族，进而激活凋亡途径，导致细胞凋亡的发生。本实验通过 Rh123 的平均荧光强度指示线粒体膜电位的变化，其原理为：Rh123 是一种可以通透细胞膜的选择性染色活细胞线粒体的荧光染料，它可以快速通过细胞膜，仅需几分钟就可以被具有活性的线粒体所俘获，并且对细胞没有任何毒性，根据荧光强度的变化间接反映线粒体膜电位的变化。实验结果表明，MPP⁺ 可导致 PC12 细胞 Rh123 平均荧光强度降低，提示细胞线粒体膜电位下降；而刺五加苷 B 处理后，线粒体膜电位回升。

Caspase－3 是凋亡蛋白酶级联反应的最终通路，当 Caspase－3 被激活后，它可以切割下游的蛋白激酶、核酸酶及细胞骨架，最终导致细胞凋亡的发生。同时，线粒体功能降低，三磷酸腺苷合成减少，使细胞膜上依赖三磷酸腺苷能量的离子转运功能降低，导致钙离子超载等内环境紊乱，引起细胞凋亡或不可逆转的细胞死亡。本实验采用 Western blot 法检测 Caspase－3 活性，检测结果表明，模型组 PC12 细胞 Caspase－3 蛋白表达显著升高（$P < 0.01$）；合用刺五加苷 B、D 后，能明显减少 Caspase－3 蛋白的表达，与模型组比较，比值有统计学意义。以荧光探针 Fluo－3/AM 的荧光强度表示细胞内钙离子浓度，其原理为：荧光探针 Fluo－3/AM 进入细胞与钙离子结合，在 488nm 波长蓝色激光激发下产生荧光，并且其强度与细胞内游离钙离子浓度成正比。结果表明，MPP⁺ 处理细胞后，细胞内钙荧光强度明显增强，胞内钙离子浓度较空白对照组显著升高（$P < 0.001$），使用刺五加苷 B、D、E 干预后，MPP⁺ 导致的 PC12 细胞内钙离子荧光强度的增幅呈明显下降趋势。

综合上述结果认为 MPP⁺ 中毒引起线粒体膜电位崩解，活化凋亡效应器 Caspase－3，从而启动了 Caspase 级联反应，导致胞浆钙离子稳态破坏，最终引发细胞凋亡。刺五加苷 B、D、E 能够拮抗 MPP⁺ 的上述毒性作用，提示维持线粒体膜电位高能量状态，稳定线粒体功能，降低 Caspase－3 活性，调节胞浆钙离子稳态可以抑制 MPP⁺ 诱导的细胞凋亡的发生。

五、结论

1. 刺五加苷 B、D 对 MPP⁺ 降低 PC12 细胞 MMP 有抑制作用。

2. 刺五加苷 B、D、E 可对抗 MPP⁺ 诱发的细胞内 Ca^{2+} 浓度升高。

3. 刺五加苷 B、D 可减轻 MPP⁺ 引起的 Caspase－3 蛋白上调。

第三节　异嗪皮啶对 PC12 细胞 c - fos 和
c - jun mRNA 表达的影响

c - fos 和 c - jun 属于快反应基因或即刻早期基因，研究表明，若持续过表达 c - fos 和 c - jun 数小时或数天，可促使细胞凋亡发生，本实验考察异嗪皮啶对 PC12 细胞 c - fos 和 c - jun mRNA 表达的影响。

一、实验材料

1. 细胞株

大鼠肾上腺嗜铬细胞瘤细胞（PC12），购自中科院上海生物细胞研究所。

2. 药物与试剂

异嗪皮啶（中国药品生物制品检定所批号：110837 - 200304）；1 - 甲基 - 4 - 苯基 - 吡啶离子（MPP⁺）（美国 Sigma 公司）；二甲基亚砜（DMSO）（AM-RESCO）；DMEM 培养基（GIBCO 公司）；青链霉素混合液（杭州四季青公司）；胎牛血清（FBS）、谷氨酰胺（杭州四季青公司）；逆转录试剂盒、荧光定量 PCR 试剂盒、DEPC 处理水（Takara 宝生物工程大连有限公司）；其余试剂为进口或国产分析纯。

3. 主要仪器设备

Bio - Rad IQ5 多色实时定量 PCR 检测仪（美国伯乐公司）；CO_2 培养箱（力康发展公司）；医用型洁净工作台（北京东联哈尔仪器制造有限公司）；倒置显微镜（美国 philippines 公司）；空气消毒机（北京东华原医疗设备有限公司）；液氮生物容器（成都金凤液氮容器有限公司）；超级恒温槽（上海一恒科学仪器有限公司）；紫外可见分光光度计（日本岛津）；冰箱（合肥荣事达电冰箱有限公司）。

4. 主要试剂的配制

（1）MPP⁺ 溶液　MPP⁺ 29.7mg 溶于去离子水中，最后定容到 10mL，配制成浓度为 10mmol/L 的储备液，用 0.22μm 微孔滤膜过滤除菌，分装后 4℃ 避光保存，使用时用含 10% 胎牛血清的培养液稀释至相应浓度即可，2 周内有效。

（2）L - 谷氨酰胺　L - 谷氨酰胺 0.2922g 溶于 10mL 三蒸水，配制成 200mmol/L 的溶液，用 0.22μm 微孔滤膜过滤除菌，分装后 -20℃ 保存。

（3）培养液　含 88% 的 DMEM，10% 胎牛血清，1% 青链霉素混合液，1% L - 谷氨酰胺。

（4）胎牛血清　胎牛血清4℃过夜，56℃灭火30分钟，过滤，分装，-20℃保存。

二、实验方法

1. PC12 细胞的培养

（1）细胞复苏　液氮中取出冻存管立即置于37℃水中，摇动，水浴中快速复温（1分钟内），待融化后，加入4倍量的培养液，1500rpm速度室温离心3分钟，弃上清后，重悬于DMEM培养液中，置CO$_2$培养箱中培养，次日换液一次。由于PC12细胞在密度稍大的条件下生长得最好，所以一般在复苏后接种的细胞密度，应以大约相当于可铺满培养瓶底面的1/3为宜。

（2）细胞培养　PC12细胞从液氮复苏后，接种于50mL培养瓶中，于高糖型DMEM培养液（内含10%胎牛血清、1%青链霉素混合液、1% L-谷氨酰胺，调pH值7.2）中培养，置于CO$_2$培养箱（37℃，5%的CO$_2$，相对湿度为95%），细胞每隔一天更换培养液，2~3天传代一次，取对数生长期的细胞进行实验。

（3）细胞传代　当细胞生长增殖成单层细胞，80%汇合成片时，吸除旧培养液，用PBS液漂洗一次。加入适量0.25%胰蛋白酶液，倒置显微镜下观察确定消化时间。当胞质回缩、细胞间隙变大时，除去消化液，加入含血清的培养液，适力吹打至细胞全部脱落。一分为二，补足培养基，置CO$_2$恒温箱中培养。

（4）细胞计数　清洗细胞计数板及盖玻片，将培养细胞胰酶消化，吹打成细胞悬液，吸取适量滴于计数板盖玻片一侧边缘，让细胞悬液自然流入计数室内，注意不可产生气泡。低倍镜下计数出计数室四角大格中的细胞数，压线细胞计上不计下，计左不计右。不同稀释倍数细胞悬液的细胞浓度可用下式计算：

$$细胞数/mL = （四大格细胞总数/4）×10000×稀释倍数$$

（5）细胞冻存　对数生长期的细胞，0.25%胰蛋白酶消化，稍吹打，收集后以1500rpm速度室温离心3分钟，弃上清。用920μL培养液重悬细胞，加入80μL低温保护剂DMSO（含8% DMSO），混匀，移入2mL冻存管中，封口，标号，4℃冰箱保存30分钟，-20℃低温冰箱30分钟，然后将冻存管装入纱布袋中，置液氮上方，过夜，次日投入液氮下保存。

2. 实验分组

本实验分为空白对照组、模型组和给药组。其中空白对照组不给予任何药物处理；模型组给予终浓度为300μmol/L MPP$^+$；给药组给予终浓度为300μmol/L MPP$^+$和终浓度为80μg/mL的异嗪皮啶。每组设3个样本，给药后培养48小时。

3. 抽提总 RNA

采用 Trizol 法抽提细胞总 RNA。具体操作如下：

（1）将各组细胞用胰酶消化，培养液吹打，脱壁后的 PC12 细胞转移到 10mL 离心管中，用 2mL PBS 清洗两次。

（2）加 1mL Trizol，调小刻度移液枪吹打细胞至液体澄清，摇匀后室温孵育 10 分钟。

（3）将裂解液转移至 1.5mL 灭酶 EP 管中，加氯仿 0.2mL（1/5 Trizol 体积），用手剧烈震荡 15 秒钟，置室温 5 分钟。

（4）4℃，12000rpm 离心 15 分钟。

（5）小心收集上层水相 0.5mL，置 1.5mL 灭酶 EP 管中（确保不要吸入中间有机相）。

（6）加 4℃ 预冷异丙醇 0.5mL（和收集的水相等体积），用力振摇，置室温 10 分钟。

（7）4℃，12000rpm 离心 10 分钟，可见 RNA 沉淀。

（8）弃上清液，用纸吸干管口余液，加入 75% 灭酶乙醇 1mL，用指轻弹使 RNA 沉淀飘起。

（9）4℃，7500rpm 离心 5 分钟，沉淀即为总 RNA。

（10）弃上清液，真空干燥 4 分钟或空气干燥 5～10 分钟，加入 30μL DEPC 处理水溶解，-20℃ 保存备用。

4. 总 RNA 完整性考察

取 1μL RNA，加 DEPC 处理的蒸馏水至 80μL，用紫外分光光度计分别测定 OD_{260} 和 OD_{280} 数值，以 DEPC 处理水调零。实时定量 PCR 实验要求 OD_{260}/OD_{280} 比值于 1.8～2.0 之间。

5. 逆转录反应

逆转录反应采用 Takara 公司 Prime Script^{TM}RT reagent Kit 试剂盒说明操作，按如下体系配制 RT 反应液（在冰上配制）：

5×Preme Script Buffer（for real time）	2μL
Prime Script^{TM}RT Enyme Mix 1	0.5μL
Oligo dT Primer（50μM）*1	0.5μL
Random 6 mers（100μM）*1	0.5μL
Total RNA	4μL
Rnase Free dH$_2$O	Up to 10μL

按如下条件进行反转录反应：37℃ 15 分钟（反转录反应）；85℃ 5 秒钟（反转录酶灭活）。反应结束后将得到的 cDNA 储存于 −20℃ 待用。

6. 引物的设计合成

内参基因 β – actin：

F：5′ – GGAGATTACTGCCCTGGCTCCTA – 3′；

R：5′ – GACTCATCGTACTCCTGCTTGCTG – 3′，150bp；

目的基因 c – fos：

F：5′ – GCGGGAGTGGTGAAGACCAT – 3′；

R：5′ – GCTTGGAGCGTATCTGTCAGCTC – 3′，176bp；

目的基因 c – jun：

F：5′ – CTGCCACCGAGACCGTAAAGA – 3′；

R：5′ – GCTAGCACTCGCCCAACTTCA – 3′，88bp。

以上引物均由 TaKaRa 公司设计合成，通过同源性（http://www. ncbi. nlm. nih. gov/blast）比较，均为特异引物。

7. 标准曲线的建立

取空白组 cDNA 样品 2μL，加入 18μL DEPC 处理水，将 cDNA 浓度稀释 10 倍，同理依次类推稀释 10^2 倍、10^3 倍、10^4 倍、10^5 倍，得 10 倍浓度梯度的相对标准品。各个不同浓度的标准品均设置 3 个复孔，使用相应引物，建立各基因相应标准曲线。

8. PCR 扩增

PCR 反应采用 SYBR Premix Ex Taq™试剂盒，在荧光定量 PCR 仪上进行 PCR 反应。按如下体系配制反应液（在冰上配制）：

SYBR Primix Ex Taq™（2×）	12.5μL
PCR Forward Primer（10μM）	0.5μL
PCR Reverse Primer（10μM）	0.5μL
DNA 模板	2μL
dH₂O（灭菌蒸馏水）	9.5μL
Total	25μL

采用两步法扩增，扩增条件为：95℃ 预变性 30 秒钟；95℃ 变性 5 秒钟，60℃ 退火 20 秒钟，共 40 个循环。扩增结束后测定各样本 PCR 反应液的熔解曲线，由熔解曲线判断 PCR 扩增的特异性，参数设定：Setpoint 55℃，End temperature 95℃，Temperature change 0.5℃，Dwell time 30 秒钟。整个过程中收集荧光，

反应结束后，使用 iQ$^{™}$5 软件分析各检测样本的 Ct（threshold cycle）值。每样本做 3 个复孔，取其平均 Ct 值。采用双标准曲线法，设定正常对照组细胞中目的基因（c – fos、c – jun）的表达量为 1，实验处理组细胞相对于正常对照组细胞目的基因的相对表达量表示为：

$$F = 10^{\Delta C_{T,T}/A_T - \Delta C_{T,R}/A_R}$$

9. 统计学处理

各组数据均用 $\bar{x} \pm s$ 表示，采用 SPSS 13.0 软件进行组间 t 检验，$P < 0.05$ 为差异有统计学意义。

三、实验结果

1. 总 RNA 完整性考察

紫外分光光度计测得总 RNA 的 OD_{260}/OD_{280} 比值均在 $1.8 \sim 2.0$ 之间，表明 RNA 完整性良好，符合反转录要求。

2. 熔解曲线分析

图 6 – 17 ~ 图 6 – 19 显示内参基因（β – actin）和目的基因（c – fos、c – jun）的熔解曲线均为单峰，峰形窄而尖，无杂峰，说明 PCR 扩增中没有引物二聚体以及非特异性扩增，保证扩增产物的特异性。

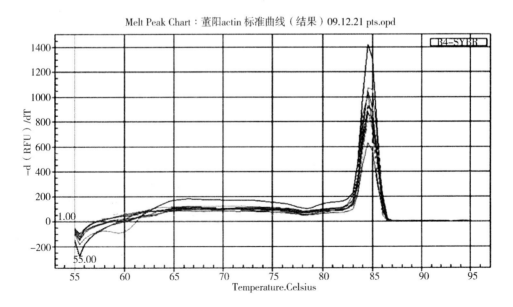

图 6 – 17 β – actin 熔解曲线

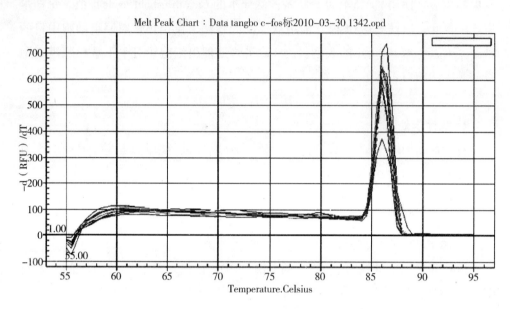

图 6 – 18　c – fos 熔解曲线

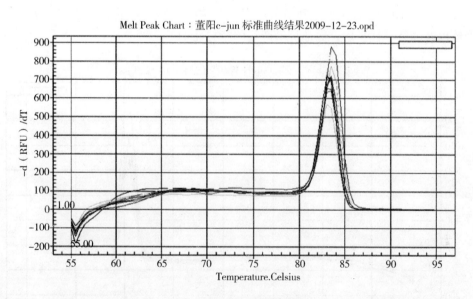

图 6 – 19　c – jun 熔解曲线

3. 标准曲线分析

图 6－20～图 6－22 标准曲线显示，10 倍梯度稀释的相对标准品进行 PCR 扩增后，各自得到的内参基因（β－actin）和目的基因（c－fos、c－jun）标准曲线，直线拟合度良好，其相关系数分别为 0.998、0.996、0.994，斜率分别为－3.534、－3.285、－3.836，扩增效率分别为 91.1%、101.6%、82.3%。

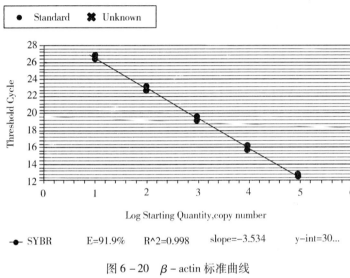

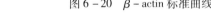

图 6－20　β－actin 标准曲线

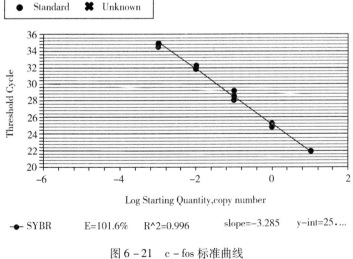

图 6－21　c－fos 标准曲线

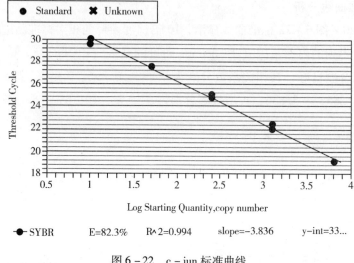

图 6 - 22　c - jun 标准曲线

4. 各组 PC12 细胞 c - fos 和 c - jun mRNA 的表达

图 6 - 23 显示模型组 c - fos mRNA 相对于空白对照组相对表达量为 6.92 ± 0.52，给药组 PC12 细胞 c - fos mRNA 表达下调为 1.41 ± 0.15，明显低于模型组，有显著性差异（$P < 0.01$）。图 6 - 24 显示模型组 PC12 细胞 c - jun mRNA 相对表达量为 1.26 ± 0.13，给药组 PC12 细胞 c - jun mRNA 相对表达量为 1.22 ± 0.11，与模型组比较，无统计学意义（$P > 0.05$）。

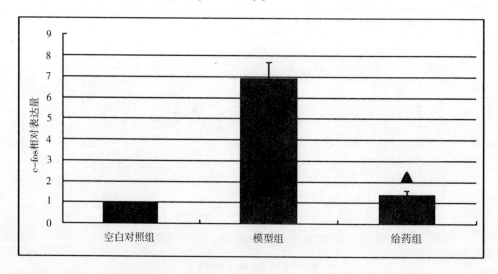

注：与模型组比较，▲$P < 0.01$。

图 6 - 23　异嗪皮啶对 MPP$^+$诱导的 PC12 细胞 c - fos mRNA 表达的影响

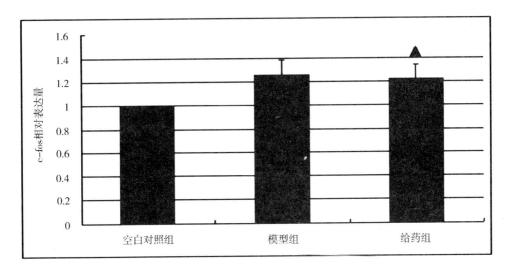

注：与模型组比较，▲*P* > 0.05。

图 6 - 24　异嗪皮啶对 MPP⁺ 诱导的 PC12 细胞 c - jun mRNA 表达的影响

四、讨论

c - fos 和 c - jun 属于快反应基因或即刻早期基因（immediate early gene，IEG），IEG 的一大特点是对细胞外刺激的快速诱导性。IEG 根据结构和功能可分为 c - fos 家族、c - jun 家族、c - myc 家族和 egr 家族，其中 c - fos 和 c - jun 家族的研究较为深入。

c - fos 是病毒癌基因 v - fos 的细胞同源系列，v - fos 是 FBJ 和 FBR 鼠成骨肉瘤病毒所携带的转化基因。大鼠 c - fos 基因定位于 6q，人类 c - fos 基因定位于 14q，长度与鼠 c - fos 基因相同，均为 3.5kD，含 4 个外显子和 3 个内含子。c - fos 基因编码的核蛋白（fos）由 380 个氨基酸组成，分子量为 62kD，fos 蛋白在神经系统的信号传导中起重要作用，被认为是一种第三信使调控靶基因的表达。人类 c - jun 基因定位于 1P³¹⁻³²，长 3.5kD，无内含子。c - jun 所编码的核蛋白（jun）由 334 个氨基酸组成，分子量为 39kD。c - jun 是最早被确认与细胞内信号传递有关的原癌基因。在正常情况下，中枢神经系统某些部位的神经细胞有 c - fos、c - jun 基础水平的表达，但水平较低，然而神经细胞可被多种不同的生理和病理性刺激诱导，发生 c - fos、c - jun 快速、短暂、高水平的表达，表达产物经过广泛的修饰加工后得 fos 蛋白和 jun 蛋白，进入细胞核内，形成异源二聚体 fos – jun 复合物。fos – jun 异源二聚体可牢固地与 DNA 结合，形成 AP – 1，参与调节 DNA 转录机制，最终影响细胞的代谢和功能，而 c – fos 和 c – jun 不能单独发挥作用。许多细胞凋亡的发生均与 AP – 1 有关，研究表明，若持续过表达 c – fos 和 c – jun 数小时或数天，可促使细胞凋亡发生，而使用转染 c – jun 显性失活突变体、c – fos 或 c – jun 反义寡核苷酸或细胞内注射 c – fos 或 c – jun 抗体的方法拮抗细胞内 c – fos 或 c – jun 的表达，则能阻断或减轻凋亡的发生，提示 c – fos、c – jun 及 AP – 1 在细胞凋亡的发生中发挥着重要作用。

本实验中 real – time PCR 结果显示，模型组 c – fos mRNA 相对于空白对照组的相对表达量为 6.92 ± 0.52，给药组 PC12 细胞 c – fos mRNA 相对表达量下调为 1.41 ± 0.15，明显低于模型组，有显著性差异（$P < 0.01$）。模型组 PC12 细胞 c – jun mRNA 相对于空白组的相对表达为 1.26 ± 0.13，给药组 PC12 细胞 c – jun mRNA 表达量虽下调为 1.22 ± 0.11，但与模型组比较，无统计学意义（$P > 0.05$）。从实验结果看出，异嗪皮啶对 MPP$^+$ 诱导的 PC12 细胞 c – jun mRNA 的表达无明显下调作用，而对 MPP$^+$ 诱导的 PC12 细胞 c – fos mRNA 的表达有明显下调作用（$P < 0.01$）。由于 c – fos 和 c – jun 不能单独发挥作用，而是以异源二聚体 fos – jun 复合物的状态参与形成 AP – 1，影响细胞的代谢和功能。异嗪皮啶虽对 c – jun mRNA 的表达无明显下调趋势，但其能通过下调 c – fos mRNA 表达的方式抑制 c – fos 的表达，减少可与 c – jun 表达产物形成异源二聚体 fos – jun 复合物的 fos 蛋白的表达量，从而抑制异源二聚体 fos – jun 复合物及 AP – 1 的生成。提示异嗪皮啶可能通过下调 c – fos mRNA 表达的方式降低 PC12 细胞内 fos 蛋白表达，从而以抑制异源二聚体 fos – jun 复合物及 AP – 1 生成的方式来发挥对 MPP$^+$ 诱导的 PC12 细胞凋亡的保护作用。

基因表达的定量已经被广泛应用于生物医学研究的许多领域。real – time PCR 技术能克服传统终点定量法的不足，使准确定量 RNA 成为现实。目前 real – time PCR 定量基因表达通常采用两种方法，即绝对定量和相对定量。绝对定量法准确，但需体外构建目的基因 RNA 合成载体并合成大量 RNA 作为标准品以构建标准曲线，增加了实验的难度和复杂性。相对定量通常以表达恒定的看家基因作为参照，来获得实验组和空白组目的基因的相对表达量，反映实验组目的基因表达的变化情况。传统的相对定量方法是以 $2^{-\triangle\triangle CT}$ 来计算模型组相对于空白组基因表达的变化倍数，其操作相对简单，但此方法的运用需要具备一定的条件。此方法要求目的基因和参照基因的扩增效率相等并将其设定为 100%，而 100% 只不过是 PCR 扩增效率的理论值。在 PCR 扩增中，随着循环数的增加，PCR 产物增加，引物和底物的浓度降低，扩增效率会下降。另外，随着热变性次数的增加，DNA 聚合酶的活性降低，也会导致扩增效率的下降。这些因素决定实际的 PCR 扩增效率不能达到 100% 且目的基因和参照基因的扩增效率可能相差较大，因此这种方法误差较大。在本实验中，由标准曲线求得内参基因（β - actin）和目的基因（c - fos、c - jun）的扩增效率分别为 91.1%、101.6% 和 82.3%，显然扩增效率不满足 $2^{-\triangle\triangle CT}$ 法的定量条件，如用此法计算误差较大。为了避免 $2^{-\triangle\triangle CT}$ 法的缺陷，本实验采用双标准曲线法定量，目的基因（c - fos、c - jun）由内参基因（β - actin）及相应扩增效率共同校正后，由公式计算出实验组相对于空白组的相对表达量，相对于 $2^{-\triangle\triangle CT}$ 法大大降低了实验误差。

五、结论

1. 异嗪皮啶对 MPP⁺ 诱导的 PC12 细胞 c - jun mRNA 的表达无明显下调趋势，而对 c - fos mRNA 的表达有较强干预作用，能明显下调 MPP⁺ 诱导的 PC12 细胞 c - fos mRNA 的表达量。

2. 异嗪皮啶可能通过下调 c - fos mRNA 表达的方式降低 PC12 细胞内 fos 蛋白表达，从而以抑制异源二聚体 fos - jun 复合物及 AP - 1 生成的方式来发挥对 MPP⁺ 诱导的 PC12 细胞凋亡的保护作用。

第七章　刺五加组分对帕金森病小鼠干预作用的代谢组学评价

代谢组学是关于生物体系内源性代谢物质种类、数量及变化规律的科学。代谢组学方法研究生物体内所有代谢产物在疾病或外源性物质等因素扰动下的动态变化，并以此来反映生物体的病理生理变化趋势，进而揭示其变化的机制。代谢组学以整体状态的内源性代谢物作为疾病的检测指标。本实验应用液相色谱－质谱联用技术对各组小鼠脑组织中内源性代谢物的变化进行表征及辨别，寻找各组小鼠体内代谢组差异，揭示刺五加有效组分（EAS）治疗 PD 的作用机制。

一、实验材料

1. 药物与试剂

MPTP－HCl（美国 Sigma 公司）；羧甲基纤维素钠（天津市光复精细化工研究所）；生理盐水（哈尔滨三联制药有限公司）；甲醇（美国迪马公司色谱级）；蒸馏水（中国广州屈臣氏食品饮料有限公司）；乙腈（德国 Merck 公司色谱级）；甲酸（美国迪马公司色谱级）；刺五加有效组分为本实验室提取。

刺五加有效组分的制备：刺五加药材粉碎后，每次加入 10 倍量的 80% 乙醇提取 3 次，每次 2 小时。使用 AB－8 大孔吸附树脂进行分离纯化。纯化过程为：样品溶液浓度为 500g/L；吸附流速为 2BV/h；水洗体积为 8BV（不保留水洗脱液）；洗脱溶剂为 30% 乙醇；洗脱体积为 9BV；洗脱流速为 1BV/h。洗脱下来的乙醇溶液通过旋转蒸发挥干，并通过冷冻干燥或于烘箱中 60℃烘干，得到刺五加有效组分。

2. 主要仪器设备

Acquity™ UPLC 液相色谱仪（四元梯度泵－在线真空脱气机－自动进样器－柱温箱－二极管阵列检测器，美国 Waters 公司）；LCT Premier XE TOF－MS 飞行时间质谱仪（电喷雾离子源－正负离子扫描方法－Lockspray，美国 Waters 公司）；KDC－160HR 高速冷冻离心机（中国科大创新股份有限公司中佳分公司）；涡旋振荡器（天津市泰斯特仪器有限公司）；MTN－2800W 氮吹浓缩装置（中国天津奥特赛恩斯仪器有限公司）；超低温冰箱（德国赛默飞世尔科技有限公司）；玻璃匀浆器（天津天玻玻璃仪器有限公司）；电子天平（中国北京赛多利斯仪器系统有限公司）；KQ－50B 超声波清洗器（中国昆山市超声仪器有限公司）。

3. 实验动物与分组

C57/BL6 小鼠 40 只，雄性，体重（20±2）g［长春市亿斯实验动物技术有限责任公司，许可证号：SCXK－（吉）2011－0004］。小鼠于清洁级实验室中，保持 12 小时光照，12 小时避光循环饲养，给予标准饲料和饮水，且控制室内温度为（22±2）℃，相对湿度为 40%～50%。适应饲养 1 周后，开始造模。小鼠随机分为 4 组，分别为空白组、模型组、病理干预组和生理干预组。

二、实验方法

1. PD 小鼠模型制备

（1）模型制作 取 C57BL/6 小鼠 30 只，雄性，体重（20±2）g，分为空白组、模型组和病理干预组，适应饲养 1 周后，开始造模。模型组及病理干预组给予造模剂腹腔注射，每天 1 次，连续 5 天。造模剂为络合盐酸的 MPTP（MPTP－HCl），用量为 30mg/kg，相当于 MPTP 原型用量 25mg/kg。空白组每天注射同等剂量的生理盐水。

（2）造模结果 小鼠出现步长缩短、动作迟缓、震颤、竖毛、爬杆不能、对外界刺激反应低下。

2. 药物干预

实验 6 天，造模成功后，开始药物干预，病理干预组每天灌胃给予刺五加有效组分进行药物干预，刺五加有效组分的量为 45.5mg/（kg·d），连续 20 天。空白组及模型组给予同等剂量的生理盐水。刺五加有效组分用量相当于人服用原药材 27g/d。

3. 样品取材

实验 26 天药物干预结束后，禁食 12 小时。进行取材。断头处死，取脑 0.5g。用 3mL 生理盐水匀浆。取匀浆液 1mL，加入 5mL 甲醇，涡旋 2 分钟。然后于 4℃ 15000rpm/min 离心 15 分钟。取上清液，氮气吹干。用 700μL 甲醇复溶涡旋 1 分钟，混合物再 4℃ 4000rpm/min 离心 5 分钟，上清液过滤后于 －80℃ 保存待检。

4. 样品分析方法的建立

本实验采用 UPLC－MS 分析方法，UPLC－MS 的高分辨率、高灵敏度和高通量的分析属性为生物样品的检测提供了技术平台，可以在生物样品的稳定周期内完成分析检测。理想的代谢轮廓分析方法要求在有效的时间内对内源性化合物高效准确检出。本研究组在前期利用 UPLC – TOF/MS 对脑组织样品分析的色谱柱和洗脱溶剂进行了优化，确定了相应的最佳色谱条件和质谱条件，从而确保小鼠脑组织样品中化学成分的高效、全面检出。

（1）色谱条件　本实验采用 UPLC – TOF/MS 技术对样品进行测定，色谱条件为 Waters ACQUITY UPLC HSS T3（1.8μm 2.1×100mm Column）；流动相：0.1% 甲酸乙腈（A）–0.1% 甲酸水溶液（B）；洗脱梯度：0～15 分钟，A：2%～100%；进样量 5μL；流速 0.4mL/分钟；柱温 40℃。

（2）质谱条件　电喷雾离子源（ESI），采用正离子扫描检测；毛细管电压正离子扫描为 1000V；样本锥孔电压为 40V；分离锥孔电压为 3.0V；离子源温度为 110℃；脱溶剂气温度为 350℃；脱溶剂气流量正离子扫描为 750L/h，锥孔气流量为 20L/h；微通道板电压为 2400V；每 0.2 秒钟采集一次谱图，准确质量校正采用亮氨酸 – 脑啡肽（leueine – enkephalin，$[M+H]^+ = 556.2771$）溶液，校正溶液浓度 1ng/mL，进样速度为 30μL/min，校正频率为 15 秒钟；扫描方式为全扫描，质量扫描范围 m/z 100～400Da。

5. 数据处理

将脑组织样品质谱代谢轮廓数据用 Markerlynx XS 软件进行数据降维和质谱矩阵信息的获取，得到 Rt_ m/z_ peak area 组合信息表，在线导入 EZinfo 软件系统，进行 Pareto 模式的 PCA 分析，获得相应的 Scores plot 和 Loading plot；进一步利用监督性偏最小二乘 – 判别分析（OPLS – DA）进行分析，在此方法分析后获得的 S – plot，实现数据解析。

三、实验结果

1. 方法发展和验证

使用正离子模式下的 UPLC/TOF – MS/MS 体系获得大脑的代谢轮廓。空白组、MPTP 组和刺五加有效组分治疗组的大脑样本的基峰强度（BPI）色谱图如图 7 – 1（A、B 和 C）所示。平均峰底宽度设置为 4 秒钟，由此产生了一系列的峰，其保留时间和质荷比（$t_R – m/z$）作为变量。

对于任何分析方法来说，高重现性是至关重要的，尤其是对于需要处理大量样本的代谢组学研究。使用相同的大脑样本对色谱图和质谱图进行 5 次重复检测分析。保留时间和峰面积的相对标准偏差（RSD）分别低于 0.51% 和 3.1%。这些结果表明在整个过程中，色谱分离和质量检测具有良好的稳定性及重现性。

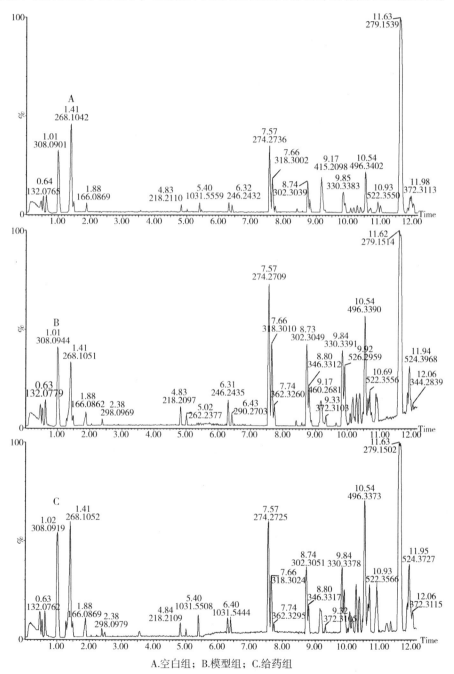

A.空白组；B.模型组；C.给药组

图 7 - 1　正离子模式下 UPLC – MS 检测 BPI 色谱图（第 26 天样本）

2. UPLC / MS 数据的多元分析

首先运用 PCA 分析出两组数据是否可以被分离，并找出它们的代谢特征。PLS – DA 是一种管理多变量的统计方法，被用于增加一种已建立的由 PCA 观察绘制得到的组间的分离。通过 VIP 值，这些用于区分 MPTP 组及空白组的变量被选为疾病过程中的潜在生物标志物。

为了获得小鼠大脑代谢轮廓的概况，PCA 被用于随后的 UPLC Q – TOF/MS 数据分析。PLS – DA 的结果如图 7 – 2 和图 7 – 3 所示，显示 MPTP 模型组代谢轮廓偏离了空白组，说明 MPTP 可以诱发显著的生化变化。在图 7 – 3 中，EAS 治疗组的代谢轮廓明显不同于 MPTP 组，但接近于空白组，这显示了 EAS 治疗后，MPTP 诱导的偏离可以被明显地改善。

3. MPTP 诱发的 PD 的潜在生物标志物及 EAS 的抗 PD 活性

PLS – DA 和 S – plot 的相应 VIP 值被用来提取重要的变量，以表明各组间的区别。使用 Marker Lynx XS 软件计算的 VIP 值可以用来表示代谢物离子对于分类的影响。VIP 值 > 1 时，表明变量对分类具有高于平均水平的影响。S – plot 是一个用于显示协方差和将代谢物与模型类型相关联的工具，这些偏离原点的离子可作为具有显著区别的数据群。正如图 7 – 2B 所示，脑代谢轮廓的 S – plot 表明 10 个变量显示出的代谢物可作为潜在的生物标志物：①0.65_ 198.0376；②2.38_ 298.0974；③ 9.32 _ 372.3108；④ 9.64 _ 398.3274；⑤ 10.13 _ 568.3401；⑥10.14_ 544.3404；⑦10.38 _ 400.3422；⑧ 10.65 _ 426.3577；⑨ 10.93 _ 522.3559；⑩11.37_ 428.3721。它们的 VIP 值陈列在表 7 – 1 中。这些数据群可以把 MPTP 组和空白组区分开来，因此可以认为是 MPTP 诱导的代谢轮廓的潜在的生物标志物。基于由 UPLC – TOF – MS 获得的准确分子量及 MS/MS 光谱，它们的结构可以被尝试性地鉴别出来。数据库，如 HMDB（http：//www.hmdb.ca/）、MassBank（http：//www.massbank.jp/）和 KEGG（http：//www.genome.jp/kegg/）被用于确认结构。因此，10 个生物标志物离子被初步确认为①L – dopa；②5′ – methylthioadenosine；③ tetradecanoylcarnitine；④ phytosphingosine – 1 – P；⑤Cer（d18：0/18：0）；⑥LysoPC［20：4（5Z，8Z，11Z，14Z）］；⑦ L – palmitoylcarnitine；⑧ tetracosanoylglycine；⑨ morphiceptin；⑩stearoylcarnitine（表 7 – 1）。

表 7 − 1　候选生物标志物特征信息表

No.	t_R（分钟）	VIP	m/z $[M+H]^+$	Formula	MS/MS	Losses	Metabolites	Proposed structure
1	0.65	2.5452	198.0376	$C_9H_{11}NO_4$	182.0858	—O	L – Dopa	
					168.0860	—NO		
					153.0798	—CHO_2		
					107.0674	—$C_2H_2O_4$		
2	2.38	3.0358	298.0974	$C_{11}H_{15}N_5O_3S$	281.0583	—CH_5	5′ – methyl-thioadenosine	
					254.0712	—C_2H_4O		
					230.0884	—C_2N_2O		
					222.0753	—C_2H_6NS		
					170.0514	—$C_4H_6N_3O_2$		
					162.0416	—$C_5H_{12}O_2S$		
					153.9929	—$C_5H_{12}N_4O$		
					136.0558	—$C_6H_4N_5O$		
					85.0290	—$C_7H_{11}N_5OS$		

续表

No.	t_R（分钟）	VIP	m/z [M＋H]$^+$	Formula	MS/MS	Losses	Metabolites	Proposed structure
3	9.32	4.3487	372.3108	$C_{21}H_{41}NO_4$	314.2695	$-C_3H_6O$	tetradecanoylc-arnitine	
					313.2556	$-C_3H_7O$		
					286.2746	$-C_4H_6O_2$		
					253.2250	$-C_5H_{13}NO_2$		
					211.2062	$-C_7H_{15}NO_3$		
					197.0814	$-C_{11}H_{29}N$		
					161.1027	$-C_{14}H_{27}O$		
					85.0351	$-C_{17}H_{37}NO_2$		
					67.0596	$-C_{16}H_{35}NO_4$		
4	9.64	3.4470	398.3274	$C_{18}H_{40}NO_6P$	337.2382	$-C_2H_5O_2$	phytosphin-gosine－1－P	
					320.1753	$-C_3H_{12}NO$		
					283.2273	$-CH_{10}NO_3P$		
					270.2069	$-C_3H_{13}O_3P$		
					238.2499	$-C_2H_9O_6P$		
					199.1579	$-C_7H_{20}O_4P$		
					147.1259	$-C_{11}H_{24}O_4P$		
					117.0790	$-C_{13}H_{30}O_4P$		
					84.0968	$-C_{12}H_{29}NO_6P$		

续表

No.	t_R (分钟)	VIP	m/z [M+H]$^+$	Formula	MS/MS	Losses	Metabolites	Proposed structure
5	10.13	3.2552	568.3401	$C_{36}H_{73}NO_3$	269.2563	—$C_{19}H_{41}NO$	Cer (d18: 0/ 18: 0)	
					227.1426	—$C_{24}H_{53}$		
					201.1729	—$C_{25}H_{51}O$		
					184.0901	—$C_{27}H_{60}$		
					145.1210	—$C_{28}H_{57}NO$		
					91.0699	—$C_{33}H_{65}O$		
					58.0782	—$C_{32}H_{64}O_3$		
6	10.14	4.2238	544.3404	$C_{28}H_{50}NO_7P$	527.3359	—HO	LysoPC [20: 4 (5Z, 8Z, 11Z, 14Z)]	
					487.2699	—C_4H_9		
					428.2566	—$C_6H_{12}O_2$		
					328.1671	—$C_{12}H_{24}O_3$		
					186.0892	—$C_{19}H_{37}NO_3P$		
					167.1072	—$C_{18}H_{36}NO_5P$		
					86.0970	$C_{23}H_{39}O_7P$		

续表

No.	t_R (分钟)	VIP	m/z [M+H]$^+$	Formula	MS/MS	Losses	Metabolites	Proposed structure
7	10.38	6.7454	400.3422	$C_{23}H_{45}NO_4$	356.3529	$-CO_2$	L – palmitoylcarnitine	
					337.2601	$-C_3H_{11}O$		
					240.2086	$-C_8H_{18}NO_2$		
					145.1103	$-C_{16}H_{31}O_2$		
					109.0742	$-C_{16}H_{37}NO_3$		
					85.0372	$-C_{19}H_{41}NO_2$		
8	10.65	6.0677	426.3577	$C_{26}H_{51}NO_3$	368.3234	$-C_4H_{10}$	tetracosanoylglycine	
					324.2903	$-C_6H_{14}O$		
					309.2966	$-C_6H_{13}O_2$		
					157.0657	$-C_{19}H_{41}$		
					86.1012	$-C_{20}H_{38}NO_3$		

续表

No.	t_R (分钟)	VIP	m/z $[M+H]^+$	Formula	MS/MS	Losses	Metabolites	Proposed structure
9	10.93	6.7938	522.3559	$C_{28}H_{35}N_5O_5$	504.2387	—H_4N	morphiceptin	
					464.2549	—CH_2N_2O		
					259.1321	—$C_{14}H_{19}N_2O_3$		
					185.0926	—$C_{20}H_{23}N_3O_2$		
					166.0868	—$C_{19}H_{24}N_4O_3$		
					71.0792	—$C_{24}H_{27}N_4O_5$		
10	11.37	5.3097	428.3721	$C_{25}H_{49}NO_4$	325.3345	—$C_4H_7O_3$	stearoylcarnitine	
					312.3083	—$C_5H_{10}NO_2$		
					269.1627	—$C_{11}H_{27}$		
					195.1021	—$C_{14}H_{35}NO$		
					167.0708	—$C_{16}H_{39}NO$		
					128.0733	—$C_{19}H_{40}O_2$		

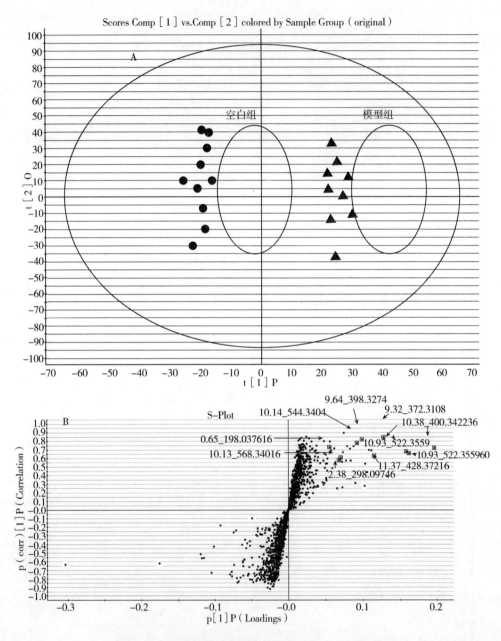

图 7 - 2　脑代谢轮廓 OPLS - DA 得分图、S - plot 图

A. 空白组和模型组小鼠第 26 天脑代谢轮廓 OPLS - DA 得分图;

B. 空白组和模型组小鼠第 26 天脑代谢轮廓 OPLS - DA S - plot 图

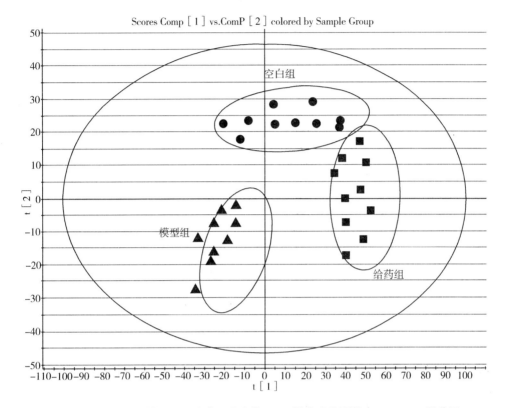

图 7 - 3　空白组、模型组和给药组小鼠第 26 天样本脑代谢轮廓 PLS - DA 得分图

在此，以 m/z 为 198.0376 的离子为例来说明生物标志物的识别过程。首先，由 UPLC - Q - TOF/MS 的 ESI⁺ 模式获得准确的离子质量。准分子离子的准确的分子量是质荷比为 198.0376，表明分子式为 $[C_9H_{12}NO_4]^+$。从数据库，如 HMDB（http：//www. hmdb. ca/）中获得分子量为 198.0376Da（正离子模式，分子量偏差为 ±0.05Da）的候选物。由此，获得五个分子式为 $[C_9H_{12}NO_4]^+$ 的候选物，它们分别是 3 - hydroxy - 2 - methylpyridine - 4,5 - dicarboxylate、L - dopa、DL - dopa、metanephrine、phosphoguanidinoacetate。离子碎片的质荷比分别为 182.0859（$C_9H_{12}NO_3$）、168.0853（$C_9H_{12}O_3$）、153.0792（$C_8H_{11}NO_2$）、107.0674（C_7H_9N），它们分别是由质荷比为 198.0376 的离子丢失了 16（O）、30（NO）、45（CHO₂）及 90（$C_2H_2O_4$）的碎片离子产生的。对比 3 - hydroxy - 2 - methylpyridine - 4,5 - dicarboxylate、DL - dopa、metanephrine、phosphorguanidino-acetate、L - dopa 的碎片模式能够更好地匹配质荷比为 198.0376 的 MS² 光谱图。

通过比对 HMDB（http：//www. hmdb. ca/）中质谱图的碎片模式，这个代谢物被确定为 L－dopa。

比较 MPTP 组和空白组之间的潜在生物标志物的离子强度，10 个代谢物均被 MPTP 诱导上调（图 7－4）。EAS 治疗后，代谢物 1、2、3、4、7、8、10 趋向正常水平。

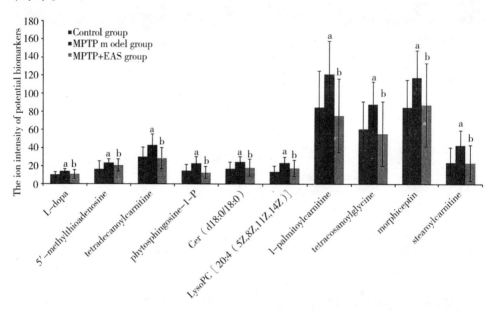

图 7－4　不同组别潜在生物标志物离子强度对照图

a. 与空白组比较；b. 与模型组比较

四、讨论

1. 酪氨酸代谢

L－dopa 被用于治疗 PD，其为 DA 的直接前体，可以口服，能穿过血脑屏障并转化成 DA。在大脑中，酪氨酸羟化酶（TH）将酪氨酸转化为 L－dopa。先前的研究表明，MPTP 组纹状体的 DA 水平显著低于空白组，而在此研究中，MPTP 组的 L－dopa 浓度显著高于空白组。这些结果表明 MPTP 能抑制 L－dopa 转换成 DA。EAS 治疗使得 L－dopa 水平下调，表明在 MPTP 诱导 PD 小鼠模型中，EAS 可以促进 L－dopa 转化为 DA，EAS 的治疗作用可能是通过对酪氨酸代谢中 L－dopa 和 DA 水平的调控来实现的。

2. 线粒体长链饱和脂肪酸的 β – 氧化和脂肪酸代谢

Stearoylcarnitine 和 L – palmitoylcarnitine 分别来源于线粒体长链饱和脂肪酸的 β – 氧化和脂肪酸代谢。在线粒体相关的神经退行性疾病中，例如 PD，L – carnitine 在减轻脑损伤方面发挥了重要的作用。其由左旋肉碱 O – 棕榈酰转移酶（CPT）将 stearoylcarnitine 转化而来。而 L – palmitoylcarnitine 可以反转由 L – carnitine 介导的抑制作用和增加细胞凋亡蛋白酶活性，可诱导细胞凋亡。细胞凋亡蛋白酶的活性在某种程度上受到 L – carnitine 和 L – palmitoylcarnitine 水平平衡的调控。在这项研究中，MPTP 组 stearoylcarnitine 和 L – palmitoylcarnitine 的浓度显著高于空白组，这表明 MPTP 可能间接诱导细胞凋亡蛋白酶的活性，并导致 PD 中线粒体相关的神经退行性病变。EAS 对 stearoylcarnitine 和 L – palmitoylcarnitine 的下调作用表明 EAS 治疗可以促进 stearoylcarnitine 转换成 L – carnitine，并减少 L – palmitoylcarnitine 的水平。因此，EAS 可能通过抑制细胞凋亡蛋白酶诱导的凋亡来保护 PD 小鼠中的 DA 能神经元。

Palmityl – CoA 是一种脂肪酸辅酶衍生物，其在脂肪酸氧化和生物合成过程中发挥着关键作用。Palmityl – CoA 被长链酰基辅酶 A 脱氢酶（VLACD）转化为 tetradecanoyl – CoA。Tetradecanoyl carnitine 是 VLACD 缺陷的一个主要的生化指标，可以影响 palmityl – CoA 的转换。MPTP 组中 tetradecanoyl carnitine 浓度相比空白组显著增加，这是与 VLACD 缺陷中 tetradecanoyl carnitine 的水平增加相对应的。在 MPTP 诱导的 PD 小鼠中，EAS 治疗后，tetradecanoyl carnitine 水平的降低表明其可能使 VLACD 的功能障碍得到恢复，EAS 的治疗作用可能是通过对线粒体长链饱和脂肪酸的 β – 氧化和脂肪酸代谢中 VLACD 功能障碍的调控来实现的。

3. 蛋氨酸代谢

5′ – methylthioadenosine 是蛋氨酸代谢中至关重要的一步，也是蛋氨酸的前体。5′ – methylthioadenosine 已经被证明对基因表达、增殖、分化和凋亡的调控具有影响。在 PD 中，蛋氨酸明显减少，即在此研究中，MPTP 组 5′ – methylthioadenosine 的浓度相比于空白组显著增加。这些结果可能表明 MPTP 可抑制 5′ – methylthioadenosine 转换成蛋氨酸。EAS 可降低 5′ – methylthioadenosine 的水平，表明在 MPTP 诱导 PD 小鼠中，EAS 的治疗可能促进 5′ – methylthioadenosine 转换成蛋氨酸，EAS 的治疗作用可能是通过对蛋氨酸代谢中 5′ – methylthioadenosine 和蛋氨酸的水平的调控来实现的。

4. 神经鞘脂代谢

Phytosphingosine – 1 – P 是神经鞘脂代谢通路的中间媒介，是植物鞘氨醇的磷酸盐。植物鞘氨醇有强烈的细胞毒副作用，调整秀丽隐杆线虫中蕈毒乙酰胆碱受体介导的信号转导通路并诱导细胞死亡。MPTP 组中 phytosphingosine – 1 – P 的浓度显著增加，这表明 MPTP 能通过增加 phytosphingosine – 1 – P 的水平来诱导细胞死亡，促进它转换成神经鞘氨醇。EAS 降低 phytosphingosine – 1 – P 的水平表明，EAS 可以抑制 phytosphingosine – 1 – P 转换成神经鞘氨醇而保护细胞及防止细胞凋亡。

5. 其他生化代谢

在 MPTP 组中，tetracosanoylglycine、Cer（d18：0/18：0）、morphiceptin 和 LysoPC［20：4（5Z，8Z，11Z，14Z）］的浓度显著增加，表明 MPTP 能减少 tetracosanoylglycine、Cer（d18：0/18：0）、morphiceptin 和 LysoPC［20：4（5Z，8Z，11Z，14Z）］的水平。然而，EAS 不能改善 MPTP 诱导的 Cer（d18：0/18：0）、morphiceptin 和 LysoPC［20：4（5Z，8Z，11Z，14Z）］的代谢扰动。

五、结论

基于 UPLC – QTOF – MS 的脑代谢组学方法已建立，其首次被用于评估 EAS 对 MPTP 诱导的小鼠 PD 模型的抗 PD 作用及其机制。模式识别及多元统计分析可以使得 MPTP 诱导 PD 组的代谢轮廓与空白组产生显著差异，经过 20 天的治疗后，EAS 组的代谢轮廓已接近空白组。MPTP 组发生显著改变的 10 个代谢物被选为潜在的生物标记物：①L – Dopa；②5′ – methylthioadenosine；③tetradecanoylcarnitine；④phytosphingosine – 1 – P；⑤Cer（d18：0/18：0）；⑥LysoPC［20：4（5Z，8Z，11Z，14Z）］；⑦L – palmitoylcarnitine；⑧tetracosanoylglycine；⑨morphiceptin；⑩stearoylcarnitine。除了⑤、⑥和⑦，其余所有的生物标志物都可以受到 EAS 的调控，这表明了 EAS 对 PD 的治疗作用可能是通过对酪氨酸代谢、线粒体长链饱和脂肪酸 β – 氧化、脂肪酸代谢、蛋氨酸代谢和神经鞘脂代谢的调控来实现的。这项研究表明，改变的代谢产物可被 EAS 恢复，EAS 治疗可与相关代谢通路的调控发生关联，在临床使用中，这将为 EAS 的抗 PD 机制提供更好的认识。

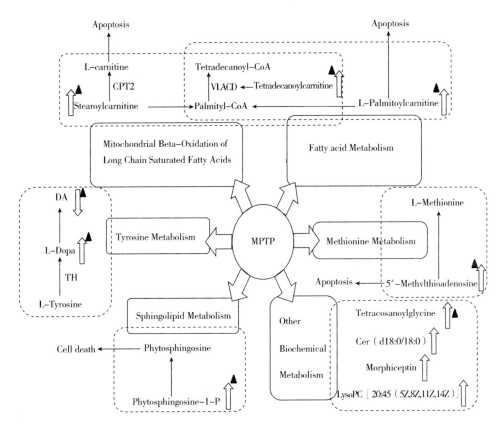

图 7-5 与 MPTP 调节及 EAS 治疗相关的发生扰动的代谢途径

（模型组与空白组比较，下调↓，上调↑）

（CPT 2，carnitine *O* – palmitoyltransferase 2；mPTP，1 – methyl – 4 – phenyl – 1，2，3，6 – tetrahydropyridine hydrochloride；TH，tyrosine hydroxylase；VLACD，very long – chain acyl – CoA dehydrogenase.）

第八章　刺五加治疗帕金森病有效组分中主要成分的体内代谢

为了保证新药开发成功，在新药的设计中就应考虑到候选药物代谢不活泼性和代谢的可预测性及良好的生物利用度和合适的生物半衰期。因此，深入理解影响药物体内动态过程的因素，从代谢产物中筛选活性更高、毒性更低的药效成分，或进行必要的结构改造，都将大大提高新药的开发速度，对新药的设计也具有重要指导作用。

本研究即在明确刺五加有效组分治疗帕金森病的确切效果及完成从脑代谢轮廓层面的作用机制探讨后，进一步从药物角度深入研究刺五加有效组分的代谢情况（包括血液、尿液、粪便和胆汁中的代谢），以期明确其真正的药效成分及产生代谢的环节，为中药药效物质的阐明及新药开发奠定基础。

第一节　刺五加苷 B 在大鼠体内的体内产物分析

刺五加苷 B 是刺五加根茎中含量最高的苷类，其被认为是刺五加有效组分中发挥药效的主要活性成分之一，虽然已有学者对刺五加苷 B 在静脉给药大鼠体内的药物代谢动力学进行了研究，然而刺五加苷 B 的体内代谢情况尚未见报道。对刺五加苷 B 代谢产物进行研究，可以更好地说明其在体内发挥药效的物质基础，对药物发现、药物设计和临床应用具有重要价值。因此本文基于 UPLC – Q – TOF – MS 技术对刺五加有效组分中刺五加苷 B 在大鼠体内的代谢情况进行研究，并对代谢产物进行结构推定。

一、实验材料

1. 实验仪器

美国 Waters Acquity™UPLC 液相色谱仪（四元梯度泵 – 在线真空脱气机 – 自动进样器 – PDA 检测器 – 柱温箱）；美国 SYNAPT™HD™四级杆 – 飞行时间质谱

（电喷雾离子源－正负离子扫描－Lockspray）；MassslynxV4.1 工作站；WHL 微型涡旋混合仪（上海沪西分析仪器厂有限公司）；BS124S 型分析天平（北京赛多利斯仪器有限公司）；KQ－300VDE 超声波清洗机（昆山市超声仪器有限公司）；超低温冰箱（Thermo）；Waters OASIS HLB 小柱；KDC－160HR 高速低温离心机（科大创新股份有限公司中佳分公司）。

2. 药物与试剂

刺五加苷 B 标准品（中国药品生物制品检定所，批号：110837－200304）；甲酸（Dikma 公司）；色谱级乙腈（美国 Fisher 公司）；色谱级甲醇（Dikma 公司）；正磷酸（分析纯，天津市耀华化学试剂有限责任公司）；娃哈哈水（中国娃哈哈公司）。

3. 实验动物

Wistar 大鼠，雄性，体重 270～290g，清洁级，由北京维通利华实验动物技术有限公司提供，合格证号 scxk（京 2007－0001）。

4. 实验药材

刺五加药材购于黑龙江省药材公司，产地黑龙江，经黑龙江中医药大学生药学教研室王振月教授鉴定为五加科植物刺五加 *Acanthopanx Senticosus*（Rupr. et Maxim.）Harms 的干燥根及根茎。刺五加有效组分由本实验室制备。取刺五加药材粗粉，以 80% 乙醇回流提取 3 次，每次提取时间为 2 小时。取生药浓度为 0.5g/mL 的刺五加提取液，过预处理的 AB－8 型大孔树脂柱，收集 30% 乙醇洗脱液，减压浓缩至干，即得。

二、实验方法

1. UPLC 检测条件

色谱柱为 ACQUITY UPLC HSS T3（2.1mm × 100mm，1.8μm）色谱柱；流动相由 0.1% 甲酸乙腈（A）和 0.1% 甲酸水（B）组成（0～2 分钟，10%～14% A；2～10 分钟，14%～22% A；10～12 分钟，22%～30% A；12～20 分钟，30%～60% A；20～24 分钟，60%～100% A），采用线性梯度洗脱，流速 0.3mL/分钟，柱温为 30℃，进样量 5μL。

2. MS 检测条件

ESI 离子源，扫描方式：ESI 模式，毛细管电压：1kV，锥孔电压：40V，离子源温度：100℃，脱溶剂气温度：350℃，锥孔气流量：20L/h，脱溶剂气流量：

700L/h，碰撞能12V，每0.1秒钟采集2次图谱；准确质量测定采用亮氨酸－脑啡肽（leucine－enkephalin，ESI⁻ *m/z* 555.2615）溶液为锁定质量溶液。质量扫描范围：80～1000m/z，数据采集模式和方式：MS/MS 和 Cen－troid，数据分析：MasslynxV4.1 软件。

3. 对照样品溶液的制备

取刺五加苷 B 对照品溶于 60% 甲醇溶液，配成终浓度为 11.2μg/mL 的对照品溶液。

4. 空白及血浆、胆汁、尿液和粪便样品的制备

（1）空白血浆及含药血浆样品的制备　取 18 只大鼠，随机分为空白组和 5 个不同时间段组，每组 3 只。给药前禁食 12 小时，自由饮水，室温饲养。按照 1.5mL/100g（体重），分别灌胃给予 5‰羟甲基纤维素钠（CMC）溶液和刺五加有效组分的 5‰ CMC 溶液（给药剂量为 325mg/kg）。分别于给药后 1 小时、1.5 小时、2 小时、4 小时及 6 小时各组大鼠给予 20% 乌拉坦（1mL/100g），麻醉后肝门静脉取血，血液样品室温下放置 15 分钟，在 4℃下 6000rpm/min 离心 15 分钟，取上层血清，放入 -76℃冰箱备用。取血清样品 2mL 加入等量的 4% 磷酸，涡旋 30 秒，加入处理好的 HLB（60g，3mL）小柱（2mL 甲醇激活，再加 2mL 水平衡），使用 1mL 5% 甲醇淋洗，再用 3mL 甲醇淋洗，回收淋洗液，氮气吹干，200μL 60% 甲醇复溶。

（2）空白胆汁及含药胆汁样品的制备　取 6 只大鼠，随机分为空白组和给药组，每组 3 只。给药前禁食 12 小时，自由饮水，室温饲养。按照 1.5mL/100g（体重），分别灌胃给予 5‰ CMC 溶液和刺五加有效组分的 5‰ CMC 溶液（给药剂量为 325mg/kg）。给药后立即使用 20% 乌拉坦（1mL/100g）麻醉大鼠，使其仰卧固定于手术板上，在剑突下沿腹正中线剪开皮肤，腹腔切口，找到胃幽门，翻转十二指肠，在十二指肠降部肠系膜中找到胆管，分离胆管，结扎近十二指肠端。在胆管向肝脏方向剪开"V"形开口，插入唾液引流管，待有浅黄色胆汁流出时，用缝合线固定唾液引流管。收集 0～12 小时胆汁，在 4℃下 6000rpm/min 离心 15 分钟，取上层清液，放入 -76℃冰箱备用。取胆汁 1mL 加入等量的 4% 磷酸，涡旋 30 秒，在 4℃下 6000rpm/min 离心 5 分钟，取上层清液，加入处理好的 HLB（3mL，60g）小柱（2mL 甲醇激活，再加 2mL 水平衡），用 1mL 5% 甲醇淋洗后，再用 3mL 甲醇淋洗，回收淋洗液，氮气吹干，200μL 60% 甲醇复溶。

（3）空白尿液、粪便及含药尿液、粪便样品的制备　取 6 只大鼠，随机分为给药组和空白组，每组 3 只。给药前禁食 12 小时，自由饮水，室温饲养。按照 1.5 mL/100g（体重）分别灌胃给予 5‰ CMC 溶液和刺五加有效组分的 5‰CMC 溶液（给药剂量为 325mg/kg）。给药后分别收集 0~12 小时、12~24 小时的尿液和粪便。尿液直接在 4℃ 下 13000rpm/min 离心 15 分钟取上层清液。取粪便并称重，加 4 倍量水，搅拌后超声，在 4℃ 下 13000rpm/min 离心 15 分钟，吸取上清液 1.5mL。

5. Metabolynx™软件设置

将刺五加苷 B 的 I 相和 II 相可能的代谢途径及可能产生的代谢物输入 Metabolynx™软件，见表 8-1。选用 peak Area Threshold，峰面积选择 Absolute 选 10，代谢产物峰面积 >10pau，质谱数据检测误差范围 <5mDa，并将质量亏损过滤（MDF）25mDa 应用于空白血浆与含药血浆 UPLC-Q-TOF-MS 数据的处理。

表 8-1　Metabolite List 窗口设置的刺五加苷 B 可能的代谢途径

生物转化	分子式变化	质量变化/mDa
Formula	Parent	0
Reduction	$+ H_2$	2.0157
Hydroxylation + desaturation	$+ O - H_2$	13.9793
Sulfate conjugation	$+ SO_3$	79.9568
Hydroxymethylene loss	$- CH_2O$	-30.0106
2 × Hydroxymethylene loss	$- CH_2O \times 2$	-60.0211
Deglucose	$- C_6H_{10}O_5$	-162.1424
Glucuronide conjugation	$+ C_6H_8O_6$	176.0321
Methylation	$+ CH_2$	14.0157
Demethylation	$- CH_2$	-14.0157
Glucose	$+ C_6H_{10}O_5$	162.1424
Acetylation	$+ C_2H_2O$	42.0106
Glycine conjugation	$+ C_2H_3NO$	57.0215
Cysteine conjugation	$+ C_3H_5NOS$	103.0092
Glutathione conjugation	$+ C_{10}H_{15}N_3O_5S$	289.0732

三、实验结果

1. 含药样品 UPLC-Q-TOF-MS 分析

采用 UPLC-Q-TOF-MS 技术对大鼠含药血浆、胆汁、尿液和粪便样品进行分析，并与空白样品、刺五加苷 B 对照品和刺五加有效组分的质谱数据进行对照。在正离子条件下，给药血浆、胆汁、尿液和粪便样品未得到较好的响应信号，故选择负离子条件下的离子流图。提取 m/z 417 峰的离子流图（图 8-1），在直观分析下，显示在大鼠血浆、胆汁、尿液和粪便样品中均未检测到刺五加苷 B 原型。

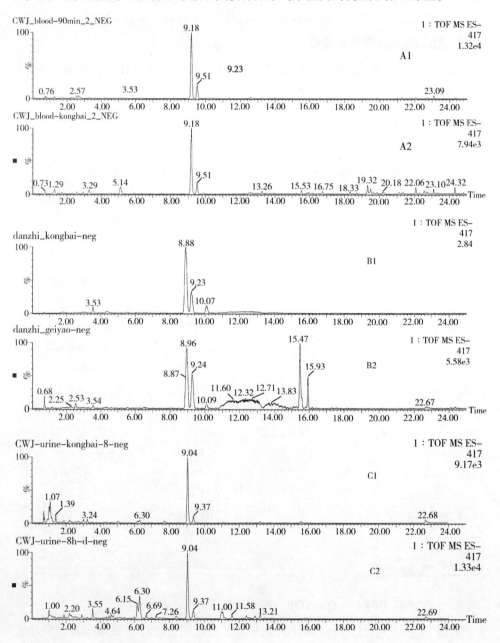

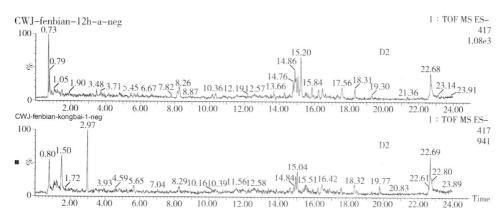

图 8-1 负离子条件下的样品离子流图

A1. 空白血浆；A2. 给药血浆；B1. 空白胆汁；B2. 给药胆汁；

C1. 空白尿液；C2. 含药尿液；D1. 空白粪便；D2. 给药粪便

2. Metabolynx™软件处理结果

（1）利用 Metabolynx™软件识别 TOF－MS 数据中刺五加苷 B 的代谢物　利用 Metabolynx™软件寻找药物的体内代谢产物。如图 8-2 所示，根据给药样品和空白样品的色谱、质谱信息的比对，并依据代谢反应的可能性进行综合分析，选择出可能的目标代谢产物，所得结果如表 8-2 所示。

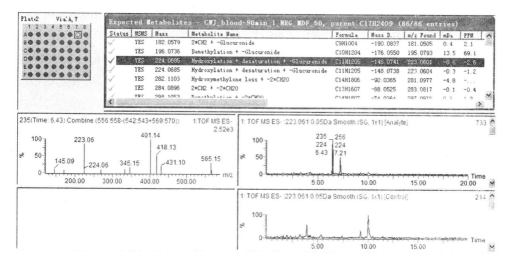

图 8-2 Metabolynx™软件给出的刺五加苷 B 代谢物的信息

表8-2　应用 Metabolynx™ 软件在 TOF-MS 数据中寻找的刺五加苷 B 代谢物

Mass	Metabolite name	m/z found	mDa	time（分钟）	Sorce
182.0579	$2^* - CH_2$，$-GLU$	181.0509	0.8	2.29	血液
196.0736	$-CH_2$，$-GLU$	195.0877	21.9	0.83	血液
224.0685	$+O-H_2$，$-GLU$	223.0609	0.2	6.48	血液、粪便、胆汁
326.1366	$+CH_2$，$2^* -CH_2O$	325.1307	1.9	15.82	血液、尿液、
342.1315	$-CH_2O$	341.1239	0.2	4.97	血液
344.1107	$2^* -CH_2$	343.1041	1.2	8.78	血液
344.1471	$+H_2$，$-CH_2O$	343.1376	-1.7	8.14	血液、尿液
358.0900	$+O-H_2$，$2^* -CH_2$	357.0832	1.0	1.59	血液、尿液
372.1056	$+O-H_2$，$-CH_2$	371.0979	0.1	2.35	血液
386.1213	$+COCH_3$，$2^* -CH_2$	385.1128	0.7	2.61	血液、尿液、粪便、胆汁
400.1369	$+COCH_3$，$-CH_2$	399.1284	0.7	2.68	血液

（2）利用 Metabolynx™ 软件鉴定 MS^2 数据中刺五加苷 B 的代谢物　化合物 M1 的 MS^2 质谱图如图 8-3 所示，M1（t_R 2.351 分钟）经 Metabolynx™ 软件处理，大鼠血浆 ESI^- 图中 t_R 2.351 分钟处存在 m/z 371 峰化合物，此成分在 MS^2 图中有 m/z 371 $[M1-H]^-$、175 $[GluA]^-$、113 $[GluA-CO_2-H_2O]^-$ 峰，认为 m/z 371 为准分子离子峰，其余为其主要碎片离子峰。根据文献报道，在负离子模式下，碎片离子 m/z 175 和其脱去一分子水和一分子二氧化碳后的 m/z 113，可以作为确定药物葡糖醛酸结合物的直接证据。苷转运进入肠壁上皮细胞后，可被存在于其中的广谱 β-葡萄糖苷酶（BSβG）水解为苷元，然后以苷或苷元进一步形成的结合产物进入循环系统。故 M1 为 $[MO^+（-Glu+GluA-CH_3）]$，但是在 M1 上葡萄糖醛酸化和甲基化的位置仍未确定。在大鼠给药 1 小时、1.5 小时、2 小时、4 小时、6 小时后的血浆中均可以检测到 M1。

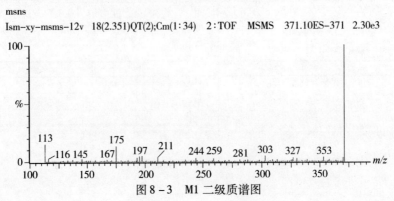

msns
Ism-xy-msms-12v　18(2.351)QT(2);Cm(1:34)　2:TOF　MSMS　371.10ES-371　2.30e3

图8-3　M1 二级质谱图

　　化合物 M2 的 MS^2 质谱图如图 8 - 4 所示，M2（t_R 2.610 分钟）经 Metabol-ynx^{TM} 软件处理，大鼠血浆 ESI$^-$ 图中 t_R 2.610 分钟处存在 m/z 385 峰化合物，此成分在 MS^2 图中有 m/z 385 [M2 - H]$^-$、209 [M2 - GluA]$^-$、175 [GluA]$^-$、113 [GluA - CO$_2$ - H$_2$O]$^-$ 峰，认为 m/z 385 为准分子离子峰，其余为主要碎片离子峰。故 M2 为 [M0$^+$（- Glu + GluA）]，但是在 M2 上葡萄糖醛酸化的位置仍未确定。在大鼠给药 1 小时、1.5 小时、2 小时、4 小时后的血浆中均可以检测到 M2。

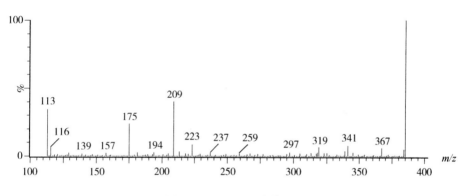

msms
lsm-xy-msms-12v　12（2.610）QT（2）; Cm（1 : 23）

3 : TOF MSMS 385.12ES-
385　　　944

图 8 - 4　M2 二级质谱图

　　化合物 M3 的 MS^2 质谱图如图 8 - 5 所示，化合物 M3（t_R 2.678 分钟）经 Metabolynx^{TM} 软件处理，大鼠血浆 ESI$^-$ 图中 t_R 2.678 分钟处存在 m/z 399 峰化合物，此成分在 MS^2 图中有 m/z 399 [M3 - H]$^-$、223 [M3 - GluA]$^-$、175 [GluA]$^-$、113 [GluA - CO$_2$ - H$_2$O]$^-$ 峰，认为 m/z 399 为准分子离子峰，其余为其主要碎片离子峰。故 M3 为 [M0$^+$（- Glu + GluA - 2 × CH$_3$ + COCH$_3$）]，但是在 M3 上葡萄糖醛酸化和乙酰化的位置仍未确定。在大鼠给药 1 小时、1.5 小时、2 小时、4 小时、6 小时后的血浆中均可以检测到 M3。

　　化合物 M4 的 MS^2 质谱图如图 8 - 6 所示，化合物 M4（t_R 6.488 分钟）经 Metabolynx^{TM} 软件处理，大鼠血浆 ESI$^-$ 图中 t_R 6.488 分钟处存在 m/z 223 峰化合物，此成分在 MS^2 图中有 m/z 223 [M4 - H]$^-$、208 [M4 - CH$_3$]$^-$、193 [M4 - 2 × CH$_3$]$^-$、179 [M4 - CO$_2$]$^-$、164 [M4 - CH$_3$ - CO$_2$]$^-$、149 [M4 - 2 × CH$_3$ -

CO_2]¯峰，认为 m/z 399 为准分子离子峰，其余为其主要碎片离子峰。故 M4 为 [$M0^+$ ($-Glu + O - H_2$)]。在大鼠给药 1 小时、1.5 小时、2 小时、4 小时、6 小时后的血浆中均可以检测到 M4。

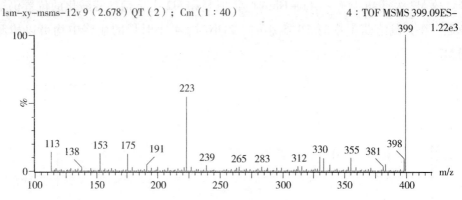

图 8－5　M3 二级质谱图

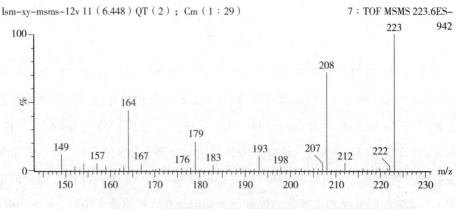

图 8－6　M4 二级质谱图

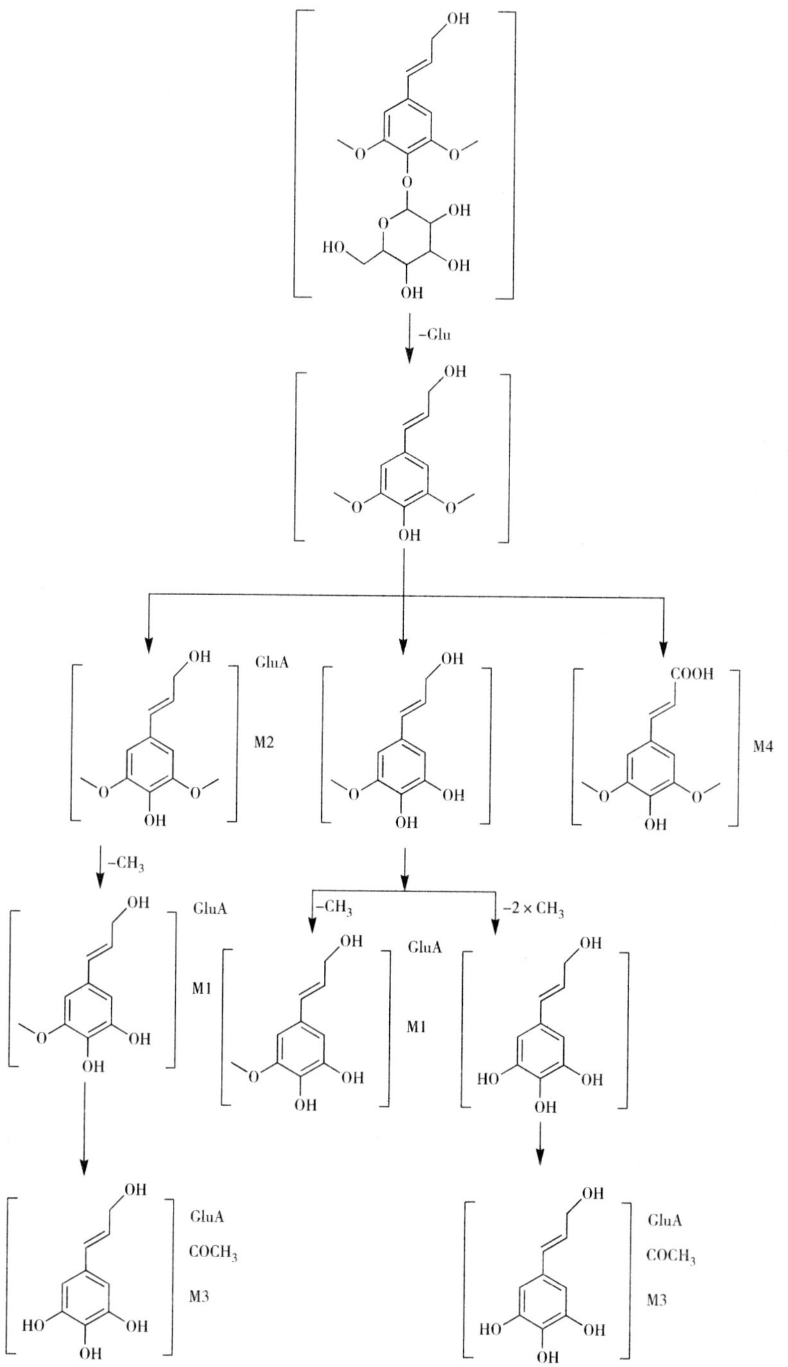

图 8-7 推测刺五加苷 B 体内代谢途径

四、讨论

本部分实验利用 UPLC – Q – TOF – MS 和 Metabolynx^{XS}软件对刺五加有效组分中刺五加苷 B 在血液、尿液、粪便和胆汁中的代谢产物进行了研究，在大鼠血浆中检测到 11 个可能的代谢产物。在这 11 个代谢产物中，尿液中可检测到 4 个，粪便中可检测到 2 个，胆汁中可检测到 2 个（详见表 8 – 2）。其中基于质谱裂解行为和文献报道，鉴定出其中 4 个代谢物的结构，分别为［M0 – Glu + GluA – CH3］、［M0 – Glu + GluA］、［M0 – Glu + GluA – 2 × CH$_3$ + COCH$_3$］、［M0 – Glu + O – H$_2$］，其中三个葡萄糖醛酸化代谢物为首次发现。表明刺五加苷 B 在体内主要通过葡萄糖醛酸化反应进行代谢。另有文献报道，刺五加苷 B 经大鼠肠灌流实验研究证实具原型有较低的生物利用度，这与前面的实验结果相符合。刺五加苷 B 在大鼠体内的代谢行为主要以脱糖基、脱甲基化、乙酰化、葡萄糖醛酸化等形式被代谢。从所得数据推测刺五加苷 B 的代谢途径如图 8 –7 所示。

五、结论

刺五加苷 B 不以原型成分入血，其在大鼠体内的代谢行为主要以脱糖基、脱甲基化、乙酰化、葡萄糖醛酸化等形式被代谢。

第二节　刺五加苷 E 在大鼠体内的代谢产物分析

刺五加苷 D 和刺五加苷 E 具有较强的抗衰老、抗氧化、增强记忆力和适应原样作用，是治疗帕金森病的有效成分。刺五加苷 D 是刺五加根茎中主要苷类成分之一，它本身是刺五加苷 B 的二聚体，由于分子量和分子结构的增加，它的药理活性可能与刺五加苷 B 有所不同；刺五加苷 E 也是刺五加的主要活性成分之一，具有抗炎、抗疲劳、抗菌、抗氧化、降血糖、保肝等多种生物活性。因此研究刺五加苷 D/E 在体内的代谢产物，对阐明其药效同样具有一定的意义。但由于刺五加苷 D 和刺五加苷 E 是同分异构体，HPLC 和 UPLC 色谱图中均无法区分，故本文仅以刺五加苷 E 为例阐述其在大鼠体内的代谢情况。

一、实验材料

1. 实验仪器、实验动物和实验药材

同本章第一节相应项。

2. 实验试药

刺五加苷 E 标准品（中国药品生物制品检定所，批号：111713 - 200501），其余同本章第一节相应项。

二、实验方法

1. UPLC 和 MS 检测条件

同本章第一节相应项。

2. 对照样品溶液的制备

取刺五加苷 E 对照品溶于60%甲醇溶液配成浓度为 10.5μg/mL 的对照品溶液。

3. 空白及血浆、胆汁、尿液和粪便样品的制备

同本章第一节相应项。

4. Metabolynx™处理设置

将刺五加苷 E 一相和二相可能的代谢途径及可能产生的代谢物输入 Metabolynx™软件，见表 8 - 3。选用 peak Area Threshold，峰面积选择 Absolute 选 10，代谢产物峰面积 > 10pau，质谱数据检测误差范围 < 5mDa，并将质量亏损过滤（MDF）25mDa 应用于空白血浆与含药血浆 UPLC - Q - TOF - MS 数据的处理。

表 8 - 3　Metabolite List 窗口设置的刺五加苷 E 可能的代谢途径

生物转化	分子式变化	质量变化/mDa
Formula	Parent	0
Hydroxymethylene loss	$-CH_2O$	-30.0106
2 × Hydroxymethylene loss	$-CH_2O \times 2$	-60.0211
Deglucose	$-C_6H_{10}O_5$	-162.1424
2 × Deglucose	$-C_6H_{10}O_5 \times 2$	-324.2848
Glucuronide conjugation	$+C_6H_8O_6$	176.0321
Demethylation	$-CH_2$	-14.0157
2 × Glucuronide conjugation	$+C_6H_8O_6 \times 2$	352.0462
2 × Demethylation	$-CH_2 \times 2$	-28.0313

三、实验结果

1. 含药样品 UPLC - Q - TOF - MS 分析

采用 UPLC - Q - TOF - MS 联用技术对大鼠含药血浆、胆汁、尿液和粪便样品进行分析，并与空白样品、刺五加苷 E 对照品和刺五加有效组分的色谱数据进行对照。在正离子条件下，给药血浆、胆汁、尿液和粪便样品未得到较好的响应信号，故选择负离子条件下的离子流图。提取 741 的离子流图（图 8-8），但是此图未得到较好的响应信号，并不能提供较好的直观分析。

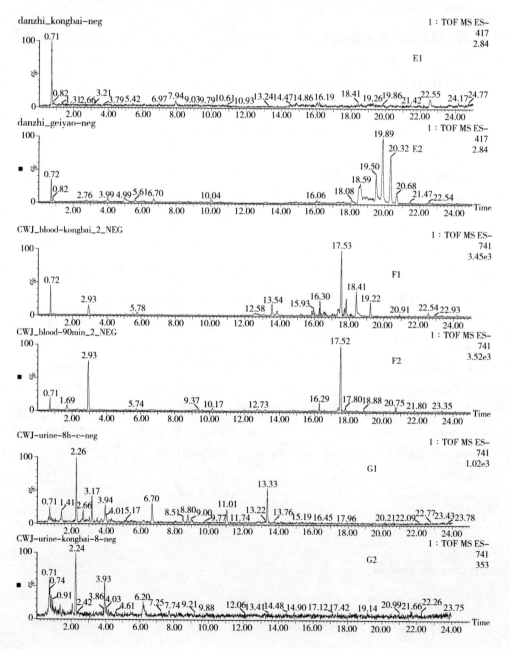

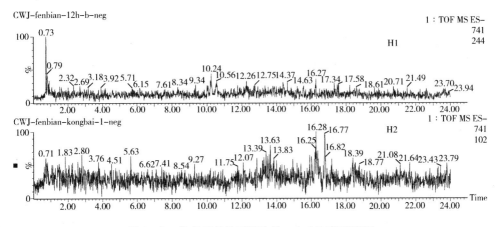

图 8 – 8　负离子条件下提取的 m/z 741 离子流图

E1. 空白血浆；E2. 含药血浆；F1. 空白胆汁；F2. 给药胆汁；

G1. 空白尿液；G2. 含药尿液；H1. 空白粪便；H2. 含药粪便

2. Metabolynx™软件处理结果

（1）利用 Metabolynx™软件识别 TOF – MS 数据中刺五加苷 E 的代谢物　利用 Metabolynx™软件寻找目标代谢物。如图 8 – 9 所示，根据空白样品和给药样品的色谱信息、质谱信息、代谢反应的可能性、保留时间、峰面积及误差信息的比对，综合分析选择最可能的离子作为代谢产物，所得结果如表 8 – 4 所示。

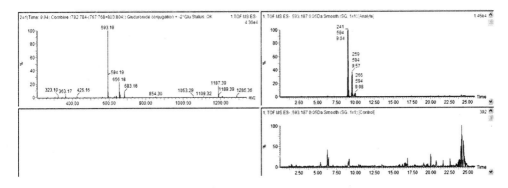

图 8 – 9　Metabolynx™软件给出的刺五加苷 E 代谢物的信息

表 8 – 4　应用 Metabolynx™软件在 TOF – MS 数据寻找的刺五加苷 E 代谢物

Mass	Metabolite name	m/z found	mDa	Time	Sorce
390. 1315	– CH$_2$ ×2，– GLU ×2	389. 1273	3. 6	13. 18	血液、尿液
404. 1471	– CH2，– GLU ×2	403. 1437	4. 4	15. 45	血液、尿液

续表

Mass	Metabolite name	m/z found	mDa	Time	Sorce
418.1628	- GLU ×2	417.1390	16.0	2.57	血液、尿液
552.1843	- CH_2 ×2，- GLU	551.1771.	0.6	6.18	血液、胆汁、尿液
566.1999	- CH_2，- GLU	565.1943	2.2	6.28	胆汁
566.1999	- CH_2，- GLU	565.1979	5.8	6.41	胆汁
566.1999	- CH_2，- GLU	565.1934	1.3	7.03	血液、胆汁
594.1949	- GLU ×2，+ GLUA	593.1868	0.3	9.04	血液、胆汁、尿液

(2) 利用 Metabolynx™ 软件鉴定 Q – TOF – MS 数据中刺五加苷 E 的代谢物　化合物 M1 的 MS^2 质谱图如图 8 – 10 所示，M1（t_R 9.04 分钟）经 Metabolynx™ 软件处理，大鼠血浆和胆汁 ESI^- 图中 t_R 9.04 分钟处存在 m/z 593 峰化合物，此成分在 MS^2 图中有 m/z 593、417 [M1 – GluA]⁻、175 [GluA]⁻、113 [GluA – CO_2 – H_2O]⁻峰，认为 m/z 593 为准分子离子峰，其余为其主要碎片离子峰。有文献报道，在负离子模式下，存在碎片离子 m/z 175 和其脱去一分子水和一分子二氧化碳后的 m/z 113，可以作为确定药物葡糖醛酸结合物的直接证据。故推测 m/z 593 的代谢产物为 [M0 – 2 × Glu + GluA]。

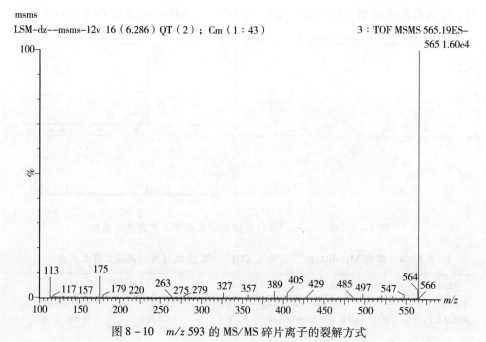

msms
LSM-dz--msms-12v 16（6.286）QT（2）；Cm（1：43）　　　　　3：TOF MSMS 565.19ES-
　　　　　　　　　　　　　　　　　　　　　　　　　　　　　　　565 1.60e4

图 8 – 10　m/z 593 的 MS/MS 碎片离子的裂解方式

化合物 M2 的 MS^2 质谱图如图 8 – 11 所示，M2（t_R 6.28、6.41、7.03 分钟）经 Metabolynx™ 软件处理，大鼠胆汁 ESI⁻图中 t_R 6.28、6.41、7.03 分钟处存在 m/z 565 峰化合物，此成分在 MS^2 图中有 m/z 565、389［M1 – GluA］⁻、175［GluA］⁻、113［GluA – CO_2 – H_2O］⁻峰，认为 m/z 565 为准分子离子峰，其余为其主要碎片离子峰。由此推测，565 峰为［M0 – 2 × Glu – 2 × CH_3 + GluA］。但是其去甲基的位置不能确定。

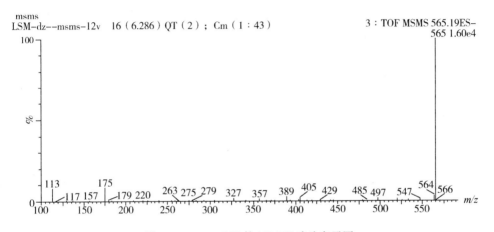

图 8 – 11　m/z 565 的 MS/MS 碎片离子图

四、讨论

本部分采用 UPLC – Q – TOF – MS 技术联合 Metabolynx™ 软件对刺五加有效组分中刺五加苷 E 在大鼠血液、尿液、粪便和胆汁中的代谢产物进行研究，共检测到 6 个代谢产物。在这 6 个代谢产物中，血液中检测到 6 个，尿液中检测到 5 个，胆汁中检测到 3 个，粪便中未检测到（详见表 8 – 4）。在大鼠血浆和胆汁中未检测到刺五加苷 E 原型，推定出血浆中检测到的刺五加苷 E 的 2 个代谢物的结构，分别为 M1［M0 – 2 × Glu + GluA］和 M2［M0 – Glu – 2 × CH_3 + GluA］。在胆汁中检测到 M1 的进一步代谢物（M2）。其中 M1 和 M2 是首次报道的刺五加苷 E 的代谢产物。M2 在 3 个时间点被检测到，这正好与推测的 3 种结构相符合。刺五加苷 E 在大鼠体内是在脱葡萄糖后，以脱甲基化和葡萄糖醛酸化的形式被代谢。推测刺五加苷 E 的代谢途径，见图 8 – 12。

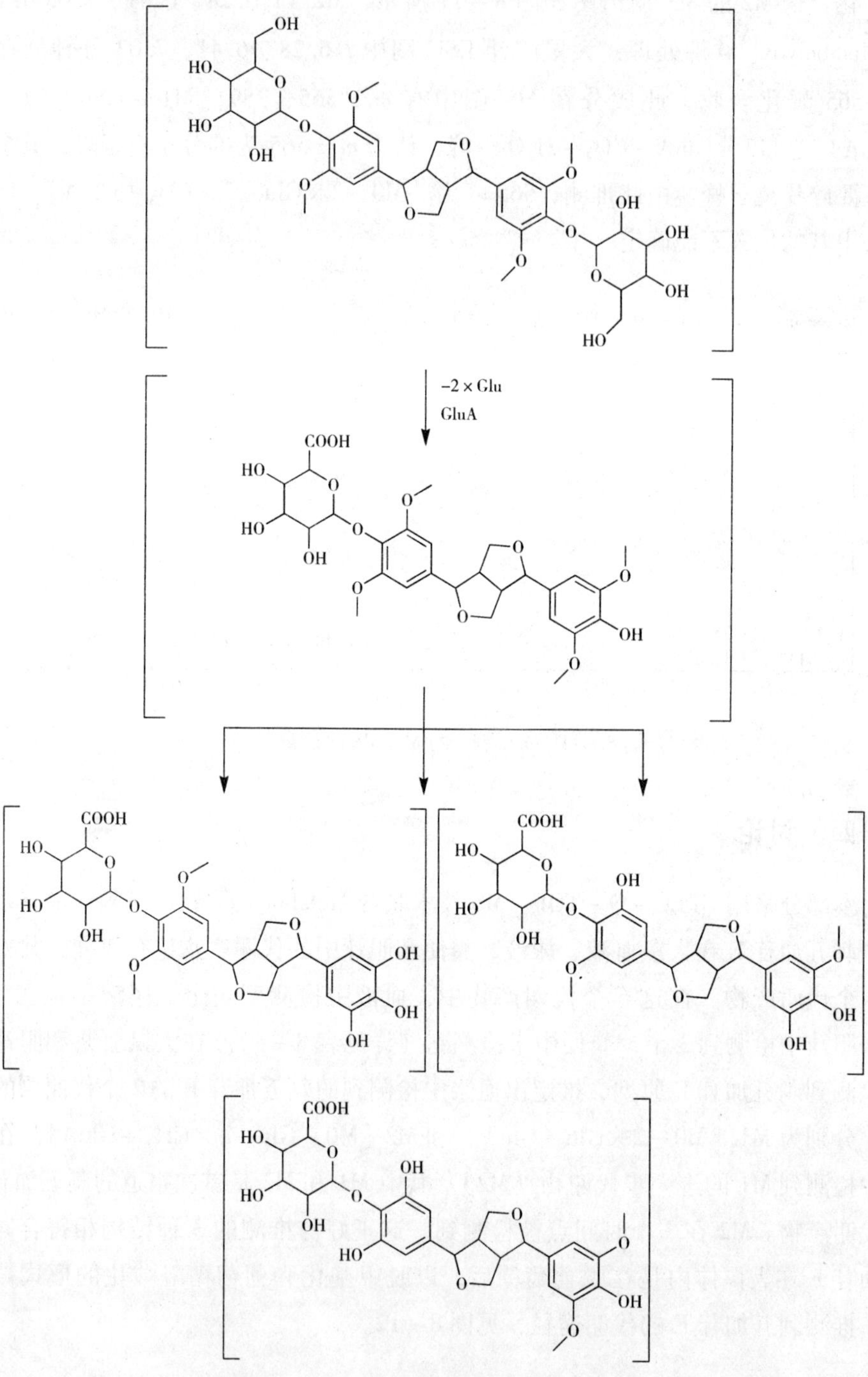

图 8 - 12　推测刺五加苷 E 体内代谢途径

五、结论

刺五加苷 E 不以原型成分入血，其在大鼠体内是在脱葡萄糖后，以脱甲基化和葡萄糖醛酸化的形式被代谢。

第三节　异嗪皮啶在大鼠体内的代谢产物分析

异嗪皮啶是刺五加具有抗疲劳、抗应激性和免疫调节作用的主要成分。文献报道，刺五加有效组分中的异嗪皮啶在大鼠血浆中存在二次吸收的现象。本文旨在分析刺五加有效组分灌胃给予大鼠后的血浆、胆汁、尿液和粪便中的代谢产物及其代谢途径，采用 UPLC – Q – TOF – MS 联用技术与 MetaboLynx^{XS} 软件的质量亏损过滤（MDF）技术相结合，来寻找和鉴定代谢产物。

一、实验材料

1. 实验仪器、实验动物和实验药材
同本章第一节相应项。

2. 实验试药
异嗪皮啶标准品，购于中国药品生物制品检定所，批号：110837 – 00304，其余同本章第一节相应项。

二、实验方法

1. UPLC 和 MS 检测条件
同本章第一节相应项。

2. 对照样品溶液的制备
取异嗪皮啶对照品溶于 60% 甲醇溶液，配成浓度是 11.2μg/mL 的对照品溶液。

3. 空白及血浆、胆汁、尿液和粪便样品的制备
同本章第一节相应项。

4. Metabolynx XS 处理设置
将异嗪皮啶的 I 相和 II 相可能的代谢途径及可能产生的代谢物输入 Metabolynx XS 软件，见表 8 – 5，选用 peak Area Threshold，峰面积选择 Absolute 选 10，

代谢产物峰面积 > 10pau，质谱数据检测误差范围 < 5mDa，并将质量亏损过滤（MDF）25mDa 应用于空白血浆与含药血浆 UPLC – Q – TOF – MS 数据的处理。

表 8 – 5　Metabolite List 窗口设置的异嗪皮啶可能的代谢途径

生物转化	分子式变化	质量变化/mDa
Formula	Parent	0
Sulfate conjugation	+ SO₃	79. 9568
Hydroxymethylene loss	– CH₂O	– 30. 0106
2 × Hydroxymethylene loss	– CH₂O × 2	– 60. 0211
Deglucose	– C₆H₁₀O₅	– 162. 1424
Glucuronide conjugation	+ C₆H₈O₆	176. 0321
Methylation	+ CH₂	14. 0157
Demethylation	– CH₂	– 14. 0157
Demethylation × 2	– CH₂ × 2	– 28. 0313
Glucose	+ C₆H₁₀O₅	162. 1424
Glucuronide conjugation	+ C₆H₈O₆	176. 0321
Hydration	+ H₂O	18. 010 6

三、实验结果

1. 含药样品 UPLC – Q – TOF – MS 分析

采用 UPLC – Q – TOF – MS 联用方法对大鼠含药血浆、胆汁、尿液和粪便样品进行分析，并与空白样品、异嗪皮啶对照品和刺五加有效组分的提取图进行对照。在正离子条件下，给药血浆、胆汁、尿液和粪便样品未得到较好的响应信号，故选择负离子条件下的离子流图。提取 *m/z* 221 峰的离子流图（图 8 – 13），在直观分析下，显示在大鼠血浆、胆汁、尿液和粪便样品均可检测到异嗪皮啶原型。

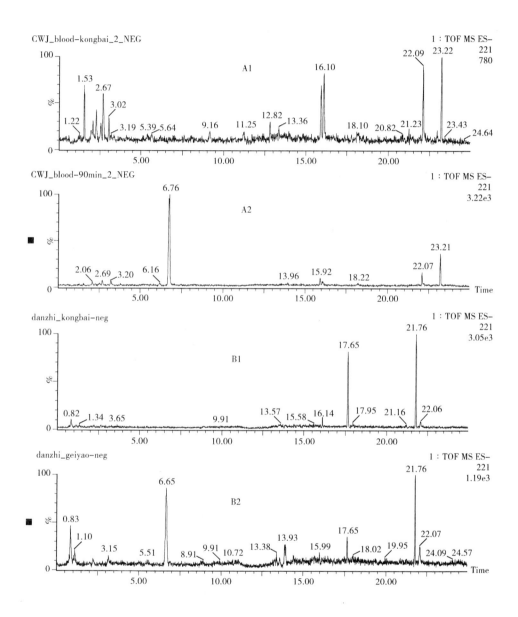

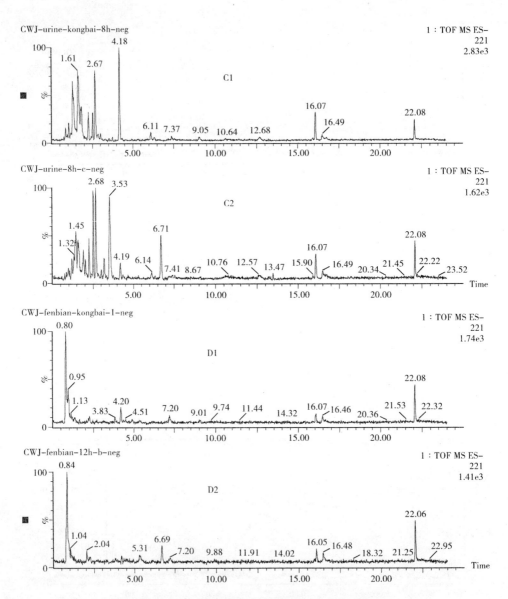

图 8 - 13　负离子条件下提取的 m/z 221 离子流图

A1. 空白血浆；A2. 含药血浆；B1. 空白胆汁；B2. 给药胆汁；

C1. 空白尿液；C2. 含药尿液；D1. 空白粪便；D2. 含药粪便；

E. 刺五加有效组分；F. 异嗪皮啶标准品

2. Metabolynx XS 软件处理结果

（1）利用 Metabolynx 软件识别 TOF - MS 数据中异嗪皮啶的代谢物　利用

Metabolynx XS 软件寻找目标代谢物，可能发生的代谢途径如表 8 - 5 中所设。如图 8 - 14 所示，根据空白样品和给药样品的色谱信息、质谱信息、代谢反应的可能性、保留时间、峰面积及误差信息的比对，综合分析选择最可能的离子作为代谢产物，所得结果如表 8 - 6 所示。

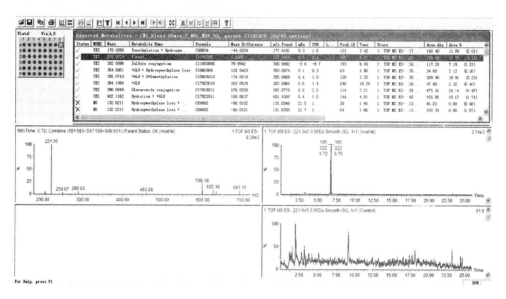

图 8 - 14　Metabolynx XS 软件给出的异嗪皮啶代谢物的信息

表 8 - 6　应用 MetaboLynx 软件在 TOF - MS 数据中寻找的异嗪皮啶代谢物

Mass	Metabolite name	m/z found	mDa	$t/\min$	Sorce
178.0266	$-CH_2$，$-CH_2O$	177.0191	0.3	3.42	血液
222.0528	Parent	221.0455	0.5	6.72	血液、胆汁、尿液、粪便
302.096	$+SO_3$	300.9992	2.6	6.49	血液
354.0951	$+GLU$，$-CH_2O$	353.0874	0.1	1.90	血液
356.0743	$+GLU$，$2\times-CH_2$	355.0669	0.4	3.35	血液
398.0849	$+GLUA$	397.0779	0.8	3.29	血液、胆汁
384.1056	$+GLU$	383.0984	0.6	10.26	血液
402.1162	$+GLU$，$+H_2O$	401.1088	0.4	4.01	血液

（2）利用 Metabolynx 软件鉴定 Q - TOF - MS 数据中异嗪皮啶的代谢物

①原型化合物的鉴定：化合物 M0（t_R6.787 分钟）经 Metabolynx 软件处理，大鼠血浆 ESI⁻图中 t_R6.787 分钟处存在 m/z 221 峰化合物，此成分在 MS² 图中有

m/z 221、206、191 峰，认为 m/z 221 为准分子离子峰，其余为其主要碎片离子峰，根据药材在 6.79 分钟处存在 221 的峰，并根据标准品比对，认定 m/z 221 为异嗪皮啶原型。其 m/z 221 的 MS/MS 碎片离子的裂解方式见图 8 – 15。

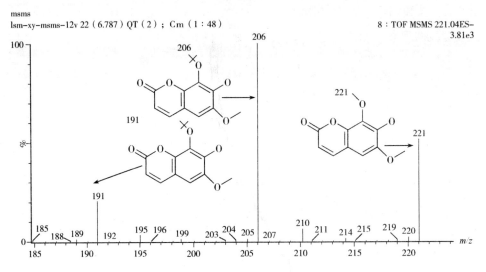

图 8 – 15　m/z 221 的 MS/MS 碎片离子的裂解方式

②葡萄糖醛酸结合产物的鉴定：化合物 M1（t_R 3.291 分钟）经 Metabolynx 软件处理，大鼠血浆 ESI⁻图中 t_R 3.291 分钟处存在 m/z 397 峰化合物，此成分在 MS² 图中有 m/z 397、221、175、113 峰，认为 m/z 371 为准分子离子峰，其余为其主要碎片离子峰。有文献报道，在负离子模式下，存在碎片离子 m/z 175 和其脱去一分子水和一分子二氧化碳后的 m/z 113，可以作为确定药物葡糖醛酸结合物的直接证据。由此推测，m/z 397 峰为 M0 葡萄糖醛酸化的代谢产物。其 m/z 397 的 MS² 碎片离子的裂解方式见图 8 – 16。

四、讨论

通过 MS² 碎片离子的分析，鉴定出 221.0455 和 397.0779 离子分别为异嗪皮啶和异嗪皮啶葡萄糖醛酸苷。对血液样品进行 MS² 分析，没有很好的鉴定出其余代谢产物的结构，还有待进一步的鉴定。其中异嗪皮啶已通过标准品的比对，但异嗪皮啶葡萄糖醛酸苷为首次发现，并且在血液中含量又很少，故无法分离出来进行核磁的鉴定。

本实验在血液和胆汁中同时发现了异嗪皮啶葡萄糖醛酸苷的存在，说明异嗪皮啶在肝脏与葡萄糖醛酸结合，由于结合葡萄糖醛酸后水溶性加大，排到胆汁。在粪便和尿液中并没有异嗪皮啶葡萄糖醛酸苷的存在，说明异嗪皮啶没有以葡萄糖醛酸苷的形式排出体外，很可能是其随胆汁进入肠道后被肠道菌丛水解成为异嗪皮啶，再次吸收入血，这从另一个角度说明了相关文献报道的异嗪皮啶体内有二次吸收的现象。

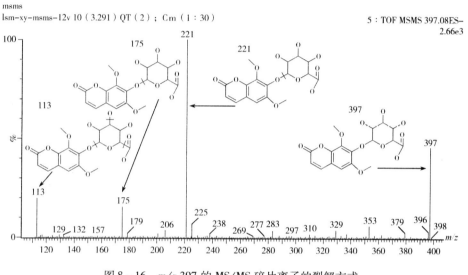

图 8-16　*m/z* 397 的 MS/MS 碎片离子的裂解方式

在血液和胆汁中发现了异嗪皮啶和异嗪皮啶葡萄糖醛酸结合物，并未在粪便和尿液中发现异嗪皮啶葡萄糖醛酸结合物，但在尿液和粪便中发现了异嗪皮啶原型，说明异嗪皮啶以原型入血并以原型排出体外。

异嗪皮啶葡萄糖醛酸结合物在体内是中间物质，因其水溶性增大，利于运输到作用靶点，又因为葡萄糖醛酸结合物以负离子形态存在，可以通过生物膜孔内带正电荷的蛋白吸引负离子通过含水小孔通道吸收，进入细胞从而发挥药理作用。根据以上代谢物鉴定的结果，推测异嗪皮啶代谢物结构与主要代谢途径如图 8-17 所示。

五、结论

在血液、胆汁、尿液和粪便中均存在异嗪皮啶，说明异嗪皮啶以原型形式入血，并以原型形式排出体外；另外异嗪皮啶还以其葡萄糖醛酸苷形式入血，以原型形式排出体外。

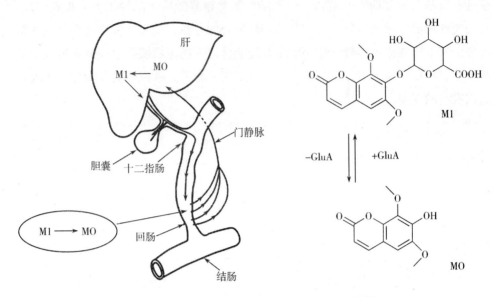

图 8 - 17　异嗪皮啶主要代谢途径与代谢物结构

第九章　刺五加治疗帕金森病有效组分
及其主要成分在大鼠肠道菌群中的代谢

中药口服后将不可避免地与肠道菌群接触，肠道菌群在口服中药的代谢中意义重大。口服的中药成分在消化道内与肠内菌群作用，其药理作用可以与原始的完全不同。例如大黄及番泻叶的主要泻下成分番泻苷静注时无作用，口服后则产生作用。其机制被认为是番泻苷经番泻苷代谢菌水解为番泻苷元，又被消化链球菌代谢酶 NADH - 黄素还原酶还原为有活性的大黄酸蒽酮。类似的例子还有芦荟苷、去羟栀子苷、芍药苷、人参皂苷与柴胡皂苷等。中药的另一些成分虽然以原型被吸收，但在肝脏解毒后经胆汁排泄，与肠道菌接触发生结合、裂解等代谢转换再次被吸收。例如静脉注射的甘草甜素排泄到胆汁中，在肠道水解生成甘草次酸后方被吸收而发挥作用。值得注意的是，大部分中药中含有的化学组分口服后的生物利用度很低，未经消化道吸收而很快地直接经粪便排泄掉。例如人参总皂苷类化合物在口服后的生物利用度仅在 1% 左右，并且原有的近 50 种皂苷只有 3~5 种能够进入血液，其中还包括人参本身没有的 2 种代谢后的皂苷化合物。因此，肠道菌群对中药发挥药效产生重大作用。此外，糖类化合物是肠道内细菌重要的碳源，肠道细菌的苷键水解酶系对具有苷键的药物进行水解是肠道细菌作用的一大特征。苷类（配糖体）多数为药物前体，发挥药效的主体物质一般都是苷元（配糖基），其含糖部分被切掉。苷元，乃至苷元的进一步还原物被吸收，进入血液循环，发挥其药理作用，是真正的药理活性成分。苷类是天然药物代谢的研究重点。

作为口服中药，刺五加有效组分可能被肠道菌群代谢成各种代谢产物，其代谢物有可能才是起药理活性的真正成分。本部分研究采用高效液相色谱法与质谱联用技术，利用离体培养的肠道菌群及体内肠道菌群观察刺五加成分的代谢情况，为进一步研究刺五加起药理作用的真正成分提供化学依据。

第一节　有效组分在大鼠肠道中的代谢

通过刺五加治疗帕金森病有效组分的体内代谢研究得出，刺五加苷 B 和刺五加苷 E 均不以原型成分入血，因而需要深入研究刺五加苷 B 和刺五加苷 E 在哪一环节被代谢或转化。本部分将探讨其是否在肠道通过大鼠肠道菌群代谢。本实验依据文献给大鼠灌胃刺五加有效组分，通过检测其粪便和肠道内容物中刺五加苷 B、刺五加苷 E 和异嗪皮啶的含量来确定其是否被肠道菌群代谢。

一、实验材料

1. 实验仪器

Waters 超高效液相 – LCT Premier 型飞行时间质谱仪（包括 Waters 超高效液相色谱仪，高压二元梯度泵，可调双波长紫外检测器，柱温箱，Markerlynx 4.1 化学工作站等）；美国 Waters 2695 高效液相色谱仪；METTLER – TOLEDO AG135 型电子天平（梅特勒 – 托利多仪器有限公司）；厌氧菌培养箱 YQX – II（上海跃进医疗仪器厂）；高速冷冻离心机 KDC – 160HR（科大创新股份有限公司中佳公司）；湿热灭菌器（上海博讯实业有限公司医疗设备厂）；低温冰箱，无菌操作台，超声。

2. 实验药品及试剂

刺五加苷 B 对照品（中国药品生物制品检定所，批号 111574 – 200502）；刺五加苷 E 对照品（中国药品生物制品检定所，批号 111713 – 200501）；异嗪皮啶对照品（中国药品生物制品检定所，批号：110837 – 200304）；厌氧培养液（BL Agar Madium Base，青岛高科园浩博生物技术有限公司，批号：20051229，产品编号：BH8470）；动物粪便采于 Wistar 大鼠（北京维通利华实验动物科技有限公司，动物合格证号：SCXK 京 2007 – 0001）；氮气（哈尔滨黎明气体有限公司，产品编号：821300）；混合气（哈尔滨黎明气体有限公司，产品编号：821300）。

二、实验方法

1. 大鼠粪便的检测

（1）样本采集及处理　取 10 只大鼠随机分成空白组和给药组，每组各 5 只，称重，置入代谢笼中适应一天。第二天给药组大鼠按 1.5mL/100g 的剂量灌胃刺五加有效组分溶液，空白组大鼠按 1.5mL/100g 的剂量灌胃 CMC 溶液，分别收集 0～12 小时和 12～24 小时的粪便，称重，加 4 倍量水，搅拌，超声，13000rpm/min 离心 15 分钟，吸取上清液 1.5mL，过 0.45μm 的水性微孔滤膜，取 10μL 进样。

（2）色谱条件　色谱柱为 Diama Technologies C$_{18}$（250mm×4.6mm，5μm），流动 B 相是水、D 相为甲醇；色谱条件为：0～10 分钟，10% 甲醇洗脱，10～25 分钟甲醇浓度匀速从 10% 变到 35%，25～45 分钟 35% 甲醇等度洗脱；流速为 1mL/min，柱温 35℃。

2. 大鼠肠道内容物的检测

（1）样本采集及处理　大鼠肠道内容物的收集：取 21 只大鼠分成 7 组，每组 3 只，记为 1、2、4、6、8、12 小时和空白组，称重，置入代谢笼中适应一天。第二天给药组大鼠按 1.5mL/100g 的剂量灌胃刺五加有效组分溶液，空白组大鼠按 1.5mL/100g 的剂量灌胃 CMC 溶液，处死大鼠，取肠内容物并称重，加 4 倍量水，搅拌，超声，13000rpm/min 离心 15 分钟，吸取上清液 1.5mL，过 0.45μL 的水性微孔滤膜，取 10μL 进样。

（2）色谱条件　同本节相应项下。

三、实验结果

1. 大鼠粪便的检测结果

无论是 0～12 小时还是 12～24 小时的大鼠粪便里面均检测不到刺五加苷 B、刺五加苷 E，说明刺五加有效组分中的刺五加苷 B 和刺五加苷 E 不以原型通过大鼠粪便排泄。

2. 大鼠肠道内容物的检测结果

结果显示，刺五加有效组分在大鼠体内代谢速度快，肠道内容物中刺五加有效组分在代谢 4 小时之后检测不到刺五加苷 B 和刺五加苷 E，说明刺五加有效组分在大鼠体内的代谢在 4 小时内完成，如图 9－1、表 9－1 所示。由于刺五加有效组分中异嗪皮啶的含量太低，在刺五加有效组分的代谢中检测不到。

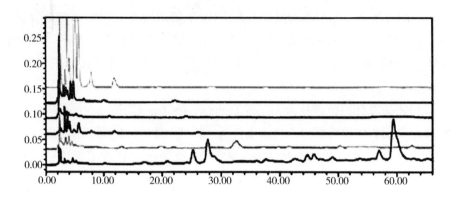

图 9 - 1　刺五加有效组分在肠道内容物中的代谢

注：自下向上分别是 1 小时、2 小时、4 小时、6 小时、8 小时、24 小时。

表 9 - 1　肠内容物中苷 B、苷 E 的含量

时间	刺五加苷 B 的峰面积	刺五加苷 E 的峰面积
1 小时	332162	127533
2 小时	17530	6355
4 小时	0	0

四、讨论与结论

　　肠道内细菌的苷键水解酶系对具有苷键的药物进行水解，这是肠道内细菌代谢药物的一大特征。本实验给大鼠灌胃刺五加有效组分溶液，通过 HPLC 检测大鼠粪便、肠道内容物中刺五加苷 B、刺五加苷 E 和异嗪皮啶的含量。结果显示，刺五加有效组分在大鼠体内代谢速度快，在粪便中检测不到刺五加苷 B 和 E。在代谢 4 小时内的大鼠肠道内容物中能检测到刺五加苷 B 和 E，可看出其含量都在随实验的延长而减少，但是检测不到刺五加苷 B 和 E 的代谢产物，推测其代谢产物被肠道直接吸收。刺五加有效组分在肠道内容物中代谢 4 小时之后检测不到刺五加苷 B 和 E，说明刺五加有效组分在大鼠体内的代谢在 4 小时内完成。由于刺五加有效组分中异嗪皮啶的含量太低，在刺五加有效组分的代谢中检测不到。

第二节　有效组分在大鼠粪便孵育液中的代谢

　　在完成有效组分在大鼠肠道中的代谢研究基础上，本部分采用离体培养的方法进一步探讨刺五加有效组分在大鼠肠道菌群的代谢情况。

一、实验材料

1. 实验仪器

Waters 超高效液相 - LCT Premier 型飞行时间质谱仪（包括 Waters 超高效液相色谱仪，高压二元梯度泵，可调双波长紫外检测器，柱温箱，Markerlynx 4.1 化学工作站等）；美国 Waters 2695 高效液相色谱仪；METTLER - TOLEDO AG135 型电子天平（梅特勒 - 托利多仪器有限公司）；厌氧菌培养箱 YQX - Ⅱ（上海跃进医疗仪器厂）；高速冷冻离心机 KDC - 160HR（科大创新股份有限公司中佳公司）；湿热灭菌器（上海博讯实业有限公司医疗设备厂）；低温冰箱，无菌操作台，超声。

2. 实验药品及试剂

刺五加苷 B 对照品（中国药品生物制品检定所，批号 111574 - 200502）；刺五加苷 E 对照品（中国药品生物制品检定所，批号 111713 - 200501）；异嗪皮啶对照品（中国药品生物制品检定所，批号：110837 - 200304）；厌氧培养液（BL Agar Madium Base，青岛高科园浩博生物技术有限公司，批号：20051229，产品编号：BH8470）；动物粪便采于 Wistar 大鼠（北京维通利华实验动物科技有限公司，动物合格证号：SCXK 京 2007 - 0001）；氮气（哈尔滨黎明气体有限公司，产品编号：821300）；混合气（哈尔滨黎明气体有限公司，产品编号：821300）。

二、实验方法

1. 肠菌液的制备

收集大鼠新鲜粪便，称取 25g 与蒸馏水按 1g∶4mL 的比例混合，搅拌，使大鼠粪便的颗粒全部碎掉，超声 5 分钟，使之成均匀的混悬液，2000rpm/min 离心15 分钟，取上清液即为大鼠肠菌液。

2. 空白培养基的制备

称取 1.9g 厌氧培养液溶于 200mL 水中，搅拌，使之完全溶解，用玻璃纸封住烧杯口，然后置于高压湿热灭菌器中，121℃灭菌 15 分钟，取出后放凉即制得空白培养基。

3. 肠菌培养液的制备

取肠菌液 40mL 加入 200mL 空白培养基中，振荡混合均匀，置于厌氧培养箱中，37℃厌氧培养 24 小时，即为肠菌培养液。

4. 灭菌培养液的配置

取肠菌培养液 100mL，用玻璃纸封住烧杯的瓶口，置于 121℃下湿热灭菌 15 分钟，取出放凉，置于厌氧培养箱中厌氧 37℃培养 24 小时后，即得灭菌培养液。

5. 实验材料的灭菌

取 2 个烧杯，10mL 离心管 35 个，用玻璃纸封住，121℃湿热灭菌 15 分钟，取出后放凉备用。

6. 刺五加有效组分溶液的制备

精密称取刺五加有效组分 32.5mg 溶于 45mL 的 CMC 中，搅拌振荡使之成为均匀的混悬液，备用。

7. 色谱及质谱条件

HPLC 色谱条件：色谱柱为 Diama Technologies C_{18}（250mm × 4.6mm，5μm）；流动 B 相是水、D 相为甲醇，色谱条件为：0 ~ 10 分钟 10% 甲醇洗脱，10 ~ 25 分钟甲醇浓度匀速从 10% 变到 35%，25 ~ 45 分钟 35% 甲醇等度洗脱；流速为 1mL/min，柱温 35℃，检测波长为 265nm。

UPLC 色谱条件：色谱柱为 Waters ACQUILTY UPLC© C_{18}（2.1mm × 50mm，1.7μm）；流动相：0.1% 甲酸乙腈 – 0.1% 甲酸水溶液（30∶70）；柱温 40℃；流速 0.3mL/min。

质谱条件：为电喷雾离子源（ESI），采用正离子扫描检测；毛细管电压正离子扫描为 1000V；样本锥孔电压为 40V；离子源温度为 110℃；脱溶剂气温度为 350℃；脱溶剂气流量正离子扫描为 700L/h，锥孔气流量为 50L/h；微通道板电压为 2400V；每 0.2 秒采集一次谱图；准确质量校正采用亮氨酸 – 脑啡肽（leueine – encephalin，$[M + H]^+ = 556.2771$）溶液，校正溶液浓度 1mg/mL，进样速度 30μL/min，校正频率为 15 秒；扫描方式为全扫描，质量扫描范围 m/z 100 ~ 1000Da。

8. 刺五加有效组分的代谢

取 30mL 肠菌培养液，加入刺五加有效组分 12mL，混合均匀，等分成 6 份，再取一份空白培养基和一份灭菌肠菌液分别入 2mL 刺五加有效组分溶液，振荡混合均匀。

三、实验结果

HPLC 结果

分别在 265nm 和 210nm 下对色谱图积分，计算刺五加苷 B 和刺五加苷 E 的峰面积，见表 9-2，图 9-3。

表 9-2　刺五加有效组分中刺五加苷 B 的峰面积

组号	培养前苷 B 峰面积	培养后苷 B 峰面积	峰面积比/%
空白	776525	765653	98.6
灭菌	789007	781905	99.1
1 小时	781311	768028	98.3
2 小时	781311	720368	92.2
4 小时	781311	610985	78.2
8 小时	781311	553168	70.8
12 小时	781311	358621	45.9

表 9-3　刺五加有效组分中刺五加苷 E 的峰面积

组号	培养前苷 E 峰面积	培养后苷 E 峰面积	峰面积比/%
空白	625835	615195	98.3
灭菌	630363	621537	98.6
1 小时	634722	630278	99.3
2 小时	634722	623297	98.2
4 小时	634722	612506	96.5
8 小时	634722	578231	91.1
12 小时	634722	524915	82.7
24 小时	634722	408761	64.4

从以上结果可以看出，刺五加苷 B 和刺五加苷 E 在肠道菌液中是被代谢的，随着培养时间的延长，刺五加苷 B、刺五加苷 E 的代谢速度加快，代谢 24 小时后，刺五加苷 B 被代谢 63.7%，刺五加苷 E 被代谢 35.6%。而两者在灭菌和空

白培养基中是稳定的。由于刺五加有效组分中异嗪皮啶的含量太低，在刺五加有效组分的代谢中检测不到。

四、讨论与结论

肠道菌群对物质的代谢或化学修饰作用国内外研究最多的是药物，研究多采用高效液相色谱法，而本实验采用高效液相色谱法和质谱法。考虑到人类的肠道代谢是在 24 小时完成，故用大鼠粪便离体培养肠道菌液代谢 24 小时来观察刺五加有效组分的代谢情况。通过 HPLC 法对大鼠肠道菌群代谢的分析得出，随着培养时间的延长，刺五加苷 B、刺五加苷 E 的代谢速度加快，代谢 24 小时后，刺五加苷 B 被代谢 63.7%，刺五加苷 E 被代谢 35.6%。而两者在灭菌和空白培养基中是稳定的。由于刺五加有效组分中异嗪皮啶的含量太低，在刺五加有效组分的代谢中检测不到。

第三节　刺五加苷 B 在大鼠粪便孵育液中的代谢

在上部分的研究中发现，由于刺五加有效组分中异嗪皮啶含量太低，利用 HPLC 方法未能检测到，故需要利用标准品体外孵育实验进一步明确各成分的肠道菌群代谢情况。本部分采用大鼠粪便离体培养的方法进行刺五加苷 B 标准品在大鼠肠道菌液的代谢研究，通过 HPLC 法测定有效成分的代谢情况，利用 UPLC – MS 方法进行代谢产物的结构推定，进一步明确刺五加有效成分在大鼠肠道菌群中的代谢情况。

一、实验材料

同本章第二节相应项下。

二、实验方法

1. 肠菌液及空白培养基的制备、肠菌培养液的制备、灭菌培养液的配置、实验材料的灭菌、色谱及质谱条件

同本章第二节相应项下。

2. 刺五加苷 B 在空白肠道培养液中的线性关系

精密称取刺五加苷 B 标准品 0.2711mg 溶于 25mL 容量瓶中，用空白肠道培养液稀释至刻度，振荡混合均匀，取出 5mL，加入 5mL 的甲醇，涡旋 1 分钟，13000rpm/min 离心，取上清液 1.5mL，过 0.45μm 的水溶性膜，HPLC 分别进样 2、4、6、8、10、12μL，按照 2.6 项下的方法操作，测得峰面积。

表 9 - 4　刺五加苷 B 标准曲线测定（$n = 6$）

峰面积（Y）	115568	242147	361114	493413	613951	738603
浓度（mg/mL）	5.42	10.08	16.26	21.68	27.01	32.52

以峰面积积分值 Y 为纵坐标，对照品浓度 C（μg/mL）为横坐标，得标准曲线，并以峰面积 Y 对刺五加苷 B 的浓度 C 进行线性回归，线性回归方程为：$Y = 22999X - 8822.6$（$r = 0.9999$）。结果表明，刺五加苷 B 对照品浓度在 5.42 ~ 32.52μg/mL 的范围内，与峰面积具有良好的线性关系。

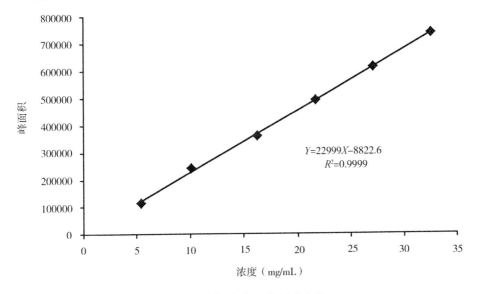

图 9 - 2　刺五加苷 B 的标准曲线

3. 精密度考察

取刺五加苷 B 对照品溶液 10μL，按 2.6 色谱条件进样 HPLC，连续进样 6 次，测得刺五加苷 B 峰面积的相对标准偏差（RSD）为 1.90%，表明仪器进样精密度良好（表 9 -5）。

表 9 - 5 测定刺五加苷 B 的精密度

试验号	峰面积（Y）	平均峰面积（$\bar{Y}$）	RSD（%）
1	550356		
2	562481		
3	545682	559814.8	1.90
4	564854		
5	556893		
6	578623		

4. 回收率实验

先给培养箱内紫外灭菌，灭菌 30 分钟后，调整混合气瓶、氮气瓶的输出压力为 0.1MPa，设定温度为 37℃，将钯粒和干燥剂放入培养箱，并放入美兰指示条。关闭操作室外门，打开内门，将操作室抽空，给操作室置换气体，先用氮气置换，置换 3 次，再用混合气体置换 1 次。观察操作室内的美兰指示条要在规定的范围内，如果超出规定的范围，需要再次用混合气置换一次。打开操作室内的风扇，随时留意美兰指示条，其指示条要在规定的范围内，方可培养。关闭内门，打开外门，将要培养的样品放入取样室，关闭外门。打开抽气机，将取样室抽真空，用氮气置换，置换 3 次，再用混合气体置换 1 次。再打开内门，将要培养的样品放入操作室后关闭内门，开始培养计时。取样品时，要先将操作室的内门打开，外门关闭，将培养好的样品从操作室转移到取样室，关闭内门，打开外门取出样品，再将外门关闭。之后的每次取样都要重复上面的操作。再取 6 份 6mL 灭菌肠菌液，每份分别加刺五加苷 B 标准品溶液 2mL，混和均匀。置于厌氧培养箱中，培养 3 小时后取出，每份分别加入甲醇 8mL，涡旋 1.5 分钟，余下按本章第二节色谱及质谱条件操作进样 HPLC。分析结果得出，刺五加苷 B 回收率是 98.20%（RSD 为 1.47%）。

表 9 - 6 刺五加苷 B 的回收率实验

组号	峰面积（Y）	3 小时后的峰面积（Y）	回收率（%）	RSD（%）
1	361114	356895	98.83	
2	386951	368545	95.24	
3	356245	352484	98.94	
4	358497	357468	99.71	1.47
5	359621	351298	97.68	
6	356584	352484	98.85	

5. 稳定性试验

设置培养箱，然后取 36mL 灭菌肠菌液，加入刺五加苷 B 标准品溶液 12mL 混合均匀，分成 6 份，每份 8mL，置于厌氧培养箱中，分别培养 1 小时、2 小时、4 小时、8 小时、12 小时、24 小时后取出，每份分别加入 8mL 甲醇，涡旋 1.5 分钟，余下按 2.6 方法进样 HPLC。测得刺五加苷 B 的平均峰面积比为 98.91%（RSD 为 0.58%）。表明刺五加苷 B 在灭菌的大鼠肠道菌孵育液中 24 小时内稳定。

表 9 - 7　刺五加苷 B 的稳定性实验

时间	0 小时	1 小时	2 小时	4 小时	8 小时	12 小时	24 小时	RSD
峰面积	361598	360284	358654	356725	357568	356897	355847	0.58%
面积比	1	99.63%	99.18%	98.65%	98.88%	98.69%	98.40%	

6. 重现性实验

各取 36mL 预先 121℃ 灭菌 15 分钟的肠菌液，加入刺加苷 B 标准品溶液各 12mL 混匀，等分成 6 份，每份 8mL，置于厌氧培养箱中，以本章第二节肠菌培养液的制备中的操作方法培养，培养 4 小时后取出，每份分别加入 8mL 甲醇，涡旋 1.5 分钟，再按本章第二节色谱及质谱条件操作进样 HPLC。测得刺五加苷 B 峰面积比的相对标准偏差 RSD 为 1.01%，表明该方法的重现性较好。

表 9 - 8　刺五加苷 B 的重现性

组号	0 小时峰面积（Y）	4 小时峰面积（Y）	峰面积比	RSD/%
1		236987	97.86	
2		240359	99.26	
3	242147	235798	97.3	1.01
4		233546	96.4	
5		234578	96.87	

7. 刺五加苷 B 标准品的代谢

取 30mL 刺五加苷 B 肠菌培养液，加入 12mL 刺五加苷 B 标准品溶液，振荡混合均匀，等分成 6 份，再取 1 份灭菌液和 1 份空白培养液，分别加入 2mL 刺五加苷 B 标准品溶液，振荡混合均匀；置于厌氧培养箱中，分别培养 1、2、4、8、12、24 小时，然后每份加 8mL 甲醇涡旋 2 分钟，13000rpm/min 离心取上清液，进样 10μL，以本章第二节色谱及质谱条件项下方法进行 HPLC 检测。

8. 刺五加苷 B 代谢产物的 UPLC 结构鉴定

UPLC 样品的制备：取刺五加苷 B 第 24 小时的代谢组离心后的上清液，分别进样100μL，以本章第二节色谱及质谱条件项下方法进行 HPLC 制备，接收 30.8～31.5分钟时间段的 N 峰，再次以13000rpm/min 离心，取上清液5μL 进样 UPLC，以本章第二节色谱及质谱条件项下方法进行 UPLC 方法检测。

三、实验结果

1. HPLC 检测结果

（1）刺五加苷 B 可以被大鼠肠道菌群代谢，孵育1小时的刺五加苷 B 就可以检测到代谢产物，随着孵化时间的延长，刺五加苷 B 在大鼠肠道菌群代谢的速度加快，代谢24小时，刺五加苷 B 完全被代谢（图9-4）。

（2）刺五加苷 B 在不同环境下的降解有较大差异：在灭菌后和空白大鼠肠道菌孵育液中几乎无降解，而在大鼠肠道菌孵育液中降解较多。通过与空白肠液和灭菌后的大鼠肠道菌孵育液作对照，表明刺五加苷 B 的降解主要是大鼠肠道菌群的作用。

（3）通过刺五加苷 B 代谢24小时的 HPLC 色谱图可以看出，刺五加苷 B 代谢物只有一个峰，还可以说明刺五加苷 B 的代谢产物在大鼠肠道菌培养液中是不被继续代谢的（图9-3）。

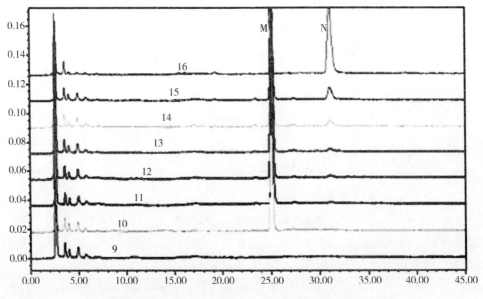

图9-3　刺五加苷 B 24 小时代谢图

注：其中9、10、11、12、13、14、15、16分别为空白肠菌液、灭菌肠菌液及刺五加苷 B 1、2、4、8、12、24小时（M 为刺五加苷 B，N 为刺五加苷 B 代谢物）。

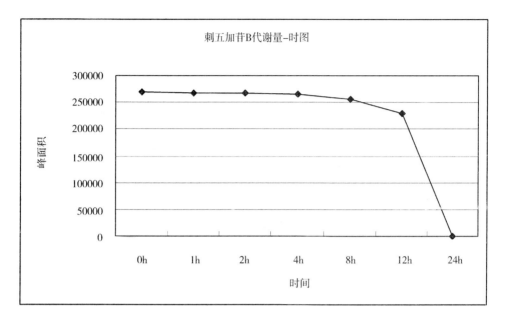

图 9-4　刺五加苷 B 代谢量－时图

2. UPLC 检测结果

刺五加苷 B 代谢产物的分子离子峰 ［M＋H］$^+$ 为 193.0849（图 9-5，图 9-6），结合刺五加苷 B 的结构推测它为刺五加苷 B 的苷元再脱一分子水。

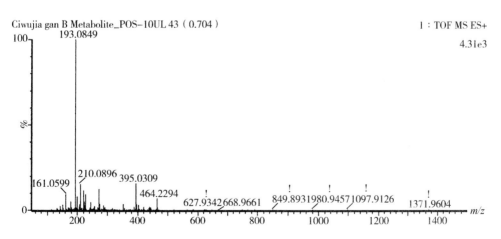

图 9-5　刺五加苷 B 的分子离子峰

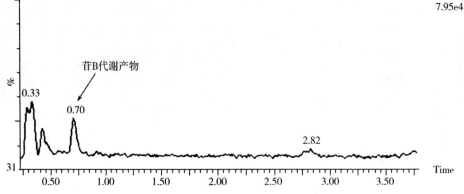

图 9 - 6　刺五加苷 B 的 UPLC 色谱图

四、结论

刺五加苷 B 可以被大鼠肠道菌群代谢，结合刺五加苷 B 的分子结构，推测刺五加苷 B 被代谢为其苷元去掉一个羟基再加一原子氢。

第四节　刺五加苷 E 在大鼠粪便孵育液中的代谢

本部分亦采用大鼠粪便离体培养的方法进行刺五加苷 E 的肠道菌群的代谢研究，结合 HPLC 和 UPLC - MS 检测方法明确刺五加有效组分中刺五加苷 E 在大鼠肠道菌群中的代谢情况。

一、实验材料

同本章第二节相应项下。

二、实验方法

1. 实验材料的制备

肠菌液、空白培养基、肠菌培养液和灭菌培养液的制备及实验材料的灭菌同本章第二节相应项下。

2. 色谱及质谱条件

HPLC 色谱条件：色谱柱为 Diama Technologies C$_{18}$（250mm × 4.6mm，5μm）；流动 B 相是 2‰的甲酸水、D 相为甲醇，色谱条件为：0~10 分钟 10% 的甲醇洗脱，10~25 分钟甲醇浓度匀速从 10% 变到 35%，25~45 分钟 35% 的甲醇等度洗脱；流速为 1mL/min，柱温 35℃，检测波长为 210nm。

UPLC 色谱条件及质谱条件同本章第二节相应项。

3. 刺五加苷 E 在空白肠道培养液中的线性关系

精密称取刺五加苷 E 标准品 0.2844mg 溶于 25mL 容量瓶中，用空白肠道培养液稀释至刻度，振荡混合均匀，测得峰面积。

表 9-9 刺五加苷 E 标准曲线测定（$n=6$）

浓度（μg/mL）	11.36	22.72	34.08	45.44	56.80	68.16
峰面积（Y）	278650	860546	1439082	2040334	2649885	3228652

以峰面积积分值 Y 为纵坐标，对照品浓度 C（μg/mL）为横坐标，作图，得标准曲线，并以峰面积 Y 对刺五加苷 E 的浓度 C 进行线性回归，线性回归方程为：$Y = 50857X - 26413$（$r = 0.9999$）。结果表明，刺五加苷 E 对照品浓度在 5.82~64.02μg/mL 的范围内，与峰面积具有良好的线性关系。

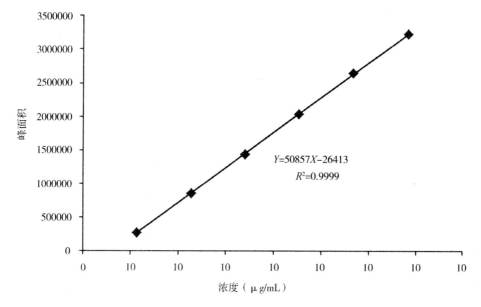

图 9-7 刺五加苷 E 标准曲线图

4. 精密度

取刺五加苷 E 的对照品溶液 10μL，按本章第二节色谱条件进样，连续进样 6 次。测得刺五加苷 B 峰面积的 RSD 为 1.69%，表明仪器精密度良好。

表 9－10　测定刺五加苷 E 方法精密度

组号	峰面积（Y）	平均峰面积（$\overline{Y}$）	RSD（%）
1	2649885		
2	2563489		
3	2659874	2689754	1.69
4	2597435		
5	2623598		
6	2689754		

5. 回收率实验

取 6 份 6mL 灭菌肠菌液，分别加刺五加苷 E 标准品溶液 2mL，混和均匀。置于厌氧培养箱中，培养 3 小时后取出，分别加入甲醇 8mL，涡旋 1.5 分钟，余下按本章第二节色谱及质谱条件操作进样。结果得出刺五加苷 E 的平均回收率是 97.65%，RSD 为 0.82%，见表 9－11。

表 9－11　刺五加苷 E 的回收率

组号	峰面积（Y）	3 小时后的峰面积（Y）	回收率（%）	RSD（%）
1	2041558	1995679	97.75	
2	1956544	1924587	98.36	
3	1965878	1874975	97.37	0.82
4	1958744	1921898	98.11	
5	1886874	1854845	98.30	
6	2003087	1923687	96.03	

6. 稳定性试验

取 6 份 6mL 灭菌肠菌液，分别加入刺五加苷 E 标准品溶液 2mL，混合均匀，按本章第二节色谱及质谱条件操作进样，得峰面积如表 9－12 所示。

表 9-12 刺五加苷 E 的稳定性

时间	0 小时	1 小时	2 小时	4 小时	8 小时	12 小时	24 小时	RSD
峰面积	1439082	1423987	1393657	1398701	1392301	1392059	1390258	0.95%
面积比	1	98.95%	96.84%	97.19%	96.74%	96.73%	96.60%	

测得刺五加苷 E 平均峰面积比为 97.58%，RSD 为 0.95%，表明刺五加苷 E 在灭菌大鼠肠道菌孵育液中 24 小时内稳定。

7. 重现性实验

取 36mL 预先 121℃ 灭菌 15 分钟的肠菌液，加入刺加苷 E 标准品溶液各 12mL 混匀，等分成 6 份，置于厌氧培养箱中，培养 4 小时后取出，每份加入 8mL 甲醇，涡旋 1.5 分钟，按本章第二节色谱及质谱条件方法进样，结果见表 9-13。

表 9-13 刺五加苷 E 的重现性

组号	0 小时峰面积（Y）	4 小时后峰面积（Y）	峰面积比	RSD（%）
1		2580057	97.37	
2		2621870	98.95	
3	2649589	2623489	99.01	0.64
4		2626665	99.13	
5		2631682	99.32	

测得刺五加苷 E 峰面积的 RSD 为 0.64%，表明该方法的重现性较好。

8. 刺五加苷 E 标准品的 HPLC 代谢

取 6 份肠菌培养液、1 份灭菌液和 1 份空白培养液，各 5mL，分别加入 2mL 刺五加苷 E 标准品溶液，振荡混合均匀；置于厌氧培养箱中，分别培养 1、2、4、8、12、24 小时，然后每份加 8mL 甲醇涡旋 2 分钟，13000rpm/min 离心取上清液，进样 10μL，以本章第二节色谱及质谱条件项下方法进行检测。

9. 刺五加苷 E 代谢产物的 UPLC 结构鉴定

UPLC 样品的制备：取刺五加苷 E 第 24 小时代谢物离心后的上清液，分别进样 100μL，以本章第二节色谱及质谱条件项下方法进行 HPLC 制备分离，刺五加苷 E 接收 41.2~42.8 分钟的 Y 峰（图 9-8），离心取上清液，5μL 进样 UPLC，以本章第二节色谱及质谱条件项下方法进行 UPLC 方法检测。

三、实验结果

1. HPLC 检测结果

（1）刺五加苷 E 可以被大鼠肠道菌群代谢，孵育 1 小时后，刺五加苷 E 就可以被检测到有代谢产物，随着孵化时间的延长，刺五加苷 E 在大鼠肠道菌群中代谢的速度加快，24 小时后，48.2% 刺五加苷 E 被代谢（图 9-8，图 9-9）。

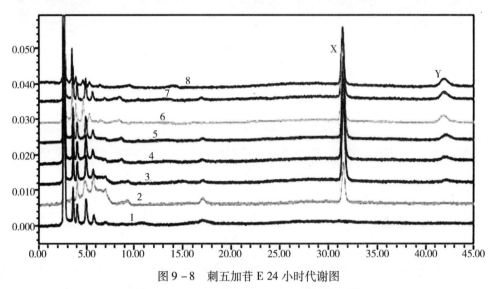

图 9-8　刺五加苷 E 24 小时代谢图

注：其中 1、2、3、4、5、6、7、8 分别为空白肠菌液、灭菌肠菌液及刺五加苷 E1、2、4、8、12、24 小时；X 为刺五加苷 E，Y 为刺五加苷 E 代谢物。

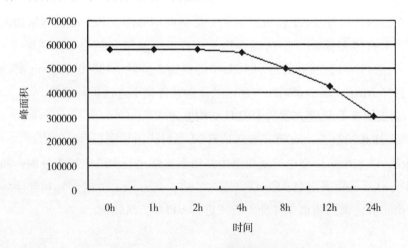

图 9-9　刺五加苷 E 代谢量-时图

（2）刺五加苷 E 在不同环境下的代谢有较大差异。在灭菌后和空白大鼠肠道菌孵育液中几乎无代谢，而在大鼠肠道菌孵育液中代谢较多。通过与空白肠液和灭菌后的大鼠肠道菌孵育液对照，结果表明刺五加苷 E 的代谢主要是大鼠肠道菌群作用的结果。

2. UPLC 检测结果

刺五加苷 E 代谢产物的分子离子峰 $[M+H]^+$ 为 417.1707（图 9-10，图 9-11），结合刺五加苷 E 的结构推测它为刺五加苷 E 的苷元。

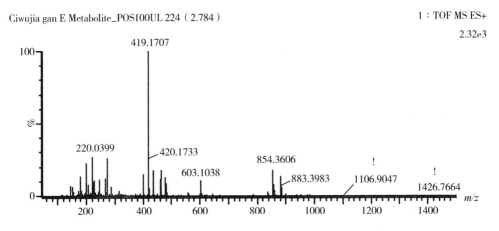

图 9-10　刺五加苷 E 代谢产物分子离子峰 $[M+H]^+$ 419.1707

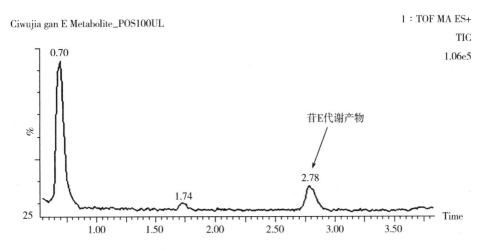

图 9-11　刺五加苷 E 代谢 UPLC TIC 色谱图

四、结论

刺五加苷 E 可以被大鼠肠道菌群代谢，结合刺五加苷 E 的分子结构，推测刺五加苷 E 被代谢为刺五加苷 E 的苷元。

第五节　异嗪皮啶在大鼠粪便孵育液中的代谢

在前面刺五加有效组分在大鼠粪便孵育液中的代谢研究中，由于有效组分中异嗪皮啶的含量较低，利用 HPLC 方法未能检测出异嗪皮啶，故此部分通过异嗪皮啶标准品在大鼠粪便孵育液中的代谢研究，确定异嗪皮啶是否在入血之前发生代谢变化。

一、实验材料

同本章第二节相应项下。

二、实验方法

1. 实验材料的制备

肠菌液、空白培养基、肠菌培养液和灭菌培养液的制备及实验材料的灭菌同本章第二节相应项下。

2. 色谱及质谱条件

HPLC 色谱条件：色谱柱为 Diama Technologies C_{18}（250mm × 4.6mm，5μm）；流动 B 相是 2‰的甲酸水、D 相为甲醇，色谱条件为：0 ~ 10 分钟 10% 的甲醇洗脱，10 ~ 25 分钟甲醇浓度匀速从 10% 变到 35%，25 ~ 45 分钟 35% 的甲醇等度洗脱；流速为 1mL/min，柱温 35℃，检测波长为 340nm。

3. 异嗪皮啶在空白肠道培养液中的线性关系

精密称取异嗪皮啶标准品 0.2711mg 溶于 25mL 容量瓶中，用空白肠道培养液稀释至刻度，振荡混合均匀。

表 9 – 14　异嗪皮啶标准曲线测定（$n = 6$）

浓度（μg/mL）	5.82	17.46	29.10	40.74	52.38	64.02
峰面积 Y	171979	344938	516875	687916	859358	1041875

以峰面积积分值 Y 为纵坐标，对照品浓度 C （$\mu g/mL$）为横坐标，作图，得标准曲线，并以峰面积 Y 对异嗪皮啶的浓度 C 进行线性回归。

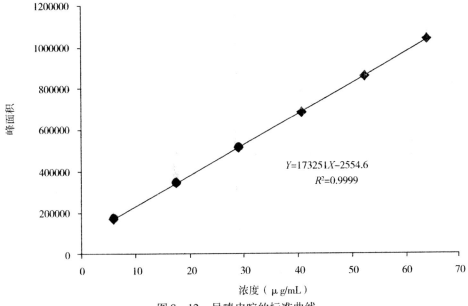

图 9 - 12　异嗪皮啶的标准曲线

4. 精密度

5.42$\mu g/mL$ 异嗪皮啶对照品溶液 10μL，按本章第二节色谱条件及质谱条件连续进样 6 次，结果见表 9 - 15。

表 9 - 15　异嗪皮啶的精密度

试验号	峰面积（Y）	平均峰面积（$\bar{Y}$）	RSD（%）
1	687920		
2	679935		
3	680024	680287	0.79
4	683719		
5	670211		
6	679913		

测得异嗪皮啶峰面积 RSD 为 0.79%，如表 9 - 15 所示，表明仪器精密度良好。

5. 回收率实验

取 6 份 6mL 灭菌肠菌液，每份加入异嗪皮啶标准品溶液 2mL，混合均匀，置于厌氧培养箱中。结果得异嗪皮啶的回收率是 97.60%（RSD 为 0.82%），见表 9 - 16。

表 9 - 16　异嗪皮啶的回收率

组号	峰面积（Y）	24 小时的峰面积（Y）	回收率（%）	RSD（%）
1	516875	506695	98.03	
2	504925	498221	98.67	
3	513338	495560	96.50	0.82
4	510623	1921898	98.11	
5	509060	1854845	98.30	
6	521991	1923687	96.03	

6. 稳定性试验

取 6 份 6mL 灭菌肠菌液，分别加入异嗪皮啶标准品溶液 2mL 混合均匀，置于厌氧培养箱中，结果见表 9 - 17。

表 9 - 17　异嗪皮啶的稳定性试验

时间	0 小时	1 小时	2 小时	4 小时	8 小时	12 小时	24 小时	RSD
峰面积	859358	852148	846247	840654	840269	839545	825618	0.95%
面积比	1	99.16%	98.47%	97.82%	97.77%	97.69%	96.60%	

测得异嗪皮啶的平均峰面积比为 98.3%（RSD 为 0.95%）。表明异嗪皮啶在灭菌的大鼠肠道菌孵育液中 24 小时内稳定。

7. 重现性实验

取 6 份 6mL 预先 121℃灭菌 15 分钟的肠菌液，分别加入异嗪皮啶溶液 2mL 混匀，置于厌氧培养箱中，测得异嗪皮啶峰面积的 RSD 为 0.48%，表明该方法的重现性较好，如表 9 - 18 所示。

表 9 - 18　异嗪皮啶的重现性

组号	0 小时峰面积（Y）	24 小时后峰面积（Y）	峰面积比	RSD（%）
1		67598	98.26%	
2		676506	98.34%	
3	859358	672058	97.76%	0.48
4		682518	99.21%	
5		679910	98.83%	

8. 异嗪皮啶的代谢

取 6 份肠菌培养液、1 份灭菌液和 1 份空白培养液，各 5mL，分别加入 2mL 异嗪皮啶溶液，振荡混合均匀；置于厌氧培养箱中。

三、实验结果

虽然异嗪皮啶有 4.7% 的损失，但是对回收率的峰面积比和代谢的峰面积比进行 t 检验，得 $P = 0.622$（>0.05），说明代谢前后异嗪皮啶的含量无显著性差异，说明了异嗪皮啶的减少并不是肠道菌群作用的结果，从而得出异嗪皮啶在大鼠体外肠道菌液中是不被代谢的。

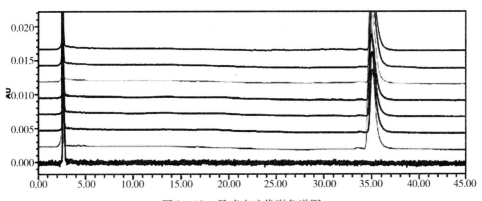

图 9 - 13　异嗪皮啶代谢色谱图

注：自下向上分别为空白肠菌液、灭菌肠菌液及异嗪皮啶 1、2、4、8、12、24 小时。

表 9 - 19　异嗪皮啶的代谢

组号	培养前峰面积	培养后峰面积	峰面积比（%）	P
空白	859358	841311	97.9	0.262
灭菌	859358	840568	97.8	

续表

组号	培养前峰面积	培养后峰面积	峰面积比（%）	P
1 小时	859358	848512	98.7	
2 小时	859358	842170	97.9	
4 小时	859358	846654	85.2	
8 小时	859358	833577	97.0	
12 小时	859358	816390	95.1	
24 小时	859358	824983	95.9	

四、结论

异嗪皮啶在体外肠菌液中缓慢降解，24 小时降解 4.0%，但其在空白肠液中降解 2.1%，说明异嗪皮啶的降解并不是肠道菌作用的结果，也就是说异嗪皮啶在离体培养的大鼠肠道菌群中是不被代谢的。

第十章　刺五加治疗帕金森病有效成分异嗪皮啶的脑内动力学研究

纹状体是帕金森病主要的病变部位之一，因此研究药物在脑内的作用情况更直接，更具有说服力。微透析技术是一种微创体液采样技术，具有对动物应激性小、组织损伤小、不影响体液体积、样品直接进样分析、省时高效等优点。脑透析液中药物的浓度非常低，需要具有高灵敏度的分析方法进行测定。本实验采用超高效液相色谱仪与飞行时间高分辨串联质谱联用技术（UPLC‐MS），具有较高灵敏度，能够对微透析液中微量成分分析达到良好的效果。

本书的作者们通过多次实验，反复验证了刺五加有效成分刺五加苷 B、刺五加苷 D 和刺五加苷 E 均不以原型成分入血，仅异嗪皮啶以原型成分入血。异嗪皮啶虽以原型成分入血，但以往其他课题组研究人员已完成了异嗪皮啶的药动学研究（血液中），故本研究基于微透析‐UPLC 技术进行了异嗪皮啶的脑内药动学研究（包括生理和病理状态下）。通过考察异嗪皮啶的脑内浓度及吸收、分布、代谢、排泄的动态变化规律，获得其药动学参数，预测药物体内过程并评价其生物利用度，为开发抗帕金森病中药制剂奠定基础。

第一节　异嗪皮啶微透析定量方法的建立

在脑微透析试验中，探针周围细胞外液中的药物浓度是可变的，为了保证透析液中药物浓度的变化能正确反映组织中药物浓度的变化，探针的回收率大小在不同药物浓度中必须相对稳定，即探针的回收率与组织中药物的浓度无关，这是利用微透析技术测定细胞外液中药物真实浓度的理论前提。

一、实验材料

1. 药物与试剂

异嗪皮啶（中国药品生物制品检定所，批号：110837‐200304）；甲醇及甲酸（色谱纯）；其余试剂，国产分析纯。

2. 主要仪器设备

岛津高效液相色谱仪 LC－2010（日本岛津）；CMA 12 Elite 微透析探针、CMA 12 微透析探针导管、CMA402 微透析泵、CMA407 冷却微量收集器（Sweden CMA 公司）；Sartorius BT250S 电子天平（赛多利斯科学仪器有限公司）。

二、实验方法

1. 微透析样品分析方法的建立

（1）色谱条件　色谱柱为 Diama Tehnologies C18（250mm×4.6mm，5μm）；流动相：甲醇：0.1%甲酸水溶液（35∶65）；柱温35℃；流速1mL/min；检测波长：343nm。

（2）标准曲线的制备及定量下限考察　精密称取异嗪皮啶 1.12mg，加去离子水配制成浓度为 11.2μg/mL 对照品储备液。取此对照品储备液，分别配制成浓度为 11.2、5.6、2.8、1.4、0.7、0.35、0.175μg/mL 的对照品液，HPLC 法测定，进样量 10μL。以峰面积积分值为纵坐标（Y），以对照品浓度为横坐标（X），制得标准曲线见图 10－1，得回归方程：$Y = 31183X - 1107.4$，$R^2 = 0.9998$。结果表明，异嗪皮啶在 0.175～11.2μg/mL 范围内线性关系良好。定量下限为 0.175μg/mL。

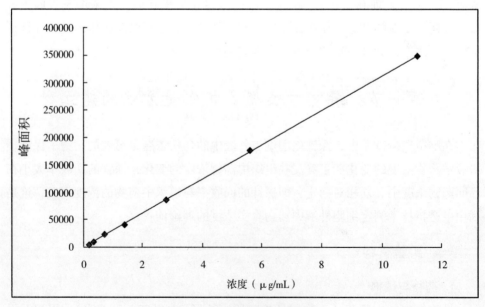

图 10－1　异嗪皮啶标准曲线

（3）精密度考察　配制浓度为 11.2、5.6、2.8μg/mL 的异嗪皮啶水溶液，各浓度在一天之内连续测 5 次，实验期间每天测 1 次，一共测 4 天，进样量 10μL，考察仪器的日内和日间精密度，结果见表 10 - 1。

表 10 - 1　精密度考察结果

浓度	日内精密度		日间精密度	
（μg/mL）	$\bar{x} \pm s$	RSD（%）	$\bar{x} \pm s$	RSD（%）
11.2	11.1902 ± 0.1154	1.03	11.2398 ± 0.1633	1.45
5.6	5.6002 ± 0.0903	1.61	5.5838 ± 0.1358	2.43
2.8	2.8014 ± 0.0741	2.64	2.7954 ± 0.0628	2.24

（4）稳定性考察　取 5.6μg/mL 的异嗪皮啶水溶液，考察其于 -20℃ 保存 3、7、14 天的稳定性，以保存后高效液相色谱分析得到的峰面积和初始峰面积比较，以回收率的形式表示异嗪皮啶在水中的稳定性。-20℃ 保存 3、7、14 天的回收率分别为 99.7%、98.1%、99.2%。表明异嗪皮啶水溶液 -20℃ 14 天内保存稳定良好。

2. 体外回收率研究

（1）微透析探针的使用与保存　第一次使用新开封的探针时，用灌流液以 2μL/min 的流速冲洗 30 分钟，探针出液管不宜过长，长度越长，流速应越小。因为出液管越长，探针承受的压力越大。用完后用 Heparine 浸泡 3~5 分钟，清除附在探针上的杂质，再用清水冲洗探针表面，甚至可以用擦镜纸擦拭探针；以去离子水冲洗探针，以 1~5μL/min 冲洗 60 分钟以上。探针储存在装有去离子水的小管内保存，也可以自然干燥保存（干式保存后，下一次使用时透析膜需用灌流液充分湿润后才能使用）。

（2）流速对探针体外回收率的影响

①增量法：将探针浸在浓度为 5.25μg/mL 的异嗪皮啶水溶液中，用去离子水以不同流速（1、1.5、2、2.5μL/min）灌注探针，每种流速下均收集 4 次微透析样品，每次 20μL，HPLC 法测定微透析样品中异嗪皮啶的浓度，按以下公式计算回收率：

$$R_G = C_{dialysate} / C_{perfusate} \times 100\%$$

其中，R_G 为增量法回收率，$C_{dialysate}$ 为微透析样品平均浓度，$C_{perfusate}$ 为样品初始浓度。

②减量法：将探针浸于去离子水中，用浓度为 5.25μg/mL 的异嗪皮啶水溶液以不同流速（1、1.5、2、2.5μL/min）灌注探针，每种流速下均收集 4 次微透析样品，每次 20μL，HPLC 法测定微透析样品中异嗪皮啶的浓度，按以下公式计算回收率：

$$R_{\mathrm{L}} = （1 - C_{\mathrm{dialysate}}/C_{\mathrm{perfusate}}）\times 100\%$$

其中，为减量法回收率 R_{L}，$C_{\mathrm{dialysate}}$ 为透析液平均浓度，$C_{\mathrm{perfusate}}$ 为灌流液浓度。

（3）浓度对探针体外回收率的影响　将探针浸于去离子水中，用浓度为 10.5、5.25、2.625、1.3125μg/mL 的异嗪皮啶水溶液灌注探针，流速为 2μL/min，每种流速下均收集 4 次微透析样品，每次 20μL，HPLC 法测定微透析样品中异嗪皮啶的浓度，以减量法公式计算回收率。

三、实验结果

1. 流速对探针体外回收率的影响

增量法和减量法所得的不同流速回收率见表 10 - 2，体外回收率随探针灌流速率的变化趋势见图 10 - 2、图 10 - 3。结果表明，随着流速的增加，探针对异嗪皮啶的回收率呈降低趋势，且采用增量法及减量法测得的回收率在各种流速下均基本一致。

表 10 - 2　增量法及减量法考察流速对异嗪皮啶回收率影响结果

流速（μL/min）	回收率	
	增量法	减量法
1	40.2%	43.2%
1.5	25.3%	26.8%
2	17.6%	16.2%
2.5	14.1%	12.4%

2. 浓度对探针回收率的影响

结果如图 10 - 3 所示，当以 2μL/min 的流速灌注探针时，微透析探针对 4 种不同浓度（10.5、5.25 、2.625、1.3125μg/mL）的异嗪皮啶水溶液的回收率分别为 16.9% 、16.2%、18.4% 和 17.9%，回收率基本一致，表明微透析探针对异嗪皮啶的回收率与浓度无关。

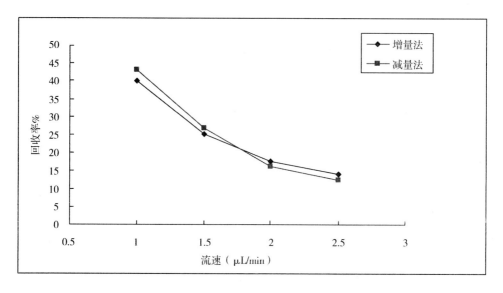

图 10 - 2　增、减量法考察流速对异嗪皮啶回收率的影响

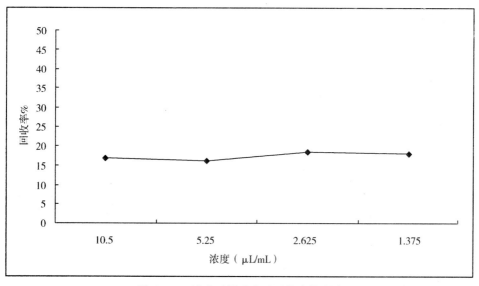

图 10 - 3　浓度对异嗪皮啶回收率的影响

四、讨论

在微透析取样方法中，探针回收率的准确校正是获得组织液内真实药物浓度的关键步骤。本实验采用反透析法测定探针的回收率。在微透析实验中，如果灌流液中的药物浓度小于周围组织液中的药物浓度，则药物从周围组织向微透析探

针中扩散，此时探针是从周围组织中回收药物，即为回收率；如果药物在灌流液的浓度高于周围组织液中的药物浓度，药物则从浓度高的灌流液内经由微透析探针向周围组织扩散，为探针对药物的释放率。应用反透析法校正微透析探针回收率的原理是探针对药物的回收率和释放率相等，但药物的回收率不总等于其释放率，所以将反透析法运用于测定探针回收率之前，需要验证反透析法测得的结果和真实结果的一致性。本实验对增量法（反应真实回收率）和减量法（反透析法测得的回收率，反应药物释放率）测得的回收率进行比较，以考察微透析探针对异嗪皮啶的回收率是否等于其释放。结果表明，采用增量法和减量法测得的回收率在各种流速下基本一致，这为运用反透析法测定微透析探针对异嗪皮啶的体内回收率提供了依据。

流速是影响探针回收率的重要因素，在低流速下，探针渗透膜内外物质的扩散接近平衡，因此回收率较高；但在低流速下，单位时间内收集到的透析样品体积较小。随着灌流速度的增加，探针渗析膜两侧的扩散远远达不到平衡，回收率下降，但单位时间收集的样品体积却增大了。考虑到单位时间内必须收集到足够量的样品来供 HPLC 进样，且取样时间间隔不宜过长，否则难以真实地检测体内药物水平变化的情况，因此本实验采用 $2\mu L/min$ 流速作为灌流速度。本实验利用反透析法考察浓度对回收率的影响，结果显示，当以 $2\mu L/min$ 的流速灌注探针时，在 4 种不同浓度下探针的回收率很接近，表明探针对异嗪皮啶的回收率与浓度无关。

五、结论

1. 采用增量法和减量法测得的回收率在各种流速下基本一致，这为运用反透析法测定微透析探针对异嗪皮啶的体内回收率提供了依据。

2. 微透析探针对异嗪皮啶的回收率随着灌流速度的增加而降低。

3. 微透析探针对异嗪皮啶的回收率与浓度无关。

第二节　异嗪皮啶在正常大鼠脑内药动学研究

本研究应用微透析技术采集正常大鼠灌胃给药后纹状体细胞外液，采用超高效液相色谱仪与飞行时间高分辨串联质谱联用技术对微透析液中微量异嗪皮啶进行分析，检测纹状体细胞外液各时间点异嗪皮啶的浓度，拟合药动学参数，考察异嗪皮啶的脑内浓度及吸收、分布、代谢、排泄的动态变化规律，全面了解其体内作用过程，明确其生物半衰期及生物利用度等，评价其成为候选药物的可能性。

一、实验材料

1. 实验动物

Wistar 大鼠，雄性，体重（300±20）g（北京维通利华实验动物技术有限公司，动物合格证号：SCXK 京 2007－0001）。大鼠于清洁级实验室中，保持 12 小时光照，12 小时避光循环饲养，给予标准饲料和饮水，且控制室内温度为 20℃±2℃，相对湿度为 40%～50%。

2. 药物与试剂

异嗪皮啶（中国药品生物制品检定所，批号：110837－200304）；自凝牙托粉（哈尔滨市齿科器材厂）；自凝牙脱水（哈尔滨市齿科器材厂）；酸蚀剂（哈尔滨市齿科器材厂）；注射用青霉素钠（哈药集团制药总厂）；乙腈和甲酸（色谱纯）；其余试剂，进口或国产分析纯。

3. 主要仪器设备

UPLC－TOF/MS（Waters 公司）；CMA 12 Elite 微透析探针、CMA 12 微透析探针导管、CMA402 微透析泵、CMA407 冷却微量收集器（Sweden CMA 公司）；大鼠脑立体定位仪（美国 Stoelting 公司）；Sartorius BT250S 电子天平（赛多利斯科学仪器有限公司）。

4. 人工脑脊液的配制

按以下组分配制人工脑脊液：NaCl 145.0mmol/L，KCl 2.7mmol/L，$CaCl_2$ 1.2mmol/L，$MgCl_2$ 1.0mmol/L，NaH_2PO_4 0.45mmol/L，Na_2HPO_4 1.55mmol/L，调 pH 值 7.4，过 0.22μm 微孔滤膜，4℃保存。

二、实验方法

1. 动物手术

取雄性 Wistar 大鼠，用 1% 戊巴比妥纳 40mg/kg 腹腔注射麻醉后，固定于脑立体定位仪上，切开头皮，暴露头骨，根据大鼠脑立体定位图谱，取坐标为 AP0.2mm、ML－3.2mm、DV－6.5mm 处钻 1mm 大小的孔，将 CMA12 探针导管植入大鼠左侧纹状体区，用螺钉和牙脱粉将探针导管固定于颅骨上，缝合皮肤。术后大鼠在标准环境中单笼恢复 7 天，前 3 天每天腹腔注射 20 万单位青霉素。温度（22±2）℃；相对湿度 40%～50%；自由饮水和进食。

2. 微透析样品分析方法的建立

（1）色谱条件　色谱柱为 Waters ACQUILTY UPLC© HSS （2.1mm×100mm，1.8um）；流动相：0.1% 甲酸乙腈 −0.1% 甲酸水溶液 （30∶70）；柱温 40℃；流速 0.3mL/min。

（2）质谱条件　电喷雾离子源 （ESI），采用正离子扫描检测；毛细管电压正离子扫描为 1000V；样本锥孔电压为 35V；分离锥孔电压为 3.0V；离子源温度为 110℃；脱溶剂气温度为 350℃；脱溶剂气流量正离子扫描为 700L/h，锥孔气流量为 50L/h；微通道板电压为 2400V；每 0.2 秒采集一次谱图；准确质量校正采用亮氨酸 − 脑啡肽 （leueine − enkephalin，$[M+H]^+ = 556.2771$）溶液，校正溶液浓度 1ng/mL，进样速度为 30μL/min，校正频率为 15 秒；扫描方式为全扫描，质量扫描范围 m/z 100~400Da。

（3）标准曲线的建立　精密称取异嗪皮啶 1.12mg，加空白人工脑脊液配制成浓度为 11.2μg/mL 的对照品储备液。取此对照品储备液，分别稀释成浓度为 560ng/mL 和 56ng/mL 的对照品液，前者分别进样 2、3、4μL，后者分别进样 1、2、5、10μL，UPLC − MS 法测定，以峰面积积分值为纵坐标 （Y），以进样量为横坐标 （X），绘制标准曲线见图 10−4，得回归方程：$Y = 186.51X + 2.3578$，$R^2 = 0.9993$。结果表明，异嗪皮啶在进样量 0.056~2.24ng 范围内线性关系良好。

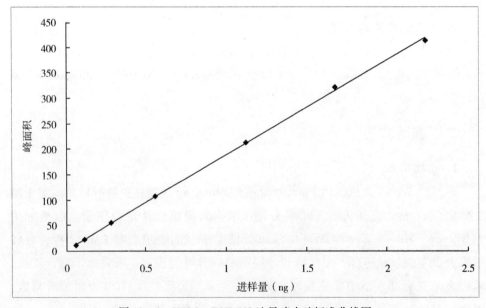

图 10−4　UPLC − TOF/MS 法异嗪皮啶标准曲线图

（4）精密度考察 将浓度为 56ng/mL 的异嗪皮啶标准品溶液以 10、5、2μL 在 1 天之内连续进样 5 次，考察仪器的日内精密度，结果见表 10 - 3。

表 10 - 3 异嗪皮啶日内精密度

进样量（ng）	$\bar{x} \pm s$	RSD（%）
0.56	0.5592 ± 0.1017	1.92
0.28	0.2804 ± 0.0062	2.24
0.112	0.1214 ± 0.0032	2.64

3. 微透析探针体内回收率的测定及稳定性考察

采用反透析法测定微透析探针的体内回收率。取恢复后大鼠用 1% 戊巴比妥纳 40mg/kg 腹腔注射麻醉固定后，拔出探针导管管芯针，植入 CMA12 探针，将空白人工脑脊液以 2μL/min 的流速灌注探针，平衡 1 小时后换用异嗪皮啶浓度为 1.12μg/mL 的人工脑脊液灌注，平衡 30 分钟后收集 9 次微透析液样品，取样间隔为 10 分钟，每次 20μL。UPLC - MS 法测定透析液中的异嗪皮啶浓度，进样量 2μL。按以下公式计算体内探针的体内回收率并考察探针体内回收率在 90 分钟内的稳定性：

$$R_{\text{in vivo}} = (1 - C_{\text{dialysate}} / C_{\text{perfusate}}) \times 100\%$$

其中，$C_{\text{dialysate}}$ 为透析液浓度，$C_{\text{perfusate}}$ 为灌流液浓度。

在微透析实验中，如果探针的体内回收率在取样过程中发生较大的变化，那就会失去微透析技术本身的意义，因此有必要考察探针体内回收率的稳定性。结果如图 10 - 5 所示，当灌流液以 2μL/min 的流速灌注探针时，微透析探针对异嗪皮啶的体内回收率为（11.73 ± 0.55）%，RSD（%）为 4.69，微透析探针在 90 分钟内体内回收率稳定性良好。

4. 药动学研究

取恢复后大鼠 6 只，实验前禁食 12 小时，按"3."项下方法植入探针，将空白人工脑脊液以 2 μL/min 灌注探针 1 小时后，收集 20μL 做为空白对照。根据每只鼠体重分别称取异嗪皮啶的用量，用 5mL 蒸馏水混悬以后灌胃，给药同时开始收集样品，前 4 个样品取样时间间隔 5 分钟，其后间隔 10 分钟，共收集 1 小时，8 个时间点。所得微透析样品 -20℃ 保存。每只鼠都做 10mg/kg 和 20mg/kg 两个剂量的药动学研究，两次微透析取样间隔 4 天，间隔期正常饲养，自由饮水和进食。用人工脑脊液将前 4 个时间点样品稀释 4 倍，后 4 个时间点样品稀释 2 倍后，UPLC - MS 法测定样品中异嗪皮啶的含量，进样量 10μL，色谱图见图 10 - 6。根据探针的体内回收率按下式计算脑内异嗪皮啶的浓度：$C = C_{\text{dialysate}} / R_{\text{in vivo}}$。

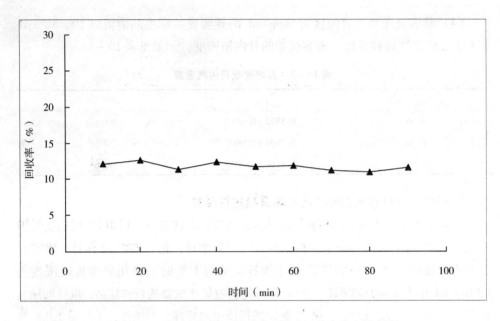

图 10 - 5　微透析探针对异嗪皮啶体内回收率稳定性考察

三、实验结果

应用 WINONLIN 6.1 程序以非房室模型法拟合药动学参数，各时间点纹状体细胞外液异嗪皮啶浓度见表 10 - 4、表 10 - 5，所得主要药动学参数见表 10 - 6，其中 t_{max} 和 C_{max} 为实测值。以异嗪皮啶浓度对取样时间作图，得药 - 时曲线，见图 10 - 7。

表 10 - 4　灌胃给药异嗪皮啶 10mg/kg 大鼠脑纹状体细胞外液药物浓度 （$n = 6$）

时间（分钟）	异嗪皮啶浓度（ng/mL）						
	1	2	3	4	5	6	$\bar{x} \pm s$
5	154.3	166.8	204.2	187.9	184.5	156.9	175.77 ± 19.54
10	348.4	386.4	481.5	402.4	418.9	355.6	198.86 ± 48.61
15	421.7	481.2	598.8	551.7	471.5	468.3	498.86 ± 64.38
20	345.6	388.1	461.3	458.9	389.7	372.5	402.68 ± 47.21
30	229.6	235.7	302.8	303.7	246.9	244.8	260.58 ± 33.63
40	128.8	147.9	174.8	176.5	144.6	148.8	153.57 ± 18.57
50	87.5	101.7	113.6	116.3	98.7	99.4	102.86 ± 10.61
60	69.8	80.4	87.5	88.8	75.4	77.5	79.90 ± 7.28

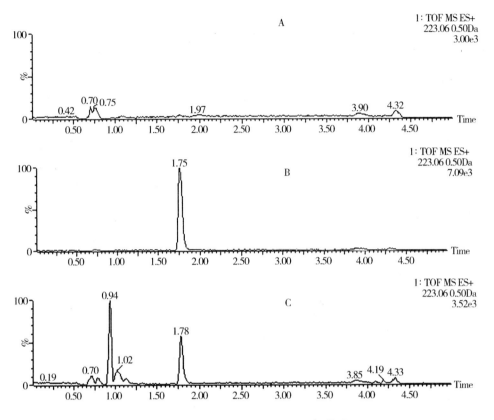

图 10 - 6　异嗪皮啶 UPLC – MS 色谱图

表 10 - 5　灌胃给药异嗪皮啶 20mg/kg 大鼠脑纹状体细胞外液药物浓度（n = 6）

时间（分钟）	异嗪皮啶浓度（ng/mL）						
	1	2	3	4	5	6	$\bar{x} \pm s$
5	275.6	312.6	320.8	344.5	288.7	215.6	292.97 ± 44.99
10	596.4	769.5	711.8	756.7	588.7	610.5	672.26 ± 83.31
15	762.7	1038.9	944.6	1023.7	844.6	724.3	899.81 ± 133.22
20	585.1	751.5	760.4	780.8	688.8	654.2	703.47 ± 75.07
30	381.5	518.3	458.8	509.2	431.2	409.8	451.47 ± 54.58
40	261.8	324.6	321.2	318.8	226.5	216.7	278.26 ± 49.74
50	143.7	201.3	226.4	172.8	154.9	144.4	173.91 ± 33.61
60	112.4	172.4	189.3	143.9	133.7	119.7	139.80 ± 30.24

表 10 − 6　灌胃给药异嗪皮啶 10mg/kg 和 20mg/kg 大鼠

脑纹状体细胞外液药动学参数（$\bar{x} \pm s$，$n = 6$）

药动学参数	10mg/kg	20mg/kg
$t_{1/2}$（min）	16.68 ± 0.49	17.41 ± 2.88
C_{max}（ng/mL）	498.87 ± 64.36 *	899.82 ± 133.22 *
t_{max}（min）	15	15
AUC_{0-t}（ng·min/mL）	13973.88 ± 1582.984 *	24315.83 ± 3138.59 *
$AUC_{0-\infty}$（ng·min/mL）	15895.26 ± 1559.64 *	28059.76 ± 4207.66 *
MRT_{0-t}（min）	24.19 ± 0.31	24.27 ± 0.41
$MRT_{0-\infty}$（min）	31.46 ± 0.71	32.32 ± 2.97

注：* $P < 0.01$。

四、讨论

异嗪皮啶具有较强的脂溶性，本研究发现经大鼠灌胃给药后能够迅速透过血脑屏障，到达纹状体部位，给药后 5 分钟就能在纹状体细胞外液检测到异嗪皮啶，15 分钟浓度达到最大值，15 分钟以后药物以较快速率消除。纹状体细胞外液异嗪皮啶浓度具有明显的剂量依赖性，20mg/kg 剂量组药物浓度和 AUC 明显高于 10mg/kg 剂量组，$t_{1/2}$ 和 t_{max} 两个剂量组没有显著性差异。异嗪皮啶血液药动学参数国内外文献已有报道，但与纹状体细胞外液药动学参数存在差异，说明异嗪皮啶血药浓度的变化并不能代表其在脑内的变化趋势，两者之间存在怎样的联系还需要进一步研究。

微透析作为一种活体生物取样技术，与传统药动学研究手段相比，具有很多优点：运用微透析采样技术可以连续监测特定组织中细胞外液的药物浓度，有别于处死动物后进行的组织采样，整个组织匀浆后所得的药物浓度是细胞内外的平均值，包括游离的和与组织结合的药物浓度，反映了从血液进入组织的药物浓度，而微透析技术监测的是特定组织内，更能准确反应发挥药效的游离态的药物浓度；微透析是一种连续采样技术，所得的药物浓度 − 时间数据是在不间断的时间间隔下采样位点平均浓度的反应，可完整提供每只动物的药物浓度 − 时间数据，这与传统的药动学采样方式有很大区别，传统采样方式是每个时间点处死一批动物取血或内脏进行分析，得到的是血液或组织中不连续时间点的药物浓度，与之相比，微透析技术减少了实验动物数量，大大降低了由动物个体差异所导致的实验误差；微透析样品可直接进样分析，样品无需处理，能减少实验步骤所引入的误差，省时高效。

本实验采用微透析技术，研究异嗪皮啶灌胃给药后大鼠纹状体细胞外液的动态变化过程，采样持续 1 小时，从每只动物中都获得完整的药物浓度 – 时间数据。由于每份样品收集需一段时间，测定结果非瞬时值，而是该时间段中游离态异嗪皮啶浓度的平均值。在本实验中，10mg/kg 和 20mg/kg 两个剂量组微透析实验都由相同的鼠来完成，减少了动物数量，降低了因动物个体差异所带来的实验误差。

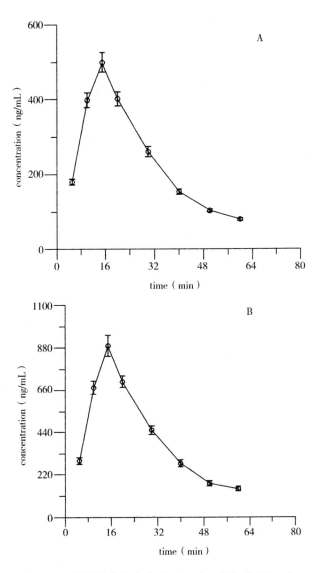

图 10 – 7　灌胃给药异嗪皮啶 10mg/kg（A）和 20mg/kg
（B）后大鼠纹状体细胞外液异嗪皮啶浓度 – 时间曲线

　　微透析样品的体积是由灌注探针的人工脑脊液流速和取样间隔时间决定的。预实验以 10 分钟为取样间隔，发现异嗪皮啶经大鼠灌胃给药后能快速透过血脑屏障到达纹状体部，并以较快速率消除，t_{max} 在给药后 10 分钟和 20 分钟之间，为了更准确地反应药物浓度随时间变化的规律，正式实验时增加了 5 分钟和 15 分钟的取样点，采样持续时间为 1 小时。所得微透析样品体积为 10μL 或 20μL，由于样品体积比较小，为保证 UPLC 能准确进样，故将微透析样品用人工脑脊液都稀释为 40μL 后装入微量进样杯中再用 UPLC 分析。由于异嗪皮啶在脑纹状体细胞外液浓度较低及受微透析探针回收率的影响，透析液中异嗪皮啶的浓度非常低，这就要求有高灵敏度的分析方法。本实验采用超高效液相色谱仪与飞行时间高分辨串联质谱联用技术，具有较高灵敏度，对微透析液中微量异嗪皮啶达到了良好的分析效果。

五、结论

　　1. 微透析探针对异嗪皮啶的体内回收率在 90 分钟内稳定。

　　2. 异嗪皮啶大鼠灌胃给药后能够迅速透过血脑屏障，到达纹状体部位，给药后 5 分钟就能在纹状体细胞外液检测到异嗪皮啶，15 分钟浓度达到最大值，异嗪皮啶以较快速率消除。

　　3. 纹状体细胞外液异嗪皮啶浓度具有明显的剂量依赖性。

第三节　异嗪皮啶在帕金森模型大鼠脑内药动学研究

　　药物在开发成新药之前，对其进行全面的药动学评价是必要的环节。为了更好地研究异嗪皮啶在脑内的存在部位、浓度与时间之间的关系，同时为了实验研究的精准与科学，本实验在正常大鼠异嗪皮啶脑内药动学研究的基础上，采用长期低剂量给予大鼠鱼藤酮的方法复制帕金森病模型，进一步在病理状态下考察异嗪皮啶的体内过程，以期更好地把握和评价其药动学行为，降低新药开发的风险。

一、实验材料

1. 药物与试剂

鱼藤酮（美国 Sigma 公司，批号：102130 - 43 - 8）；自凝牙托粉（哈尔滨市齿科器材厂，批号：100420）；自凝牙脱水（哈尔滨市齿科器材厂，批号：100304）；酸蚀剂（哈尔滨市齿科器材厂，批号：100415）；异嗪皮啶对照品（药品生物制品检定所，批号：110837－200304）；注射用青霉素钠（哈药集团制药总厂，批号 A100802410）；HE 染色试剂盒（北京中杉金桥生物技术有限公司）；乙腈（色谱纯）；甲酸（色谱纯）；兔抗 TH（北京博奥森生物技术有限公司）；山羊抗兔 IgG（北京中杉金桥生物技术有限公司）；尼氏染色试剂盒（北京中杉金桥生物技术有限公司）；其余试剂，国产分析纯。

2. 主要仪器设备

数码图像分析系统 med 6.0（麦克奥迪实业集团有限公司）。其余同本章第二节。

3. 人工脑脊液配制方法

见本章第二节。

4. 造模剂配制方法

称取 200mg 鱼藤酮，悬浮于 200mL 葵花籽油中，制成 1mg/mL 葵花籽油乳化液。

5. 实验动物与分组

Wistar 大鼠 50 只，雄性，体重（250 ± 20）g（北京维通利华实验动物技术有限公司，动物合格证号：SCXK 京 2007－0001）。大鼠于清洁级实验室中，保持 12 小时光照，12 小时避光循环饲养，给予标准饲料和饮水，且控制室内温度为 22℃ ±2℃，相对湿度为 40%～50%。适应饲养 1 周后，开始造模。大鼠随机分为 3 组，第 1 组 10 只，作为空白组；第 2 组 10 只，为对照组；第 3 组 30 只，为模型组。

二、实验方法

1. PD 大鼠模型制备

（1）模型制作 取雄性 Wistar 大鼠 50 只，体重为（250 ±20）g，适应饲养 1 周后，开始造模。大鼠随机分为 3 组，空白组不做处理，正常饲养；对照组只注射葵花籽油溶剂；模型组注射含有鱼藤酮的葵花籽油，用于制备 PD 模型。模型组皮下注射造模剂 0.5mg/kg，每天早晚各 1 次，每天的总剂量为 1mg/kg。每周注射 6 天，休息 1 天，称量体重 1 次，共 4 周。4 周后，观察各组体重均有增长，但模型组与空白及对照组相比较，增长较缓。

（2）行为学测试 停止给药后，大鼠给予标准饲料和饮水，两周后进行行为学测试。测试标准分为 4 个等级：

①大鼠出现拒捕行为减弱、背弓、主动活动减少、毛色变黄、竖立并变脏，记 1 分。

②具有 1 分的表现，并且主动活动明显减少、动作迟缓、步态不稳或震颤，记 2 分。

③具有 2 分的表现，行走时向一侧偏转或不能直线行走，记 3 分。

④单侧前肢/后肢瘫痪，进食及行走困难，记 4 分。

最后，模型组得分情况为：得 1 分的 5 只、得 2 分的 7 只、得 3 分的 11 只、得 4 分的 2 只，因死亡没有进行行为学测试的 5 只。

（3）免疫组化检测　取行为学得分 3 分的大鼠及空白组和溶剂对照组各 5 只，1% 戊巴比妥钠 40mg/kg 腹腔注射麻醉后，开胸暴露心脏，经左心室用 400mL4% 多聚甲醛灌注后，开颅取脑，将脑组织用多聚甲醛保存。按照相应说明书的方法对脑纹状体区进行 HE 染色、尼氏染色及酪氨酸羟化酶（TH）的免疫组化测定。相应结果见图 10 - 8，TH 及尼氏染色中模型组较空白及对照组均有显著性差异（$P < 0.05$），表明模型组脑内基本显示出 PD 病脑内病理学特征，可用于随后实验。

2. 动物手术

取行为学得分 3 分的模型大鼠 6 只，手术方法见本章第二节。

3. 微透析样品分析方法的建立

（1）色谱条件与质谱条件　见本章第二节。

（2）标准曲线的建立　精密称取 4.56mg 异嗪皮啶标准品，配置成 91.2μg/mL 的标准品溶液。之后将其稀释成 18.24ng/mL 和 91.2ng/mL 的对照品溶液，前者分别进样 1、3、6μL，后者分别进样 2、3、4、5、6μL，UPLC - TOF/MS 法测定，以峰面积积分值为纵坐标（Y），以进样量为横坐标（X），绘制标准曲线，得回归方程：$Y = 133.16X - 0.8966$，$R^2 = 0.9996$。结果表明，异嗪皮啶在进样量 0.01824 ~ 0.5472ng 范围内线性关系良好。见图 10 - 9。

（3）精密度考察　将浓度为 56ng/mL 的异嗪皮啶标准品溶液以 10、5、2μL 在 1 天之内连续进样 5 次，日内精密度 RSD（%）分别为 1.92%、2.24% 和 2.64%，精密度良好。

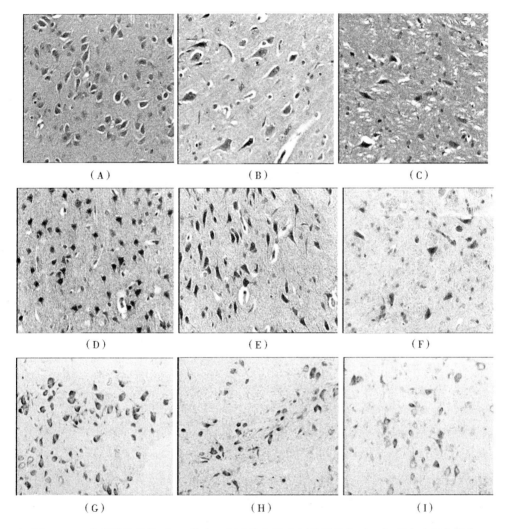

图 10-8　大鼠脑纹状体区 HE 染色、尼氏染色及酪氨酸羟化酶（TH）的免疫组化测定

HE 染色，400× （A）空白组；（B）对照组；（C）模型组。

尼氏染色，400× （D）空白组；（E）对照组；（F）模型组。

TH 免疫组化检测 400× （G）空白组；（H）对照组；（I）模型组。

（4）体内回收率的测定　　使用反透析法测定微透析探针的体内回收率。取恢复后大鼠，以本章第二节相应项下方法置入探针，将空白人工脑脊液以 2μL/min 的流速灌注探针，平衡 1 小时后换用异嗪皮啶浓度为 1.12μg/mL 的人工脑脊液灌注，平衡 30 分钟后收集 9 次微透析液样品，每次 20μL。UPLC-TOF/MS 法测定透析液和灌流液中的异嗪皮啶浓度，进样量 2μL。按以下公式计算体内探针的回收率: $R_{\text{in vivo}} = (1 - C_{\text{dialysate}} / C_{\text{perfusate}}) \times 100\%$。

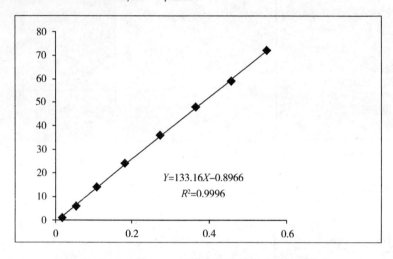

$$Y = 133.16X - 0.8966$$
$$R^2 = 0.9996$$

图 10 - 9　UPLC - TOF/MS 法测定异嗪皮啶标准曲线

其中，$C_{\text{dialysate}}$ 为透析液平均浓度，$C_{\text{perfusate}}$ 为灌流液浓度。

结果测得体内回收率为（11.73±0.55）%。

4. 药动学研究

取样和测定等具体实验方法见本章第二节相应项下。

三、实验结果

应用 WINONLIN 6.1 程序以非房室模型法拟合药动学参数，各时间点纹状体细胞外液异嗪皮啶浓度见表 10 - 7，病理状态下异嗪皮啶相应的药动学参数见表 10 - 8。

所得主要药动学参数，其中 $t_{\max}$ 和 $C_{\max}$ 为实测值。以异嗪皮啶浓度对取样时间作图，得药 - 时曲线，见图 10 - 10。

表 10 - 7　病理状态下灌胃给药异嗪皮啶 10mg/kg 和 20mg/kg

大鼠脑纹状体细胞外液药物浓度

时间（min）	10mg/kg（ng/mL）	20mg/kg（ng/mL）
5	208.15±59.89	558.12±116.76
10	370.28±62.03	1104.37±190.73
15	629.38±89.69	1471.30±163.10
20	481.27±95.83	1087.35±160.90
30	180.87±49.68	462.13±87.54

时间（min）	10mg/kg（ng/mL）	20mg/kg（ng/mL）
40	133.93 ± 38.54	368.68 ± 66.29
50	108.33 ± 34.98	274.70 ± 30.02
60	86.90 ± 21.35	219.27 ± 44.83

表 10 - 8　异嗪皮啶病理状态下相应药动学参数（$\bar{x} \pm s$，$n = 6$）

Patameter	10mg/kg	20mg/kg
$t_{1/2}$（min）	17.63 ± 1.49	18.69 ± 1.67
C_{max}（ng/mL）	626.38 ± 89.69	1471.30 ± 163.10
t_{max}（min）	15	15
AUC_{0-t}（ng·min/mL）	14014.95 ± 2927.21	35431.86 ± 5303.36
$AUC_{0-\infty}$（ng·min/mL）	16245.54 ± 3446.15	41395.40 ± 6180.62
MRT_{0-t}（min）	23.52 ± 0.76	23.53 ± 0.40
$MRT_{0-\infty}$（min）	30.81 ± 2.10	32.68 ± 2.39

四、讨论

本次实验采用赵喜林等长期低剂量给予大鼠鱼藤酮的方法造模，选择性引起黑质纹状体多巴胺通路的退行性病变和纹状体氧应激损伤。黑质细胞中出现与 PD 中 LBs 相似的泛素及 α - 突触核蛋白阳性包涵体，其对大脑的损伤可以很好地模拟 PD 患者脑内的病理状态，符合本次试验的要求。在本实验中，因造模后的手术及微透析实验对大鼠损伤较大，为防止大鼠在实验过程中死亡，没有采用造模症状过明显的大鼠，但经 HE 染色、尼氏染色及 TH 的免疫组化检测已经证明所用模型鼠具有一定的 PD 病理学特征。

异嗪皮啶具有较强脂溶性，在本次实验中，给药后 5 分钟即可在纹状体细胞外液检测到，15 分钟浓度达到最大，因此 15 分钟后的血药浓度可以表现其在模型大鼠体内的消除情况。20mg/kg 剂量组的 C_{max} 和 AUC 均明显高于 10mg/kg 剂量组，说明其具有一定的剂量依赖性，而 $t_{1/2}$ 和 t_{max} 两个剂量组没有显著性差异，基本相同。而与正常大鼠相比，其 C_{max} 和 AUC 明显升高，而 $t_{1/2}$ 基本相同，说明模型鼠脑内，药物的血脑屏障透过率增加，但消除速率没变。血脑屏障透过率的增加，应是由于鱼藤酮长期作用于大鼠脑内，使细胞内活性氧大量增加，而同时

Valentina 研究发现长期注射鱼藤酮后，NO 的水平也有一定增加，这些都会增加血脑屏障的透过率，从而使脑内药物浓度增加，这也应同时适用于部分帕金森患者。

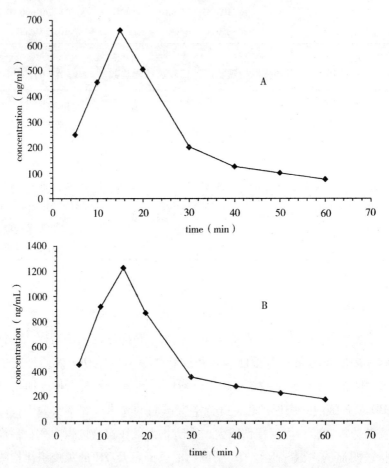

图 10-10　灌胃异嗪皮啶 10 mg/kg（A）和 20 mg/kg（B）后大鼠纹状体细胞外液浓度时间曲线

五、结论

1. 行为学测试及免疫组化实验证明模型制作成功。

2. 在给予相关模型大鼠异嗪皮啶 10mg/kg 和 20mg/kg 后，相应药动学参数分别为：

参数/剂量	10mg/kg	20mg/kg
$t_{1/2}$	（17.63 ± 1.49） min	（18.69 ± 1.67） min
C_{max}	（626.38 ± 89.69） ng/mL	（1471.30 ± 163.10） ng/mL
t_{max}	15min	15min
AUC_{0-t}	（14014.95 ± 2927.21） ng·min/mL	（35431.86 ± 5303.36） ng·min/mL
MRT_{0-t}	（23.52 ± 0.76） min	（23.53 ± 0.40） min
$MRT_{0-\infty}$	（30.81 ± 2.10） min	（32.68 ± 2.39） min

3. 异嗪皮啶大鼠灌胃给药后能够迅速透过血脑屏障，到达纹状体部位，给药后 5 分钟就能在纹状体细胞外液检测到异嗪皮啶，15 分钟浓度达到最大值，异嗪皮啶以较快速率消除。

4. 本次试验所得结果为 PD 的病理状态下药物进入体内的吸收、代谢提供了参考，也为今后临床上药物的应用提供了一定的依据。

第十一章　刺五加有效组分对转染α-Syn 的 SH-SY5Y 细胞调控及机制研究

前期研究已确定刺五加治疗帕金森病（PD）的有效组分及其初步药效机制。本节将采用基因转染技术，以慢病毒为载体，构建人野生型和 A53T 突变型α-突触核蛋白（α-Syn）的病毒转染系统，转染人神经母细胞瘤细胞株（SH-SY5Y），同时以鱼藤酮为体外毒素，致 SH-SY5Y 细胞的损伤，建立稳定表达的 PD 细胞模型。应用流式细胞术、RT-PCR 和 Western blott 等技术手段，从影响细胞凋亡、信号转导通路、蛋白酶体途径、PD 相关蛋白等角度，研究刺五加有效组分对未转染和转染α-Syn 的 SH-SY5Y 细胞的调控作用及其内在机制。另外本研究将引入蛋白质组学方法，从整体上定性和定量检测刺五加有效组分处理后细胞内蛋白质分子的变化，对在蛋白质水平探讨药物作用机制及寻找新药靶点有重要意义。

第一节　刺五加有效组分抑制 SH-SY5Y 细胞中由鱼藤酮诱导产生的α突触核蛋白的过表达及毒性

基于基因、神经病理及细胞/分子方面的研究，α突触核蛋白（α-synuclein）在帕金森病（PD）的病理机制中发挥着关键的作用，其水平的增加能损害多巴胺能神经元。α-synuclein 在受影响的大脑区域形成纤维状聚集，该病理特点在黑质多巴胺能神经元中尤为显著。

一、实验材料

1. 仪器

Tecan Infinite M200 酶标仪（瑞士帝肯仪器有限公司）；Guava Easy Cyte Plus 流式细胞仪（美国 Guava 科技有限公司）；TECNAI G2 透射电镜（荷兰 FEI 仪器有限公司）；电热恒温箱（101-3E 型，中国上海市跃进医疗器械厂）；恒温低温冰箱（BCD-208KS 型，中国青岛海尔公司）；高温干燥箱（FD53，Binder，德国）；电泳仪（DYY-III-8B，北京六一仪器厂）；电泳槽（DYCZ-25D，北京六一仪器厂）；电转移仪器（DYCZ-40D 型，北京六一仪器厂）；Mini Lumi 凝胶成像系统（以色列 DNR 公司）；ABI-7500 荧光定量 PCR 仪（美国 Applied Biosystems 公司）。

2. 试剂

鱼藤酮（美国 Sigma 公司）；3-4,5-二甲基噻唑-2-2,5-二苯基四氮唑溴盐（MTT）（美国 Sigma 公司）；胎牛血清（澳大利亚 ExCell 生物公司）；DMEM/F-12 培养基（美国 Thermo 科技有限公司）；Muse™ Annexin V & Dead Cell 分析试剂盒（美国 EMD Millipore 公司）；一抗（北京博奥森生物技术有限公司）；二抗和内参（北京中杉金桥生物技术有限公司）；miRNA 提取试剂盒（北京康为世纪生物科技有限公司）；miRNA cDNA 第一链合成试剂盒（北京康为世纪生物科技有限公司）；miRNA 实时 PCR 分析试剂盒（北京康为世纪生物科技有限公司）。

二、实验方法

1. 刺五加有效部位的提取

分别使用 10 倍量的 80% 乙醇提取刺五加药材 3 次，每次 2 小时。提取液再通过 AB-8 大孔吸附树脂进行分离纯化。纯化程序为：样品液浓度为 500 g/L；吸附流速为 2BV/h；洗脱溶剂为 30% 乙醇；洗脱液量为 9BV；洗脱流速为 1BV/h。洗脱液通过旋转蒸发及 60℃ 烘箱干燥，即可得到刺五加有效组分。刺五加有效组分的指纹图谱见图 11-1。

2. 细胞培养

人类神经母细胞瘤细胞系（SH-SY5Y）培养于含有 10% 胎牛血清及 1% 青链双抗的 DMEM/F-12 培养基中，培养基每两天更换 1 次。培养环境含 5% CO_2，培养温度为 37℃。

3. 刺五加有效组分对细胞存活率的保护作用

将 SH-SY5Y 细胞培养于 96 孔板中（5000 细胞/孔），加入含有 10% 胎牛血清的 DMEM/F-12 培养基，并于 37℃ 及 5% CO_2 的环境下培养 24 小时。SH-SY5Y 细胞分为 12 组：空白组于含有 10% 胎牛血清的 DMEM/F-12 培养基中培养 72 小时；5 个刺五加有效组分组于含有 10% 胎牛血清的 DMEM/F-12 培养基中培养24小时，再分别加入50、100、200、300及400μg/mL刺五加有效组分培养48小时；鱼藤酮组加入100nM鱼藤酮培养24小时，随后于含有10%胎牛血清的DMEM/F-12培养基中培养；5个鱼藤酮给药组加入100nM鱼藤酮培养24小时，随后分别加入50、100、200、300及400μg/mL刺五加有效组分培养48小时。移去原培养基及加入100μL包含MTT的DMEM/F-12培养基培养4小时。吸出MTT溶液，细胞碎片溶解于150μL DMSO中。最后以630nm为参照，在570nm处测量其吸光度。

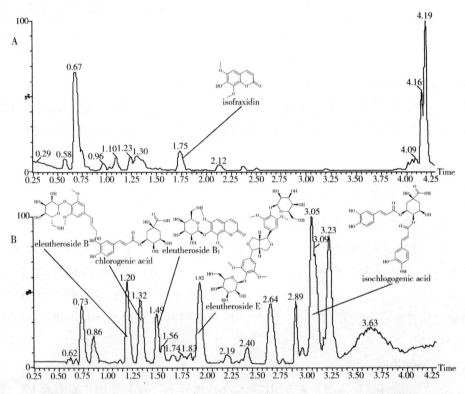

图11-1　正（A）负（B）离子模式下刺五加UPLC-TOF/MS BPI轮廓图

4. 凋亡分析

细胞使用Muse™ Annexin V & Dead Cell分析试剂盒于流式细胞仪进行测定。过程：①使用冰冷的PBS清洗细胞两次，并加入1mL分析缓冲液HSC重悬；②将100μL混悬液转移至离心管中；③加入100μL Muse™ Annexin V & Dead Cell溶剂；④细胞经过轻轻涡旋，置于暗处培养20分钟；⑤在1小时内于流式细胞仪中进行分析。

5. 细胞超微结构分析

使用 3% 戊二醛进行固定，随后使用四氧化锇进行处理、脱水及嵌入到环氧树脂。于透射电镜下进行观察。

6. Western blot 分析

（1）试剂配制

①蛋白裂解液：20mmol/L Tris/HCl，pH 值 7.6，100mmol/L NaCl，20mmol/L KCl，1.5mmol/L $MgCl_2$，0.5% NP－40，0.5mmol/L PMSF。

②SDS－PAGE 相关缓冲液：

A. 30% 丙烯酰胺的配制：将 58g 丙烯酰胺和 2g N,N'－亚甲双丙烯酰胺溶于 120mL 的去离子水中，加热至 37℃ 助其溶解，补加水至总体积为 200mL。用孔径为 0.45μm 的细菌滤器过滤除菌后，置于棕色瓶中保存于室温。

B. 10% SDS：SDS 5g，加 ddH_2O 40mL 溶解，加热到 68℃ 助溶，补足水至 50mL，不用灭菌。

C. N,N,N,N'－四甲基乙烯二胺（TEMED）。

D. 10% 过硫酸铵：称取 0.1g 过硫酸铵，加入 1mL 的去离子水，将固体粉末彻底溶解，贮存于 4℃。

E. 5×Tris－甘氨酸电泳缓冲液（1000mL）：称取 Tris 粉末 15.1g、Glycine（甘氨酸）94g、SDS 5.0g；加入约 800mL 的去离子水，搅拌溶解；加去离子水定容至 1L，室温保存。

F. 1.5mol/L Tris－Cl（pH 值 8.8）：Tris－Base 9.09g，加 ddH_2O 40mL 溶解，加入浓盐酸调 pH 值至 8.8，补水至 50mL，121℃ 高压灭菌 15 分钟。

G. 1.0 mol/L Tris－Cl（pH 值 6.8）：Tris－Base 6.06g，加 ddH_2O 40mL 溶解，加入浓盐酸调 pH 值至 6.8，补水至 50mL，121℃ 高压灭菌 15 分钟。

H. 2×SDS 凝胶上样缓冲液：50mol/L Tris－Cl（pH 值 6.8）、100mmol/L DTT、2.0% SDS（电泳级）、0.1% 溴酚蓝、10% 甘油。

③Western blot 相关试剂：

A. 转膜缓冲液：甘氨酸 2.9g；Tris 5.8g；SDS 0.37g；甲醇 200mL；加 ddH_2O 定容至 1000mL。

B. 0.01M PBS（pH 值 7.4）：NaCl 8.0g；KCl 0.2g；Na_2HPO_4 1.44g；KH_2PO_4 0.24g；加 ddH_2O 至 1000mL。

C. 膜染色液：考马斯亮蓝 0.2g；甲醇 80mL；乙酸 2mL；ddH_2O 118mL。

D. 封闭液（5%脱脂奶粉，现配）：脱脂奶粉1.0g溶于20mL的0.01M PBS缓冲液中。

E. 显色液：用30mg 4-CN溶于1mL无水乙醇中制成母液。将50μL 4-CN母液和5μL 30%的H_2O_2加入至5mL 0.05mol/L Tris-Cl（pH值7.6）中。

（2）试验方法

①样品的处理：200μg组织经研磨粉碎，加入1000μL新鲜配制、冷蛋白裂解液。裂解液经4℃、12000rpm/min离心10分钟，取上清液并测定蛋白浓度。取40μg蛋白与上样缓冲液混合，煮沸5分钟，置于SDS变性聚丙烯酰胺凝胶电泳，电转移到NC膜，用1%脱脂奶粉封闭。用稀释度1∶1000相应的多克隆抗体于4℃过夜，加入相应的二抗室温下温育60分钟。抗体检查按试剂盒说明书进行。

② Western-blot步骤：

A. 首先进行SDS-PAGE电泳。

B. 剪6张3mm滤纸和1张硝酸纤维素膜（NC膜），其大小略小于凝胶大小。

C. 将NC膜和滤纸用转印液润湿，按照：电转印正极-3层滤纸-NC膜-SDS-PAGE凝胶-3层滤纸-电转印负极的顺序安装，50mA电转印40～60分钟。

D. NC膜上空白位点封闭：将上述NC膜放入含5%脱脂乳封闭液中，于平缓摇动摇床上37℃温育2小时。

E. 一抗与NC膜上转印蛋白结合：弃去封闭液，用PBS洗涤3次NC膜，每次10分钟，然后将其放入用封闭液稀释好的一抗中，于平缓摇动的摇床上37℃温育过夜。

F. NC膜与酶标二抗结合：弃去一抗，用PBS洗涤3次NC膜，每次10分钟，再用无磷酸盐缓冲液洗涤1次。将NC膜放入用封闭液稀释好的二抗中，于平缓摇动的摇床上37℃温育1小时。

G. 酶标抗体显色反应：弃去二抗溶液，用无磷酸盐缓冲液洗涤3次，每次10分钟，将NC膜移至新鲜配制的4-CN显色液中，37℃避光显色，5分钟后观察，至蛋白条带的颜色深度达到要求后，用去离子水洗涤终止反应。

7. RNA提取及实时定量PCR

（1）据NCBI Genebank上的基因序列设计引物，见表11-1。

表 11-1　引物信息表

引物名称	引物序列（5′to3′）
MIR-153 F	CCTGGCATAGTCACAAAAGT
MIR-7 F	GAAGGCTGGTGATTTTGTTG
miR-133b F	CTCGCTATGGTCCCCTTCAAC
miR-133b stem-loop	GTCGTATCCAGTGCAGGGTCCGAGGTATTCGCACTGGATAC GACTAGCTGG
U6 F	GCTTCGGCAGCACATATACTAAAAT
U6 R	CGCTTCACGAATTTGCGTGTCAT
茎环通用引物 R	GTGCAGGGTCCGAGGT
通用引物 R 由康为世纪产品 cw2142 提供	

（2）提取样本 miRNA：用 miRNA 提取试剂盒提取组织样本中总 RNA。实验操作按产品说明书进行，步骤如下：

①样本中加入 1mL Buffer RLM 后剧烈震荡，以每 1mL Buffer RLM 加入 200μL 氯仿的比例加入氯仿，盖好管盖，剧烈振荡 15 秒钟，室温放置 2 分钟。

②12000rpm/min 离心 10 分钟，样品分为三层：有机相、中间层和无色水相，将上层水相移到一个新离心管中，进行下一步操作。

③向步骤 2 得到的溶液中加入 1/3 倍体积的无水乙醇，混匀，将得到的溶液和沉淀一起转入已装入收集管（2mL）的吸附柱 RM 中。若一次不能将全部溶液加入吸附柱，请分多次转入。12000rpm/min 离心 30 秒，离心后弃掉吸附柱 RM，保留流出液。

④向步骤 3 得到的溶液中加入 2/3 倍体积的无水乙醇，混匀。

⑤将上步所得溶液和沉淀一起转入已装入收集管（2mL）的吸附柱 RS 中。若一次不能将全部溶液加入吸附柱，请分多次转入。12000rpm/min 离心 30 秒，倒掉收集管中废液，将吸附柱 RS 重新放回收集管中。

⑥向吸附柱 RS 中加入 700μL Buffer RWT（使用前检查是否加入无水乙醇），室温 12000rpm/min 离心 30 秒，倒掉收集管中的废液，将吸附柱 RS 重新放回收集管中。

⑦向吸附柱 RS 中加入 500μL Buffer RW2（使用前检查是否加入无水乙醇），室温 12000rpm/min 离心 30 秒，倒掉收集管中的废液，将吸附柱 RS 重新放回收集管中。

⑧重复步骤 7。

⑨12000rpm/min 离心 1 分钟，倒掉收集管中的废液。将吸附柱 RS 置于室温

数分钟，以彻底晾干。

⑩将吸附柱 RS 置于一个新的无 RNase 离心管（1.5mL）中，向吸附柱中间部位加入 30～50μL RNase – Free Water，室温放置 1 分钟，12000rpm/min 离心 1 分钟，收集 RNA 溶液，得到的 RNA 溶液保存在 –70℃，防止降解。

（3）反转录：用 miRNA cDNA 第一链合成试剂盒进行反转录，实验操作按产品说明书进行，步骤如下：

将 RNA 及试剂置于冰上备用。

①miRNA 加 Poly（A）尾的过程：

A. 首先根据所用 RNA 的量，按照如下公式，用 1mmol/L Tris（pH 值 8.0）来稀释 10mmol/L ATP：ATP 稀释系数 =5000/ng 的总 RNA。

B. 向冰浴中预冷的无 RNase 反应管中加入以下试剂至总体积 25μL。

试剂	体积	终浓度
total RNA *	XμL	可达 2μg
10 × Poly（A）Polymerase Buffer	2.5μL	1 ×
第"1"步中稀释好的 ATP	1μL	—
E. coli Poly（A）Polymerase（SU/μL）	0.5μL	2.5U
RNase – Free Water	up to 25μL	

* 反应中使用的 total RNA 必须含有小分子 RNA。

C. 轻轻混匀上述反应液，短暂离心将液体收集于管底。37℃，孵育 15 分钟。此过程结束后，立刻进行第一链 cDNA 的合成，或于 –20℃ 暂存。如需长期保存，建议存放于 –80℃。

②修饰后的 miRNA cDNA 第一链合成的过程：

A. 向冰浴中预冷的无 RNase 反应管中加入下表中试剂，至终体积 20μL。

试剂	体积
上述 Poly（A）反应液	4μL
超纯 dNTPs（10mM each）	1μL
25μM RT primer	3μL
5 × RT Buffer	4μL
Super RT Reverse Transcriptase	0.5μL
RNase – Free Water	7.5μL

B. 轻轻混匀上述反应液，短暂离心将液体收集于管底。42℃，孵育 50 分钟。

C. 85℃，孵育 5 分钟，终止反应。

③实时定量 PCR，操作过程如下：

A. 反应体系：用 miRNA Real–Time PCR Assay Kit［CWbio. Co. Ltd（Cat# CW2142）］进行扩增，实验操作按产品说明书进行。扩增程序为：95℃ 10 分钟，（95℃ 15 分钟，60℃ 60 分钟）×40 个循环。Real Time 反应体系为：

Ultra SYBR Mixture（2×）　　　10μL
上游引物（10μM）　　　　　　0.4μL
下游引物（10μM）　　　　　　0.4μL
模板　　　　　　　　　　　　2μL
加入灭菌蒸馏水至 20μL

B. 建立筛选引物标准曲线：取样本模型 cDNA 进行梯度稀释，稀释后样品各取 2μL 做模板，分别用目的基因引物和内参基因引物进行扩增（表 11 – 2）。同时在 60℃ ~ 95℃进行融解曲线分析，并绘制目的基因和内参基因的标准曲线。

表 11 – 2　目的基因标准曲线实时定量 PCR 设计

模板	样品模型 cDNA				
模板稀释倍数	5	25	125	625	3125
引物	目的基因				
	内参				

C. 样品实时定量 PCR 分析：将各样品 cDNA 10 倍稀释后取 2μL 做模板，分别用目的基因引物和内参基因引物进行扩增（表 11 – 3）。同时在 60℃ ~ 95℃进行溶解曲线分析。

表 11 – 3　样品实时定量 PCR 检测设计

模板	样品 cDNA	样品 cDNA
重复检测孔道数	3	3
引物	目的基因引物	内参基因引物

三、实验结果

1. 刺五加有效组分对细胞存活率的保护作用

如图 11-2 所示，相比于空白组，200、300 及 400μg/mL 的刺五加有效组分组的细胞存活率分别增加了 13.0%、38.7% 及 24.9%，而鱼藤酮组则减少了 16.6%。相比于鱼藤酮组，经 200μg/mL 刺五加有效组分处理后，细胞存活率增加了 17.4%。

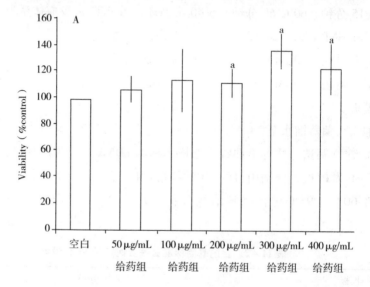

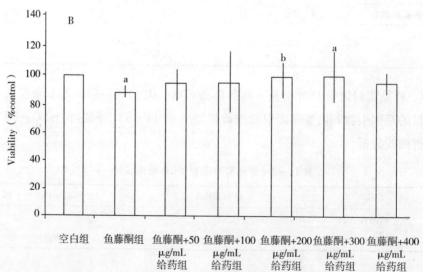

图 11-2　刺五加有效组分对正常细胞（A）及鱼藤酮处理后细胞（B）的细胞存活率的保护作用

2. 刺五加有效组分对鱼藤酮诱导的 SH–SY5Y 细胞凋亡的保护作用

如图 11－3 所示，相比于正常细胞，鱼藤酮处理后细胞的凋亡率增加了 122.3%。相比于鱼藤酮组，刺五加有效组分组的细胞凋亡率减少了 29.2%。

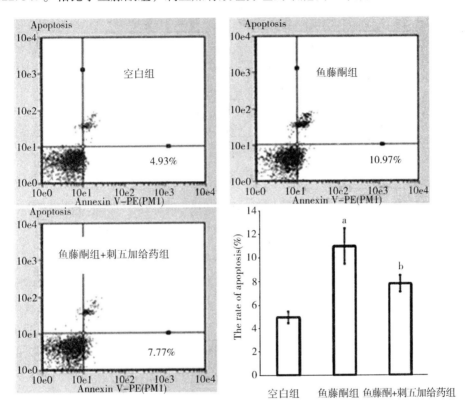

图 11－3　刺五加有效组分对鱼藤酮诱导的 SH–SY5Y 细胞凋亡的保护作用

3. SH–SY5Y 细胞超显微结构的改变

如图 11－4A 所示，空白组中可以容易地看出外观正常的细胞，其具有完整的细胞膜、核膜及细胞器。核中包含一个大的、圆的及边界明显的染色质丛。如图 11－4B 所示，在鱼藤酮组中，其细胞核及细胞质中可以明显地观察到形态学改变，大部分细胞发生损伤，核膜皱缩，线粒体膜及嵴溶解，细胞内有大量空泡形成。如图 11－4C 所示，经刺五加有效组分干预后，受损细胞的形态可以被明显改善，细胞膜及核膜相对完整。在细胞质中，可以观察到外观相对完整的线粒体，及少数的细胞内空泡。

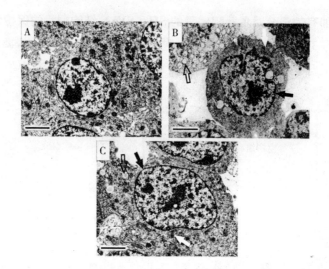

图 11 - 4　刺五加有效组分对鱼藤酮诱导的 SH - SY5Y 细胞超显微结构的作用 （6000 ×）

A. 空白组；B. 鱼藤酮组；C. 刺五加有效组分组。比例尺为 2μm

4. Western blot 分析及 SH - SY5Y 细胞中目标蛋白的水平

如图 11 -5 所示，相比于空白组，鱼藤酮组中 α - synuclein 及富亮氨酸重复激酶 2 （Lrrk2） 的水平分别增加了 638.6% 及 596.2%，配对同源结构域转录因子 3 （Pitx3）、酪氨酸羟化酶 （TH） 及多巴胺转运体 （DAT） 的水平分别减少了 78.2%、60.9% 及 35.6%。刺五加有效组分干预后，α - synuclein 及 Lrrk2 的水平分别减少了 35.8% 及 43.6%，Pitx3、TH 及 DAT 的水平分别增加了 121.9%、44.6% 及 28.5%。

5. 刺五加有效组分对鱼藤酮处理的 SH - SY5Y 细胞中 mir - 133b、mir - 7 及 mir - 153 表达的作用

如图 11 -6 所示，相比于空白组，鱼藤酮组中 mir - 133b 及 mir - 7 的表达分别减少了 77.8% 及 29.5%，mir - 153 的表达增加了 116.9%。刺五加有效组分干预后，mir - 133b 及 mir - 7 的表达分别增加了 397.6% 及 197.9%，mir - 153 的表达增加了 38.4%。

四、讨论

基于 MTT 分析 （图 11 -2A），不同浓度的刺五加有效组分均可以保护细胞起到促进 SH - SY5Y 细胞增殖的作用，对于 200、300 及 400μg/mL 的刺五加有效组分，此作用尤为显著。如图 11 -2B 所示，鱼藤酮处理后，200μg/mL 刺五加有效组分可以明显增加细胞存活率。这些数据可以表明刺五加有效组分可以逆转细胞死亡，抑制鱼藤酮的细胞毒性。细胞超显微结构的分析与上述结果是一致的。刺五加有效组分可以显著改善受损细胞形态，帮组维持 SH-SY5Y 细胞的完整性。另外，神经细胞凋亡也在 PD 的发病机制中起到关键的作用。在本研究中，刺五加有效组分可以逆转鱼藤酮导致的细胞凋亡，减少凋亡率。这一结果与前期研究相符合，刺五加有效组分可以抑制 PD 模型鼠中多巴胺能神经元的 Caspase-3 细胞凋亡信号级联反应。

对于大部分的神经退行性疾病，蛋白的异常聚集是一种普遍存在的病理表现，因此增加它们的清除可能成为一种适用的策略。α-synuclein 水平的增加能损害多巴胺能神经元，其在受影响的大脑区域形成纤维状聚集，该病理特点在黑质多巴胺能神经元中尤为显著。本研究的结果表明，刺五加有效组分可以显著增加 α-synuclein 的清除及抑制其细胞毒性。同时，刺五加有效组分也能调节一些与 α-synuclein 相关的能影响 PD 病程的蛋白的表达。Lrrk2 与 α-synuclein 相互作用，它们均与常染色体显性遗传和特发性形式的 PD 相关。另外，α-synuclein 的不正常表达能抑制 TH 的合成，多巴胺能神经元中 TH 功能的不正常性会加重 PD 的症状。DAT 是一种膜糖蛋白，能够进行多巴胺及类似多巴胺结构的神经毒物的摄入。a-synuclein 也能调节 DAT 的功能，这种调节作用的紊乱会导致细胞内外的多巴胺含量出现异常，这最终会导致神经终端的退行性病变。在本研究中，刺五加有效组分干预后，上述蛋白的不正常表达可以恢复到接近正常水平。这些数据暗示了这些蛋白可能为刺五加有效组分治疗 α-synuclein 神经退行性疾病的分子靶点。

在本研究中，鱼藤酮能降低 mir-7 的水平，刺五加有效组分能增加其水平，而 mir-153 的表达出现了相反的结果。也许可以推测出鱼藤酮可以减弱 mir-7 的表达，导致 α-synuclein 水平的增加，并随后引起 mir-153 水平的代偿性增加，而这又能反过来抑制 α-synuclein 的表达及毒性。刺五加有效组分干预后，使得 mir-7 过表达能抑制 α-synuclein 的水平，这也同时导致了 mir-153 水平的减少。这些结果可能暗示了 mir-7 及 mir-153 不能同时抑制 α-synuclein 的表达。当 mir-7 表达不足时，mir-153 也许为其替代物去调节 α-synuclein 的水平。

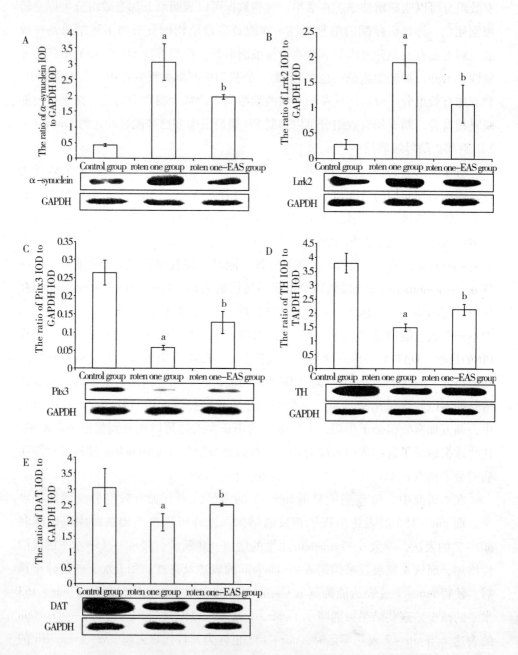

图 11－5　Western blot 分析及 SH－SY5Y 细胞中目标蛋白的水平

A：α－synuclein；B：Lrrk2；C：Pitx3；D：TH；E：DAT

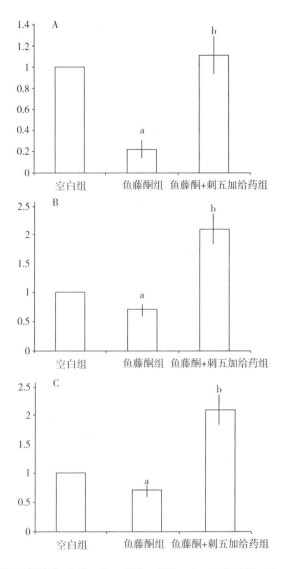

图 11-6　SH-SY5Y 细胞中（A）mir-133b、（B）mir-7 和（C）mir-153 的相对水平

　　另外一个重要的 microRNA（mir-133b），其主要在中脑多巴胺能神经元中表达，而在 PD 脑组织中表达不足，其可以通过对 Pitx3 的作用调节中脑多巴胺能神经元的成熟和功能，这表明 mir-133b 是这些神经元功能维持所必需的，在 PD 的病程中起到一定的作用。Pitx3 及 mir-133b 的功能处在一个负反馈环路中。Pitx3 与多巴胺能神经元的发展紧密相关且也能调节 TH 的表达。在本研究中，刺五加有效组分可以通过增强 Pitx3 及 mir-133b 的表达恢复该反馈回路的功能。

第二节 α–synuclein 慢病毒表达
载体在 SH–SY5Y 细胞中的转染

由于 PD 的病理特征是中脑多巴胺能神经元的损失，而 SH–SY5Y 细胞系恰恰具有许多多巴胺能神经元的特点，如 SH–SY5Y 细胞具有合成多巴胺和去甲肾上腺素的能力，SH–SY5Y 细胞能表达 DAT 等。同时 SH–SY5Y 细胞容易获取，培养简便，所以近些年被用作多巴胺神经元细胞模型。

一、实验材料

1. 仪器

净水机（美国 MILLIPORE 公司）；倒置荧光显微镜（上海长方光学仪器有限公司）；二氧化碳培养箱（香港力康生物医疗科技控股有限公司）；冷冻离心机（湖南湘仪实验仪器开发有限公司）；生物安全柜（香港力康生物医疗科技控股有限公司）；电热恒温箱（101–3E 型，中国上海市跃进医疗器械厂）；恒温低温冰箱（BCD–208KS 型，中国青岛海尔公司）；高温干燥箱（FD53，Binder，德国）；电泳仪（DYY–Ⅲ–8B，北京六一仪器厂）；电泳槽（DYCZ–25D，北京六一仪器厂）；电转移仪器（DYCZ–40D 型，北京六一仪器厂）；Mini Lumi 凝胶成像系统（以色列 DNR 公司）。

2. 试剂

胎牛血清（澳大利亚 ExCell 生物公司）；DMEM/F–12 培养基（美国 Thermo 科技有限公司）；一抗（北京博奥森生物技术有限公司）；二抗和内参（北京中杉金桥生物技术有限公司）。

二、实验方法

1. 细胞培养

（1）293T 细胞复苏及传代培养

①把 293T 细胞冻存管从液氮中取出，立即放入 37℃水浴中融化后，喷洒酒精（75%）移至超净工作台中。

②把上述悬液移至 10cm 离心管中 1000rpm/min 离心 5 分钟。

③倒掉上清，用含 10% FBS 的 DMEM 培养基重悬细胞，并将细胞悬液移至

培养瓶中，补充培养液。

④标记细胞名称、培养日期等，放入 CO_2 培养箱中培养，贴壁后更换培养基。

⑤每 2 天换液 1 次，待细胞 70%～80% 融合后传代继续培养。

（2）SH–SY5Y 细胞培养　SH–SY5Y 细胞培养基为 10% FBS 的 DMEM/F12，其他操作同 293T 细胞培养。

2. 慢病毒的包装、浓缩、储存及滴度测定

（1）参照慢病毒包装转染试剂盒说明书，在 293T 细胞中包装生产病毒载体。

将 293T 细胞接种于 10cm 培养皿中，密度为 $5 \times 10^6 \sim 6 \times 10^6$，用 10mL 培养基（10% FBS）在 37℃，5% CO_2 条件下培养。转染前 4 小时将原培养基吸走，加入 FBS 含量为 2% 的新培养基 5mL。

（2）在一无菌聚丙烯管中，溶解表达质粒 $2.5\mu g$ 和 $5.0\mu L$（$0.5\mu g/\mu L$）慢病毒包装质粒于 1mL Opti–Mem I 中，轻柔混匀，室温孵育 5～8 分钟。

（3）在另一个独立的管中溶解 $15\mu L$ Endofectin Lenti 于 $200\mu L$ Opti–Mem I 中，轻柔混匀，室温孵育 5～8 分钟。

（4）将（3）轻轻地加入（2）中，轻轻涡旋 2 分钟，然后放在室温下孵育 10～25 分钟以使 DNA–Endofectin Lenti 复合物生成。

（5）将（4）中得到的 DNA–Endofectin Lenti 复合物加入（1）中的培养皿中，轻轻打旋以使复合物充分分散。37℃ 在 CO_2 培养箱中孵育过夜（4～14 小时），使用包含 2% FBS 新鲜 DMEM 替换过夜的培养基。添加 1/500 总体积的 Titer Boost 到培养基中，并继续在 37℃ 的 CO_2 培养箱中孵育。

3. 慢病毒的收集和浓缩

（1）分别在 36 小时、48 小时后收集包含病毒的培养液，并在 $500 \times g$ 下离心 10 分钟，以除去细胞碎屑。离心后，使用 $0.45\mu m$ 低蛋白聚苯醚砜（PES）滤膜过滤上清液。

（2）将过滤后的上清转至 10mL 离心管中，$50000 \times g$，4℃，离心 120 分钟。离心后弃上清，将沉淀用 1mL PBS 重悬。将得到的病毒储备液分装备用。

4. 病毒滴度的测定

（1）将 MDCK 细胞以 $1 \times 10^6 \sim 1.2 \times 10^6$ 密度接种在 12 孔板上，于 37℃，5% CO_2 条件下培养，待转染前 4 小时将培养基中的 FBS 浓度由 10% 调整到 2%。

（2）将病毒储备液在 37℃ 水浴迅速融化，以倍比稀释的方法制备 3 种不同稀释倍数的慢病毒工作液备用（分别为原液、10 倍稀释液、100 倍稀释液）（图 11 −7）。

（3）在（1）中 12 孔板中任选 3 个孔，将原培养基吸走，分别加入 3 中不同稀释倍数的慢病毒工作液各 $500\mu L$，37℃，5% CO_2 条件下孵育 48 小时后倒置荧光显微镜下观察（图 11 −7）。可确定慢病毒的最高稀释倍数为 100。

（4）根据慢病毒滴度计算公式：$n \times$ 最高稀释倍数/接种病毒的体积（TU/mL）（最高稀释倍数据观察的荧光确定），其中 $n = 1mL$/接种病毒稀释液的体积。实验中：$n = 1mL/0.5mL = 2$，则慢病毒滴度 $= 1mL/0.5 mL \times 100/5 \times 10 - 3 = 4 \times 10^4 \ TU/mL$。

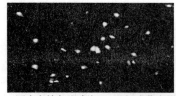 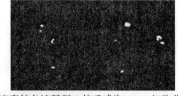

A.原病毒储备液感染MDCK细胞荧光图　　B.原病毒储备液稀释10倍后感染MDCK细胞荧光图

C.原病毒储备液稀释100倍后感染MDCK细胞荧光图

图 11 −7　感染 MDCK 细胞绿色荧光图

5. WT 和 A53T 型 a – synuclein 稳定表达的 SH – SY5Y 细胞系的建立

（1）慢病毒感染 SH – SY5Y 细胞

①在感染病毒的 24 小时前，将细胞铺于 24 孔板，每孔加入 $2 \times 10^4 \sim 10 \times 10^4$ 个细胞。完全培养基 37℃，5% CO_2 孵育过夜。

②将慢病毒储备液在 37℃ 水浴下迅速融化，以之前测定的慢病毒滴度为依据，用完全培养基稀释储备液，最终使 MOI ≈ 0.1（MOI 即感染复数，病毒粒子数与接种细胞数的比值）。

③将 24 孔板中的完全培养基吸走，加入稀释好的含病毒的完全培养基，轻轻晃动孔板，以使病毒和细胞充分接触。

④加入 Polybrene 使其终浓度在 $8\mu g/\mu L$，为提高转染效率先将培养板在

4℃ ~8℃下放置 2 小时，然后再在 37℃，5% CO_2 下孵育过夜，直至总转染时间达到 72 小时。

⑤吸走含病毒培养基，更换新鲜的完全培养基。

（2）稳定转染细胞的药物筛选 移除慢病毒介导后的 SH – SY5Y 细胞中的培养液，用 PBS 充分漂洗，以 10% FBS + DMEM/F12 + Puromycin（终浓度为 $1\mu g/mL$）作为选择性培养液对转染完成后的细胞进行阳性筛选，筛选 4 周后倒置荧光显微镜下观察荧光表达情况。对筛选完成的细胞继续培养，达到 70% ~ 80% 融合后以 1∶3 比例消化传代培养。

6. 稳定过表达 SH – SY5Y – WT 和 SH – SY5Y – A53T 细胞系的鉴定

（1）PCR 扩增法扩增目的基因并进行测序鉴定：参照 DNA 基因提取试剂盒提取 SH – SY5Y – WT、SH – SY5Y – A53T 细胞基因组 DNA。根据 GenBank 中基因序列设计引物，上游引物：5′ – ATCCACGCTGTTTTGACC – 3′，下游引物：5′ – CCGGACACGCTGAACTTGT – 3′，引物由广州复能基因有限公司合成，然后以基因组 DNA 为模板 94℃预变性 5 分钟，94℃变性 1 分钟，60℃退火 1 分钟，72℃延伸 1 分钟，30 个循环，72℃延伸 10 分钟。PCR 产物经纯化后由广州复能基因有限公司完成测序。

（2）Western blot 法检测 SH – SY5Y – WT 和 SH – SY5Y – A53T 细胞系中 α – synuclein 表达情况。

①试剂配制：

A. 蛋白裂解液：20mmol/L Tris/HCl，pH 值 7.6，100mmol/L NaCl，20mmol/L KCl，1.5mmol/L $MgCl_2$，0.5% NP – 40，0.5mmol/L PMSF。

B. SDS – PAGE 相关缓冲液：

a. 30% 丙烯酰胺的配制：将 58g 丙烯酰胺和 2g N,N' – 亚甲双丙烯酰胺溶于 120mL 的去离子水中，加热至 37℃助其溶解，补加水至总体积为 200mL。用孔径为 $0.45\mu m$ 的细菌滤器过滤除菌后，置于棕色瓶中保存于室温。

b. 10% SDS：SDS 5g，加 ddH_2O 40mL 溶解，加热到 68℃助溶，补足水至 50mL，不用灭菌。

c. N,N,N,N' – 四甲基乙烯二胺（TEMED）。

d. 10% 过硫酸铵：称取 0.1g 过硫酸铵，加入 1mL 的去离子水，将固体粉末彻底溶解，贮存于 4℃。

e. 5 × Tris – 甘氨酸电泳缓冲液（1000mL）：称取 Tris 粉末 15.1g、Glycine

（甘氨酸）94g、SDS 5.0g；加入约 800mL 的去离子水，搅拌溶解；加去离子水定容至 1L，室温保存。

f. 1.5mol/L Tris－Cl（pH 值 8.8）：Tris－Base 9.09g，加 ddH₂O 40mL 溶解，加入浓盐酸调 pH 值至 8.8，补水至 50mL，121℃高压灭菌 15 分钟。

g. 1.0mol/L Tris－Cl（pH 值 6.8）：Tris－Base 6.06g，加 ddH₂O 40mL 溶解，加入浓盐酸调 pH 值至 6.8，补水至 50mL，121℃高压灭菌 15 分钟。

h. 2×SDS 凝胶上样缓冲液：50mol/L Tris－Cl（pH 值 6.8）、100 mmol/L DTT、2.0%SDS（电泳级）、0.1%溴酚蓝、10%甘油。

C. Western blot 相关试剂：

a. 转膜缓冲液：甘氨酸 2.9g；Tris 5.8g；SDS 0.37g；甲醇 200mL；加 ddH₂O 定容至 1000mL。

b. 0.01M PBS（pH 值 7.4）：NaCl 8.0g；KCl 0.2g；Na₂HPO₄ 1.44g；KH₂PO₄ 0.24g；加 ddH₂O 至 1000mL。

c. 膜染色液：考马斯亮蓝 0.2g；甲醇 80mL；乙酸 2mL；ddH₂O 118mL。

d. 封闭液（5%脱脂奶粉，现配）：脱脂奶粉 1.0g 溶于 20mL 的 0.01M PBS 中。

e. 显色液：用 30mg 4－CN 溶于 1mL 无水乙醇中制成母液。将 50μL 4－CN 母液和 5μL 30%的 H₂O₂ 加入 5mL 0.05M/L Tris－Cl（pH 值 7.6）中。

②试验方法：

A. 样品的处理：200μg 组织经研磨粉碎，加入 1000μL 新鲜配制、冷蛋白裂解液。裂解液经 4℃、12000rpm/min 离心 10 分钟，取上清液并测定蛋白浓度。取 40μg 蛋白与上样缓冲液混合，煮沸 5 分钟，置于 SDS 变性聚丙烯酰胺凝胶电泳，电转移到 NC 膜，用 1%脱脂奶粉封闭。用稀释度 1∶1000 相应的多克隆抗体于 4℃过夜，加入相应的二抗室温下温育 60 分钟。抗体检查按试剂盒说明书进行。

B. Western－blot 步骤：

a. 首先进行 SDS－PAGE 电泳。

b. 剪 6 张 3mm 滤纸和 1 张硝酸纤维素膜（NC 膜），其大小略小于凝胶大小。

c. 将 NC 膜和滤纸用转印液润湿，按照：电转印正极－3 层滤纸－NC 膜－SDS－PAGE 凝胶－3 层滤纸－电转印负极的顺序安装，50mA 电转印 40～60

分钟。

d. NC 膜上空白位点封闭：将上述 NC 膜放入含 5% 脱脂乳封闭液中，于平缓摇动摇床上 37℃ 温育 2 小时。

e. 一抗与 NC 膜上转印蛋白结合：弃去封闭液，用 PBS 洗涤 3 次 NC 膜，每次 10 分钟，然后将其放入用封闭液稀释好的一抗中，于平缓摇动的摇床上 37℃ 温育过夜。

f. NC 膜与酶标二抗结合：弃去一抗，用 PBS 洗涤 3 次 NC 膜，每次 10 分钟，再用无磷酸盐缓冲液洗涤 1 次。将 NC 膜放入用封闭液稀释好的二抗中，于平缓摇动的摇床上 37℃ 温育 1 小时。

g. 酶标抗体显色反应：弃去二抗溶液，用无磷酸盐缓冲液洗涤 3 次，每次 10 分钟，将 NC 膜移至新鲜配制的 4–CN 显色液中，37℃ 避光显色，5 分钟后观察，至蛋白条带的颜色深度达到要求后，用去离子水洗涤终止反应。

7. MTT 法绘制 3 种细胞的生长曲线

（1）取对数生长期的细胞，以胰酶消化，调整细胞密度为 $5 \times 10^4 \sim 6 \times 10^4$，按 100μL/孔接种于 96 孔板中，每测量组细胞设置 4 个复孔，于 37℃，5% CO_2 的细胞培养箱中培养。

（2）从接种后 20 小时开始，每 24 小时取一块 96 孔板，每孔加 20μL MTT 溶液，继续在培养箱中孵育，4 小时后吸走孔内培养基，向每孔中加入 150μL DMSO，将孔板置于空气振荡器振荡 5~8 分钟，使紫色结晶充分溶解。

（3）酶标仪检测各孔 OD 值，检测波长为 570nm，X 轴为时间，Y 轴为 OD 值，绘制细胞生长曲线。

三、实验结果

1. 倒置荧光显微镜下观察荧光表达

转染后的细胞经 Puromycin 筛选 4 周后获得稳定的细胞系，在倒置荧光显微镜下观察其表达情况，发现筛选后，任何视野下荧光表达率均在 90%，见图 11–8 的 A1 和 B1。并且 400 倍显微镜观察发现很多阳性细胞突起出现荧光表达，见图 11–8 的 A2 和 B2。证明慢病毒转染成功，SH–SY5Y 细胞能够表达目的基因。

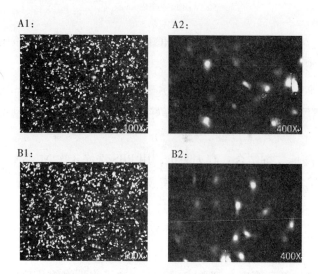

图 11 – 8　荧光蛋白在 SH – SY5Y – WT 和 SH – SY5Y – A53T 细胞中的表达

A：SH – SY5Y – WT；B：SH – SY5Y – A53T

2. 目的 DNA 测序

提取 SH – SY5Y – WT 和 SH – SY5Y – A53T 细胞基因组，然后用 PCR 方法扩增目的基因片段，纯化后进行测序，结果显示：SH – SY5Y – WT 目的片段序列与 GeneBank 中的序列一致，而 SH – SY5Y – A53T 目的片段序列中的第 157 位的鸟嘌呤（G）被腺嘌呤（A）取代（图 11 – 9），氨基酸密码子从 GCA 变为 ACA，编码氨基酸从丙氨酸（Ala）变为苏氨酸（Thr），与文献报道相符。说明所要的目的基因已经成功整合到 SH – SY5Y 细胞基因组中。

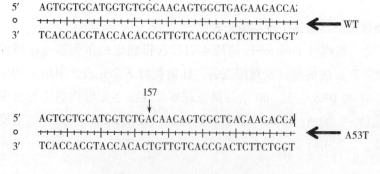

图 11 – 9　目的 DNA 片段测序

3. Western blot 法检测 α-synuclein 蛋白表达

Western blot 结果显示，SH-SY5Y、SH-SY5Y-WT、SH-SY5Y-A53T 三种细胞在分子量大约 18kD 处均出现 α-synuclein 蛋白条带，但是 SH-SY5Y-WT 和 SH-SY5Y-A53T 细胞在 18kD 处的蛋白表达明显高于 SH-SY5Y 细胞（图 11-10）。这可能是因为 α-synuclein 在 SH-SY5Y 细胞中表达量过低，而三种细胞在 40kD 处均出现 GAPDH 的明显表达，说明转染后的 SH-SY5Y 细胞能够过表达 α-synuclein 蛋白。

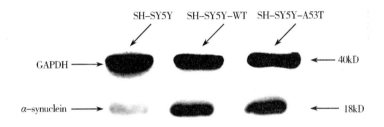

图 11-10　α-synuclein 在三种细胞中的表达

4. SH-SY5Y、SH-SY5Y-WT 和 SH-SY5Y-A53T 三种细胞的生长曲线

SH-SY5Y、SH-SY5Y-WT 和 SH-SY5Y-A53T 三种细胞接种数量相近，培养条件相同，MTT 检测细胞活力时间同步，每天用 MTT 法检测细胞活力，记录并绘制生长曲线。结果显示，各细胞生长趋势相似，生长状态良好，活力无显著差异（图 11-11）。

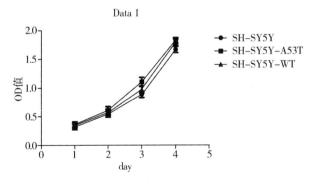

图 11-11　SH-SY5Y、SH-SY5Y-WT 和 SH-SY5Y-A53T 生长曲线

四、讨论

目前 PD 的研究越来越受重视，而对 PD 发病机制的体外研究正悄然兴起，因此如何建立 PD 细胞模型就成了研究的重中之重。广泛应用的 PD 细胞模型主要包括以下 3 种：①非神经元性肿瘤细胞系：以大鼠肾上腺嗜铬瘤 PC12 细胞为代表；②神经元性肿瘤细胞系：以神经母细胞瘤细胞系 SH－SY5Y 等为代表；③原代中脑细胞。SH－SY5Y 细胞是由 SK－N－SH 细胞系衍生而来（SK－N－SH→SH－SY→H－SY5→SH－SY5Y），该细胞能够支持质粒的复制，进行转染 DNA 的高度扩增，使克隆的基因片段得到高效的表达，并可表达神经元标志性物质，如多巴胺－β－羟化酶、神经丝蛋白、阿片受体和神经生长因子受体等，其细胞形态及某些生理功能与正常神经元有相似之处，是目前国际上研究神经细胞功能较为理想的一种细胞模型。

运用转基因技术构建转基因细胞模型是研究帕金森病发病机制的重要途径，目前将基因导入真核细胞的方法有非病毒介导转染和病毒介导转染两大类。病毒介导的基因转染通过病毒携带目的基因进入细胞内，病毒凭借自身的逆转录系统，将携带的基因稳定整合至靶细胞基因组中，使目的基因得以长期稳定表达，因此慢病毒介导转染技术在分子生物领域得到广泛应用。

为了进一步研究 α－synuclein 在 SH－SY5Y 细胞中的表达及 α－synuclein 与 PD 的发病机制，本实验以慢病毒为载体，将人野生型和 A53T 突变型 α－synuclein 基因转入 SH－SY5Y 细胞内，在宿主细胞内成功检测到人野生型和 A53T 突变型 α－synuclein 蛋白的表达，并通过嘌呤霉素的筛选获得长期稳定表达的细胞系，这对以后 PD 发病机制的研究、新药物作用靶点、目标药物设计和有效化合物的筛选具有重要意义。

第三节　刺五加有效组分对高表达野生型或 A53T 突变型 α－synuclein 的 SH－SY5Y 细胞的神经保护作用

基于基因、神经病理及细胞/分子方面的研究，α－synuclein 在 PD 的病理机制中发挥着关键的作用，其水平的增加能损害多巴胺能神经元。α－synuclein 在受影响的大脑区域形成纤维状聚集，该病理特点在黑质多巴胺能神经元中尤为显著。

一、实验材料

1. 仪器

Tecan Infinite M200 酶标仪（瑞士帝肯仪器有限公司）；TECNAI G2 透射电镜（荷兰 FEI 仪器有限公司）；电热恒温箱（101–3E 型，中国上海市跃进医疗器械厂）；恒温低温冰箱（BCD–208KS 型，中国青岛海尔公司）；高温干燥箱（FD53，Binder，德国）；电泳仪（DYY–Ⅲ–8B，北京六一仪器厂）；电泳槽（DYCZ–25D，北京六一仪器厂）；电转移仪器（DYCZ–40D 型，北京六一仪器厂）；Mini Lumi 凝胶成像系统（以色列 DNR 公司）；ABI–7500 荧光定量 PCR 仪（美国 Applied Biosystems 公司）。

2. 试剂

3–4,5–二甲基噻唑–2–2,5–二苯基四氮唑溴盐（MTT）（美国 Sigma 公司）；胎牛血清（澳大利亚 ExCell 生物公司）；DMEM/F–12 培养基（美国 Thermo 科技有限公司）；一抗（北京博奥森生物技术有限公司）；二抗和内参（北京中杉金桥生物技术有限公司）；单核细胞分离试剂盒（天津市灏洋生物制品科技有限责任公司）；离心柱型高纯总 RNA 快速提取试剂盒（北京百泰克生物技术有限公司）；High Capacity cDNA 反转录试剂盒（美国 Applied Biosystems 公司）；SYBR Prime Script RT–PCR 试剂盒（大连宝生物工程有限公司）。

二、实验方法

1. 刺五加有效部位的提取

按照本章第一节"二、实验方法"中的"1. 刺五加有效部位的提取"方法进行有效部位提取。

2. 细胞培养

人类神经母细胞瘤细胞系（SH–SY5Y）培养于含有 10% 胎牛血清及 1% 青链双抗的 DMEM/F–12 培养基中，培养基每两天更换一次。培养环境含 5% CO_2，培养温度为 37℃。

3. 刺五加有效组分对细胞存活率的保护作用

将 SH–SY5Y 细胞培养于 96 孔板中（5,000 细胞/孔），加入含有 10% 胎牛血清的 DMEM/F–12 培养基，并于 37℃ 及 5% CO_2 的环境下培养 48 小时，再分别加入 50、100、200、300 及 400μg/mL 刺五加有效组分培养 48 小时。移去原培养基及加入 100μL 包含 MTT 的 DMEM/F-12 培养基培养 4 小时。吸出 MTT 溶液，细胞碎片溶解于 150μL DMSO 中。最后以 630nm 为参照，在 570nm 处测量其吸光度。

4. α-synuclein 慢病毒表达载体在 SH-SY5Y 细胞中的转染

按照第二节相应项下所述方法进行。

5. 细胞超微结构分析

使用 3% 戊二醛进行固定，随后使用四氧化锇进行处理、脱水及嵌入到环氧树脂。于透射电镜下进行观察。

6. Western blot 分析

（1）试剂配制

①蛋白裂解液：20mmol/L Tris/HCl，pH 值 7.6，100mmol/L NaCl，20mmol/L KCl，1.5mmol/L MgCl$_2$，0.5% NP-40，0.5mmol/L PMSF。

②SDS-PAGE 相关缓冲液：

A. 30% 丙烯酰胺的配制：将 58g 丙烯酰胺和 2g N,N'-亚甲双丙烯酰胺溶于 120mL 的去离子水中，加热至 37℃ 助其溶解，补加水至总体积为 200mL。用孔径为 0.45μm 的细菌滤器过滤除菌后，置于棕色瓶中保存于室温。

B. 10% SDS：SDS 5g，加 ddH$_2$O 40mL 溶解，加热到 68℃ 助溶，补足水至 50mL，不用灭菌。

C. N,N,N,N'-四甲基乙烯二胺（TEMED）。

D. 10% 过硫酸铵：称取 0.1g 过硫酸铵，加入 1mL 的去离子水，将固体粉末彻底溶解，贮存于 4℃。

E. 5×Tris-甘氨酸电泳缓冲液（1000mL）：称取 Tris 粉末 15.1g、Glycine（甘氨酸）94g、SDS 5.0g；加入约 800mL 的去离子水，搅拌溶解；加去离子水定容至 1L，室温保存。

F. 1.5mol/L Tris-Cl（pH 值 8.8）：Tris-Base 9.09g，加 ddH$_2$O 40mL 溶解，加入浓盐酸调 pH 值至 8.8，补水至 50mL，121℃ 高压灭菌 15 分钟。

G. 1.0mol/L Tris-Cl（pH 值 6.8）：Tris-Base 6.06g，加 ddH$_2$O 40mL 溶解，加入浓盐酸调 pH 值至 6.8，补水至 50mL，121℃ 高压灭菌 15 分钟。

H. 2×SDS 凝胶上样缓冲液：50mol/L Tris-Cl（pH 值 6.8）、100mmol/L DTT、2.0% SDS（电泳级）、0.1% 溴酚蓝、10% 甘油。

③Western blot 相关试剂：

A. 转膜缓冲液：甘氨酸 2.9g；Tris 5.8g；SDS 0.37g；甲醇 200mL；加 ddH$_2$O 定容至 1000mL。

B. 0.01M PBS（pH 值 7.4）：NaCl 8.0g；KCl 0.2g；Na$_2$HPO$_4$ 1.44g；KH$_2$PO$_4$ 0.24g；加 ddH$_2$O 至 1000mL。

C. 膜染色液：考马斯亮蓝 0.2g；甲醇 80mL；乙酸 2mL；ddH$_2$O 118mL。

D. 封闭液（5% 脱脂奶粉，现配）：脱脂奶粉 1.0g 溶于 20mL 的 0.01mol/L PBS 缓冲液中。

E. 显色液：用 30mg 4‐CN 溶于 1mL 无水乙醇中制成母液。将 50μL 4‐CN 母液和 5μL 30% 的 H$_2$O$_2$ 加入至 5mL 0.05mol/L Tris‐Cl（pH 值 7.6）中。

（2）试验方法

①样品的处理：200μg 组织经研磨粉碎，加入 1000μL 新鲜配制、冷蛋白裂解液。裂解液经 4℃、12000rpm/min 离心 10 分钟，取上清液并测定蛋白浓度。取 40μg 蛋白与上样缓冲液混合，煮沸 5 分钟，置于 SDS 变性聚丙烯酰胺凝胶电泳，电转移到 NC 膜，用 1% 脱脂奶粉封闭。用稀释度 1：1000 相应的多克隆抗体于 4℃ 过夜，加入相应的二抗室温下温育 60 分钟。抗体检查按试剂盒说明书进行。

② Western‐blot 步骤：

A. 首先进行 SDS‐PAGE 电泳。

B. 剪 6 张 3mm 滤纸和 1 张硝酸纤维素膜（NC 膜），其大小略小于凝胶大小。

C. 将 NC 膜和滤纸用转印液润湿，按照：电转印正极 ‐ 3 层滤纸 ‐ NC 膜 ‐ SDS‐PAGE 凝胶 ‐ 3 层滤纸 ‐ 电转印负极的顺序安装，50mA 电转印 40~60 分钟。

D. NC 膜上空白位点封闭：将上述 NC 膜放入含 5% 脱脂乳封闭液中，于平缓摇动摇床上 37℃ 温育 2 小时。

E. 一抗与 NC 膜上转印蛋白结合：弃去封闭液，用 PBS 洗涤 3 次 NC 膜，每次 10 分钟，然后将其放入用封闭液稀释好的一抗中，于平缓摇动的摇床上 37℃ 温育过夜。

F. NC 膜与酶标二抗结合：弃去一抗，用 PBS 洗涤 3 次 NC 膜，每次 10 分钟，再用无磷酸盐缓冲液洗涤 1 次。将 NC 膜放入用封闭液稀释好的二抗中，于平缓摇动的摇床上 37℃ 温育 1 小时。

G. 酶标抗体显色反应：弃去二抗溶液，用无磷酸盐缓冲液洗涤 3 次，每次 10 分钟，将 NC 膜移至新鲜配制的 4 – CN 显色液中，37℃避光显色，5 分钟后观察，至蛋白条带的颜色深度达到要求后，用去离子水洗涤终止反应。

7. RNA 提取及实时定量 PCR

（1）缓冲液与常规试剂的配制

①Tris – Cl：121.14g Tris 碱溶于 800mL 双蒸水中，用盐酸调 pH 值至 8.0，定容至 1000mL，高压灭菌。

②3M NaAc（pH 值 5.2）：408.1g NaAc·3H_2O 溶于 800mL 双蒸水中，用冰乙酸调 pH 值至 5.2，定容至 1000mL，高压灭菌。

③50 × TAE 缓冲液：242g Tris 碱，57.1mL 冰乙酸，100mL 0.5M EDTA，定容至 1000mL。

④5M EDTA：186.1g EDTA 溶于 800mL 双蒸水中，用 NaOH 调 pH 值至 8.0，超纯水定容至 1000mL，高压灭菌。

⑤1M MOPS（pH 值 7.0）：41.86g MOPS 加入 160mL DEPC – Treated H_2O，用 1N 的 NaOH 调 pH 值至 7.0，用 DEPC – Treated H_2O 定容至 200mL。

⑥10 × MOPS Running Buffer：200mL 1M MOPs（pH 值 7.0），26.7mL 3M NaAc（pH 值 5.2），20mL 0.5M EDTA（pH 值 8.0），753.3mL DEPC – Treated H_2O。

（2）单核细胞的分离　采用试剂盒进行，操作过程如下。

①在 10mL 玻璃离心管中依次小心加入 A、D 2 种液体各 2mL，制成梯度界面。

②取 1mL 用等体积生理盐水稀释的抗凝血 1∶1 混合后于 D 液上重叠，1000～1500rpm/min 离心 40 分钟，血浆与 D 液界面为单核细胞层。

③吸出单核细胞层细胞放入含 5mL 细胞洗涤液试管中，充分混匀，1500～2000rpm/min 离心 20 分钟，沉淀经反复洗 3 次备用。

（3）总 RNA 的提取

①总 RNA 提取实验准备：分子生物学试验容易受到外在污染的影响。为保证试验的准确性，样品采集、溶液配制及试验器材准备时必须注意以下事项（萨姆布鲁克等，2003）：

A. 玻璃瓷器制品、金属器械、塑料制品和缓冲液必须专用。

B. 器械、容器须经去 RNA 酶处理：金属物品 200℃烘烤 8 小时；塑料制品，如 Tip 头、EP 管等用含 0.1% DEPC 的水室温浸泡过夜，高压蒸汽灭菌 30 分钟，烘干后备用。玻璃制品用 0.1% mol/L NaOH 浸泡过夜，自来水反复冲洗，蒸馏水冲洗，200℃烘烤 8 小时。

C. 双蒸水和溶液应用 DEPC 进行处理，放置过夜，后高压灭菌 30 分钟，使 DEPC 失活。

D. 溶液、缓冲液用无 RNase 玻璃器皿和 DEPC – Treated H_2O 配制。

②提取总 RNA：试验采用离心柱型高纯总 RNA 快速提取试剂盒，步骤如下：

A. 向分离得到的单核细胞中加入 1mL 裂解液溶解细胞，并用移液器轻轻吹打混匀。

B. 将匀浆样品剧烈震荡混匀，在 15℃ 孵育 5 分钟。

C. 4℃ 12000rpm/min 离心 10 分钟，小心取上清转入一个新的 RNase free 的离心管中。

D. 按每 1mL 上清液加 0.2mL 氯仿。盖紧样品管盖，剧烈振荡 15 秒钟并将其在室温下孵育 3 分钟。

E. 4℃ 12000rpm/min 离心 10 分钟，去上层水相，把水相转移到新的 RNase free 的离心管中。

F. 加入 1 倍体积 70% 乙醇，颠倒混匀。

G. 10000rpm/min 离心 45 秒，弃掉废液，将吸附柱套回收集管。

H. 加 500μL 去蛋白液，12000rpm/min 离心 45 秒，弃掉废液。

I. 加入 700μL 漂洗液，12000rpm/min 离心 60 秒，弃掉废液。

J. 加入 500μL 漂洗液，12000rpm/min 离心 60 秒，弃掉废液。

K. 将吸附柱放回空收集管中，12000rpm/min 离心 2 分钟。

L. 取出吸附柱，放入一个 RNase free 离心管中，在吸附膜的中间部位加 80μL RNase free water，室温放置 2 分钟，12000rpm/min 离心 1 分钟，收集洗脱液备用。

③总 RNA 检测：

A. 取 2μL RNA 样品于 398μL DEPC – Treated 水中，混匀。

B. 分光光度计测定 A260、A280 的吸光度值，准确定量总 RNA 浓度和纯度。

C. 取 1μL 总 RNA 在 1.2% 甲醛变性胶上 120V 电泳 20 分钟，检测 RNA 完整性。

D. 剩余的总 RNA 浓度调至 1μg/μL，贮存于 –80℃冰箱中。

（4）反转录　试验采用美国 AB 公司反转录试剂盒（High Capacity cDNA Reverse Transcription Kits，4368814）进行。

①反应液调制如下：

10×RT Buffer	4.0μL
25×dNTP Mix（100mmol/L）	1.6μL
10×RT Random Primers	4.0μL
Multi Scribe™ Reverse Transcriptase	2.0μL
Nuclease – free H_2O	8.4μL
Total	20μL

②转录反应过程如下：25℃（10min）→37℃（120min）→85℃（5min）→4℃（5min）。

（5）引物设计与合成　据 NCBI GeneBank 上的基因序列设计一对引物，扩增的片段长度为 100~300bp（表 11–4）。

表 11–4　引物信息表

引物名称	引物序列（5′to3′）
α – synuclein F	TGACGGGTGTGACAGCAGTAG
α – synuclein R	CAGTGGCTGCTGCAATGC
Caspase – 3 F	TGGTTCATCCAGTCGCTTTG
Caspase – 3 R	TAGCCCTCTGCTCCATCCTG
Parkin F	AGCCTCCAAGCCTCTAAATG
Parkin R	CACGGACTCTTTCTTCAT

（6）荧光定量 PCR　采用大连宝生物 SYBR Prime Script RT – PCR 试剂盒（DRR041）。

①反应液调制如下：

SYBR© Premix Ex TaqTM（2×）	10μL
PCR Forward Primer（10μM）	0.4μL
PCR Reverse Primer（10μM）	0.4μL
ROX Reference Dye Ⅱ（50×）	0.4μL
DNA 模板	2.0μL
dH_2O（灭菌蒸馏水）	6.8μL
Total	20μL

②反应过程如下：两步法 PCR 扩增标准程序：预变性 95℃ 30 秒；95℃ 5 秒，60℃ 34 秒，40 个循环。

三、实验结果

1. 刺五加有效组分对细胞存活率的保护作用

如图 11-12 所示，相比于空白组，200、300 及 400μg/mL 的刺五加有效组分组的细胞存活率分别增加了 13.0%、38.7% 及 24.9%。

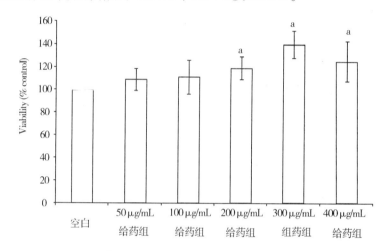

图 11-12　刺五加有效组分对正常细胞的细胞存活率的保护作用

2. SH-SY5Y 细胞超显微结构的改变

如图 11-13A 所示，空白组中可以容易地看出外观正常的细胞，其具有完整的细胞膜、核膜及细胞器。核中包含一个大的、圆的及边界明显的染色质丛。如图 11-13B 及图 11-13C 所示，在 WT-α-Syn 及 A53T-α-Syn 组中，其细胞核及细胞质中可以明显地观察到形态学改变，大部分细胞发生损伤，核膜皱缩，线粒体膜及嵴溶解，细胞内有大量空泡形成。如图 11-13D 及图 11-13E 所示，经刺五加有效组分干预后，受损细胞的形态可以被明显改善，细胞膜及核膜相对完整。在细胞质中可以观察到，外观相对完整的线粒体及少数的细胞内空泡。

3. Western blot 分析及 SH-SY5Y 细胞中目标蛋白的水平

如图 11-14 所示，相比于空白组，WT-α-Syn 及 A53T-α-Syn 组中 α-synuclein、Caspase-3 及磷酸化微管相关蛋白 tau（phospho-Tau）的水平都显著增加了，parkin、磷酸化蛋白激酶 B（phospho-Akt）及磷酸化糖原合酶激酶 3β（phospho - GSK3β）的水平都显著下降。刺五加有效组分干预后，α - synuclein、Caspase - 3 及 phospho - Tau 的水平都显著减少，parkin、phospho - Akt 及 phospho - GSK3β 的水平都显著增加。

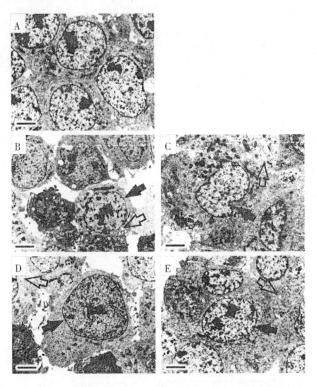

图 11 - 13　刺五加有效组分对 WT - α - Syn 或 A53T - α - Syn
转染细胞超显微结构的作用（4200×）

A. 空白组；B：WT - α - Syn 组；C. A53T - α - Syn 组；D. WT - α - Syn + 刺五加有效组
分组；E. A53T - α - Syn + 刺五加有效组分组。比例尺为 2μm

4. 刺五加有效组分对 SH - SY5Y 细胞中 α - synuclein、Caspase - 3 及 parkin 的 mRNA 表达的作用

如图 11 - 15 所示，相比于空白组，WT - α - Syn 及 A53T - α - Syn 组中 α - synuclein 及 Caspase - 3 的 mRNA 水平都显著增加了，parkin 的 mRNA 水平显著下降。刺五加有效组分干预后，α - synuclein 及 Caspase - 3 的 mRNA 水平都显著减少，parkin 的 mRNA 水平显著增加。

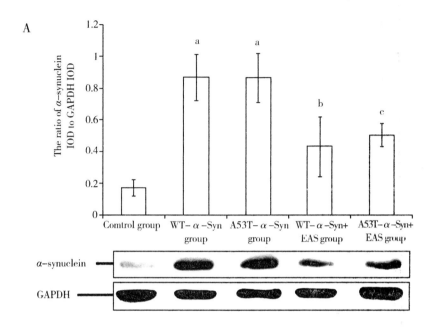

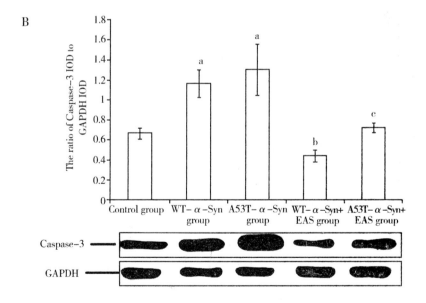

C

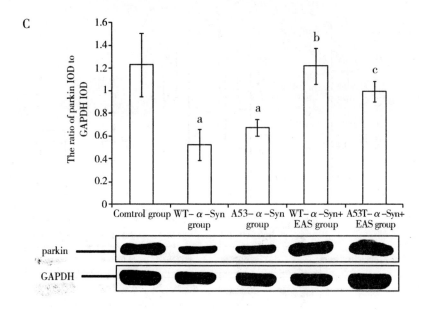

D

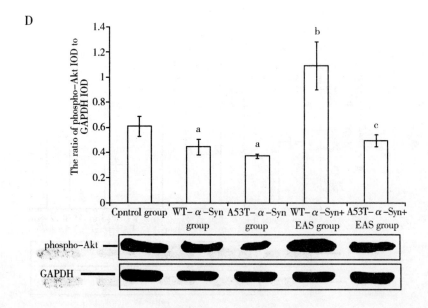

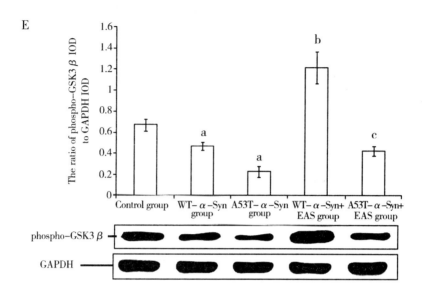

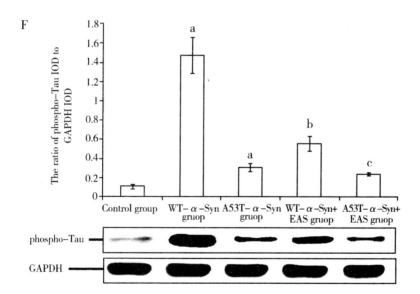

图 11-14 Western blot 分析及 SH-SY5Y 细胞中目标蛋白的水平

A. α-synuclein；B. Caspase-3；C. parkin；D. phospho-Akt；E. phospho-GSK3β；F. phospho-Tau

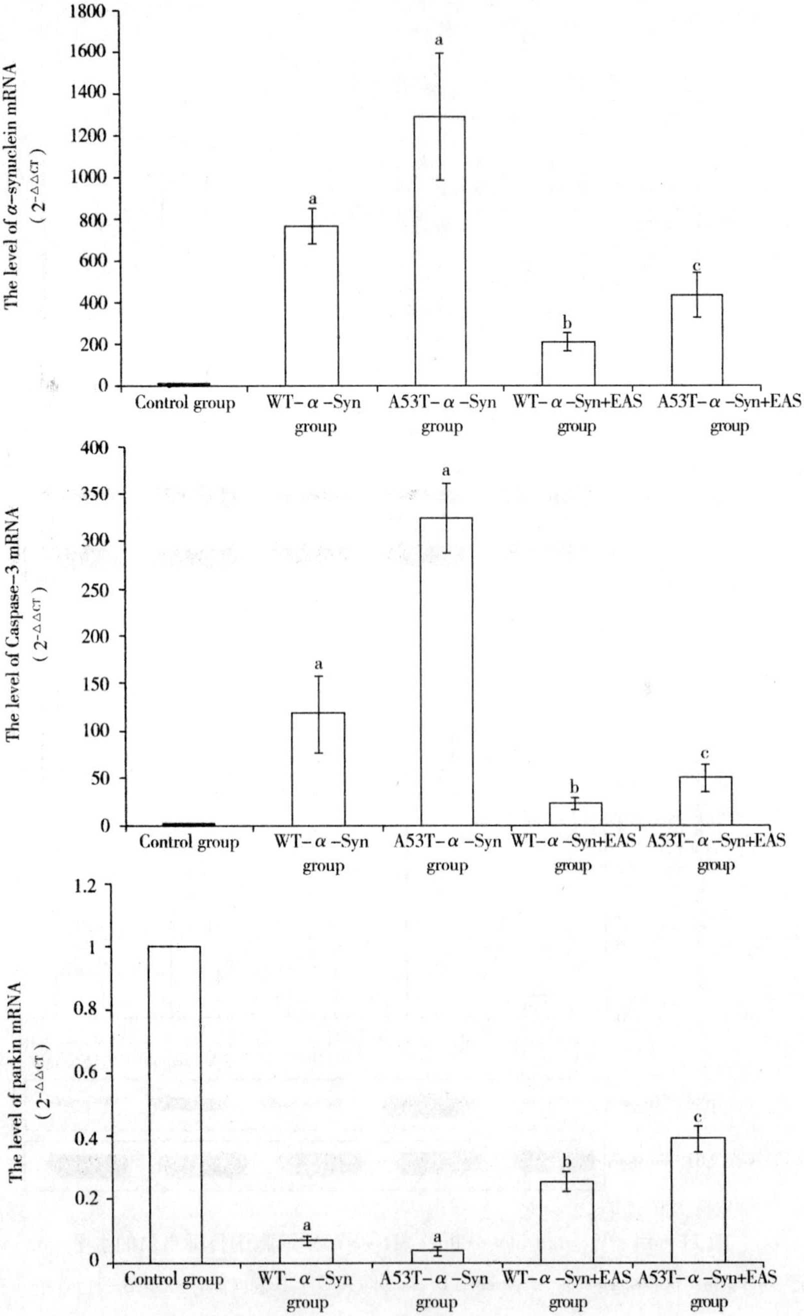

图 11 - 15　SH - SY5Y 细胞中（A）α - synuclein、
（B）Caspase - 3 和（C）parkin 的 mRNA 相对水平

四、讨论

基于 MTT 分析（图 11-12），不同浓度的刺五加有效组分均可以保护细胞起到促进 SH-SY5Y 细胞增殖的作用，对于 200、300 及 400μg/mL 的刺五加有效组分，此作用尤为显著。这种保护作用也许有利于抑制由 α-synuclein 诱导的细胞死亡。对于大部分的神经退行性疾病，蛋白的异常聚集是一种普遍存在的病理表现，因此增加它们的清除可能成为一种适用的策略。α-synuclein 水平的增加能损害多巴胺能神经元，其在受影响的大脑区域形成纤维状聚集，该病理特点在黑质多巴胺能神经元中尤为显著。在本研究中，WT-α-Syn 及 A53T-α-Syn 组的 α-synuclein 的表达显著增加。同时，可以观察到 α-synuclein 的水平在刺五加有效组分干预后显著下降。结果可能表明，刺五加有效组分可以增强 α-synuclein 及抑制它的细胞毒性。如图 11-13 所示，刺五加有效组分可以显著改善由 WT-α-Syn 或 A53T-α-Syn 诱导的细胞损伤，及逆转细胞死亡。

另外，α-synuclein 通过 Caspase-3 的信号级联诱导神经细胞的凋亡，而 parkin 能够抑制它诱导产生的毒性。Parkin 能从重要的线粒体网络中清除受损的细胞器及抢救线粒体功能障碍，其基因的突变是常染色体隐性遗传 PD 的最常见原因。先前的研究表明，Caspase-3 在有丝分裂后多巴胺能神经元中出现表达，它的激活可以导致 PD 模型中多巴胺能神经元的凋亡。本研究结果与先前的研究是一致的。在本研究中，parkin 的不足不能够抑制 α-synuclein 诱导的毒性，这又会激活 Caspase-3 的表达而诱导细胞凋亡。刺五加有效组分可以使得 parkin 及 Caspase-3 的水平恢复到接近正常水平。这些结果表明，刺五加有效组分可以通过上调 parkin 的表达抑制 α-synuclein 的过表达及毒性，并使 Caspase-3 的表达失活，抑制神经细胞凋亡。

中枢神经系统的胰岛素信号通路也参与了 PD 的发病机理。在本研究中，刺五加有效组分可以增加 phospho-Akt 及 phospho-GSK3β 的水平，保护神经细胞，抑制与凋亡与大脑损伤相关的 phospho-Tau 的活性。刺五加有效组分对 α-synuclein 表达的抑制也可以导致 phospho-Tau 水平的降低，抑制这两种蛋白在路易斯小体的存在，减弱它们在 PD 中病理生理的相互作用。

第四节　基于 iTRAQ 技术的刺五加有效组分对高表达野生型 α‑synuclein 的 SH‑SY5Y 细胞神经保护作用的蛋白质组学研究

基于基因、神经病理及细胞/分子方面的研究，α‑synuclein 在 PD 的病理机制中发挥着关键的作用，其水平的增加能损害多巴胺能神经元。α‑synuclein 在受影响的大脑区域形成纤维状聚集，该病理特点在黑质多巴胺能神经元中尤为显著。

作为系统生物学主要组成部分的定量蛋白质组学已经被运用于中药的机制研究及疾病特定靶点和生物标志物的发现。

一、实验材料

1. 仪器

Spectrum SHANHAI 765Pc 分光光度计（上海光谱仪器有限公司）；超声仪（宁波新芝生物科技股份有限公司）；Dionex Ultimate 3000 液相色谱仪（美国戴安公司）；AB SCIEX TripleTOF5600 质谱仪（美国 Applied Biosystems 公司）。

2. 试剂

BCA 定量试剂盒［生工生物工程（上海）股份有限公司］；iTRAQ© 试剂盒（美国 Applied Biosystems 公司）；甲酸铵（美国 Sigma 公司）；乙腈（美国 Fisher 公司）。

二、实验方法

1. 刺五加有效部位的提取

按照本章第一节中"刺五加有效部位的提取"项下方法进行有效部位提取。

2. α‑synuclein 慢病毒表达载体在 SH‑SY5Y 细胞中的转染

按照本章第二节相应项下所述方法进行。

3. 蛋白质组学分析

（1）蛋白质提取　往样本中加入 150μL RIPA 裂解液，反复吹打裂解细胞。裂解后的细胞会释放出黏稠的物质，超声处理（2%，1 秒开，1 秒关，超声 5 下后放于冰上冷却，重复 8 次），破碎核酸，4℃，12000rpm/min，离心 20 分钟，收集中层液。

（2）蛋白质定量　取 1、2、4、6、8、10μg/mL 的 BSA 制作标准曲线，样品一般取 1~2μL，双复管测定。每支管加入 100μL 去离子水，100μL BCA 染液，涡旋振荡 20 秒，60℃ 反应 1 小时，575nm 处测定吸光值。

（3）蛋白 FASP 方法酶解及 iTRAQ 试剂标记

① FASP 酶切：

A. 蛋白定量后取 200μg 蛋白溶液置于离心管中。

B. 加入 4μL 还原剂，60℃ 反应 1 小时。

C. 加入 2μL 半胱氨酸 – 阻断剂，室温 10 分钟。

D. 将还原烷基化后的蛋白溶液加入 30K 的超滤管中，12000rpm/min 离心 20 分钟，弃掉收集管底部溶液。

E. 加入 1mol/L TEAB 100μL，12000rpm/min 离心 20 分钟，弃掉收集管底部溶液，重复 3 次。

F. 更换新的收集管，在超滤管中加入胰蛋白酶（胰蛋白酶与蛋白质量比 1∶100），1 小时后，再加胰蛋白酶（胰蛋白酶与蛋白质量比 1∶50），加入 1M TEAB 使终体积为 50μL，37℃ 反应过夜。

G. 次日，12000rpm/min 离心 20 分钟，酶解消化后的肽段溶液离心于收集管底部。

H. 在超滤管中加入 50μL1mol/L TEAB，12000rpm/min 再次离心 20 分钟，与上步合并，收集管底部共得到 100μL 酶解后的样品。

② 标记步骤：

样本	空白组	WT–α–Syn 组	刺五加有效组分组
标记物	116	118	119

A. 从冰箱中取出 8 标的 iTRAQ© 试剂盒，平衡到室温，将 iTRAQ© 试剂离心至管底。

B. 向每管 iTRAQ© 试剂中加入 150μL 异丙醇，涡旋振荡，离心至管底。

C. 取 50μL 样品（100μg 酶解产物）转移到新的离心管中。

D. 将 iTRAQ© 试剂添加到样品中，涡旋振荡，离心至管底，室温反应 2 小时。

E. 加入 100μL 水终止反应。

F. 混合标记后的样品，涡旋振荡，离心至管底。

G. 真空冷冻离心干燥。

H. 抽干后的样品冷冻保存待用。

（4）第一维高 pH – RP 液相分离

①具体操作：

A. 用第一维高 pH – RP 液相 A 相重溶，混匀上样，从线性梯度开始收集组分，收集到 10 个 EP 管中，每管每分钟接 1 次，梯度为 40 分钟，相同间隔接样 4 次。

B. 根据峰型和时间共收取 10 个组分，用 50% TFA 酸化，真空干燥后进行第二维 LC – MS 分析。

②柱子信息：Phenomenex columns；Gemini – NX 3u C18 110A；150mm × 2.00mm。流动相 A：20mmol/L 甲酸铵，pH 值 10；流动相 B：20mmol/L 甲酸铵，80% 乙腈，pH 值 10。紫外检测波长：214nm/280nm。流速：200μL/min。梯度洗脱程序：0～15 分钟，5%～15% B；15～60 分钟，15%～60% B；60～90 分钟，60%～70% B；90～95 分钟，80%～90% B；95～110 分钟，90% B。

（5）第二维反相液质联用 RPLC – MS

①具体操作及参数：

A. 肽段用样品溶解液（0.1% 甲酸、2% 乙腈）溶解，充分振荡涡旋，13200rpm，4℃离心 10 分钟，上清液转移到上样管中，进行质谱鉴定。

B. 样品通过 Dionex Ultimate 3000 高效液相系统让多肽经过 C18 反向柱进行分离，参数如下：流动相 A：0.1% 甲酸 – 水，5% 乙腈 – 水；流动相 B：0.1% 甲酸 – 水，95% 乙腈 – 水。流速：300nL/min。梯度：B 相从 5% 上升至 40%，70 分钟。

C. 分离后的肽段直接进入质谱仪 TripleTOF 5600 system（AB SCIEX）进行在线检测，具体参数如下：

扫描模式：信息依赖型模式（information dependent mode）；MS 扫描范围：m/z 400～1250；MS 分辨率：大于等于 30000；MS 信号积累时间：250ms；MS/MS 扫描：每个 MS 最多触发 20 个 MS/MS 扫描；MS/MS 前体离子积累时间：大于等于 100ms；MS/MS 分辨率：大于等于 15000；动态排除时间：20s。

（6）数据检索　检索软件：Protein Pilot 4.0（AB Sciex）；检索参数：Cys alkylation：MMTS，ID focus：biological modificaition，Digestion：typsin，Database：SwissProt_ 20121128_ HUMAN，Search effort：thorough ID。

三、实验结果

通过 iTRAQ 分析，总共鉴别出 3425 种蛋白质，其中的 107 种在空白组与 WT‐α‐Syn 组中出现差异表达（表 11‐5）。这 107 种差异表达的蛋白质可以被认定为与 WT‐α‐Syn 相关的潜在生物标志物。刺五加有效组分干预后，生物标志物中的 9 种蛋白质的表达有回调的趋势，它们与路易斯小体、线粒体能量代谢、蛋白质的合成及凋亡等通路相关（图 11‐16）。

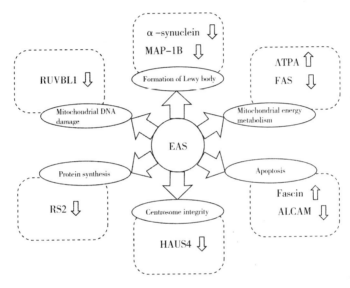

图 11‐16　与 EAS 治疗相关的发生扰动的蛋白组学途径

表 11‐5　基于 iTRAQ‐2DLC‐MS/MS 方法与两组对比分析所鉴定的不同表达蛋白表

NO.	Entry ID	Protein names	Gene names
Up‐regulated in WT‐α‐Syn transgenic SH‐SY5Y cells			
1	Q04917	14‐3‐3 protein eta	YWHAH
2	P63104	14‐3‐3 protein zeta/delta	YWHAZ
3	Q16537	Serine/threonine‐protein phosphatase 2A 56 kDa regulatory subunit epsilon isoform	PPP2R5E
4	P11766	Alcohol dehydrogenase class‐3	ADH5
5	Q09666	Neuroblast differentiation‐associated protein AHNAK	AHNAK
6	Q9BTT0	Acidic leucine‐rich nuclear phosphoprotein 32 family member E	ANP32E
7	P07355	Annexin A2	ANXA2
8	P08133	Annexin A6	ANXA6

NO.	Entry ID	Protein names	Gene names
9	P21397	Amine oxidase [flavin – containing] A	MAOA
10	P02647	Apolipoprotein A – I	APOA1
11	P80723	Brain acid soluble protein 1	BASP1
12	P27797	Calreticulin	CALR
13	P27824	Calnexin	CANX
14	Q13740	CD166 antigen	ALCAM
15	P60953	Cell division control protein 42 homolog	CDC42
16	Q9C0F1	Centrosomal protein of 44 kDa	CEP44
17	Q15417	Calponin – 3	CNN3
18	Q9ULV4	Coronin – 1C	CORO1C
19	P20711	Aromatic – L – amino – acid decarboxylase	DDC
20	Q16698	2,4 – dienoyl – CoA reductase, mitochondrial	DECR1
21	P06733	Alpha – enolase	ENO1
22	P49327	Fatty acid synthase	FAS
23	P21333	Filamin – A	FLNA
24	P07203	Glutathione peroxidase 1	GPX1
25	P21266	Glutathione S – transferase Mu 3	GSTM3
26	P16403	Histone H1.2	H1F2
27	P16401	Histone H1.5	H1F5
28	P51858	Hepatoma – derived growth factor	HDGF
29	P26583	High mobility group protein B2	HMGB2
30	Q92598	Heat shock protein 105 kDa	HSPH1
31	Q15181	Inorganic pyrophosphatase	PPA1
32	Q01813	6 – phosphofructokinase type C	PFKP
33	Q07666	KH domain – containing, RNA – binding, signal transduction – associated protein 1	KHDRBS1
34	P14618	Pyruvate kinase PKM	PKM
35	P09382	Galectin – 1	LGALS1
36	P02545	Prelamin – A/C	LMNA
37	Q9Y4Z0	U6 snRNA – associated Sm – like protein LSm4	LSM4
38	P46821	Microtubule – associated protein 1B	MAP1B
39	P29966	Myristoylated alanine – rich C – kinase substrate	MARCKS

续表

NO.	Entry ID	Protein names	Gene names
40	P33991	DNA replication licensing factor MCM4	MCM4
41	Q9UKD2	mRNA turnover protein 4 homolog	MRTO4
42	P35579	Myosin - 9	MYH9
43	P49321	Nuclear autoantigenic sperm protein	NASP
44	P17677	Neuromodulin	GAP43
45	P09874	Poly [ADP - ribose] polymerase 1	PARP1
46	P13667	Protein disulfide - isomerase A4	PDIA4
47	P00558	Phosphoglycerate kinase 1	PGK1
48	P22061	Protein - L - isoaspartate （D - aspartate） O - methyltransferase	PCMT1
49	P19174	1 - phosphatidylinositol 4 ,5 - bisphosphate phosphodiesterase gamma - 1	PLCG1
50	O15355	Protein phosphatase 1G	PPM1G
51	O75475	PC4 and SFRS1 - interacting protein	PSIP1
52	Q13200	26S proteasome non - ATPase regulatory subunit 2	PSMD2
53	O60216	Double - strand - break repair protein rad21 homolog	RAD21
54	Q16576	Histone - binding protein RBBP7	RBBP7
55	P61586	Transforming protein RhoA	RHOA
56	P62910	60S ribosomal protein L32	RPL32
57	P25398	40S ribosomal protein S12	RPS12
58	P15880	40S ribosomal protein S2	RS2
59	Q9Y265	RuvB - like 1	RUVBL1
60	P23526	Adenosylhomocysteinase	AHCY
61	Q9Y3A5	Ribosome maturation protein SBDS	SBDS
62	P62316	Small nuclear ribonucleoprotein Sm D2	SNRPD2
63	P52788	Spermine synthase	SMS
64	P31948	Stress - induced - phosphoprotein 1	STIP1
65	P16949	Stathmin	STMN1
66	P37840	Alpha - synuclein	SNCA
67	P68363	Tubulin alpha - 1B chain	TUBA1B
68	O75347	Tubulin - specific chaperone A	TBCA
69	P55072	Transitional endoplasmic reticulum ATPase	VCP
70	Q13263	Transcription intermediary factor 1 - beta	TRIM28

NO.	Entry ID	Protein names	Gene names
71	O94826	Mitochondrial import receptor subunit TOM70	TOMM70A
72	P60174	Triosephosphate isomerase	TPI1
73	Q9Y2W1	Thyroid hormone receptor – associated protein 3	THRAP3
74	P63279	SUMO – conjugating enzyme UBC9	UBE2I
75	P09936	Ubiquitin carboxyl – terminal hydrolase isozyme L1	UCHL1
76	P08670	Vimentin	VIM
77	Q99986	Serine/threonine – protein kinase VRK1	VRK1
78	P04075	Fructose – bisphosphate aldolase A	ALDOA
Down – regulated in WT – α – Syn transgenic SH – SY5Y cells			
79	Q13367	AP – 3 complex subunit beta – 2	AP3B2
80	P25705	Mitochondrial ATP synthase subunit alpha	ATPA
81	Q5VTR2	E3 ubiquitin – protein ligase BRE1A	RNF20
82	P10645	Chromogranin – A	CHGA
83	Q12860	Contactin – 1	CNTN1
84	Q10570	Cleavage and polyadenylation specificity factor subunit 1	CPSF1
85	Q8N766	ER membrane proteincomplex subunit 1	EMC1
86	O75955	Flotillin – 1	FLOT1
87	Q16658	Fascin	FSCN1
88	Q9BTV5	Fibronectin type Ⅲ and SPRY domain – containing protein 1	FSD1
89	Q9H6D7	HAUS augmin – like complex subunit 4	HAUS4
90	Q9H583	HEAT repeat – containing protein 1	HEATR1
91	O14964	Hepatocyte growth factor – regulated tyrosine kinase substrate	HGS
92	Q9UPN3	Microtubule – actin cross – linking factor 1, isoforms 1/2/3/5	MACF1
93	P33993	DNA replication licensing factor MCM7	MCM7
94	P28331	NADH – ubiquinone oxidoreductase 75 kDa subunit, mitochondrial	NDUFS1
95	P19404	NADH dehydrogenase [ubiquinone] flavoprotein 2, mitochondrial	NDUFV2
96	Q8WUM4	Programmed cell death 6 – interacting protein	PDCD6IP
97	P35232	Prohibitin	PHB
98	Q96FC7	Phytanoyl – CoA hydroxylase – interacting protein – like	PHYHIPL
99	P28074	Proteasome subunit beta type – 5	PSMB5
100	P11216	Glycogen phosphorylase, brain form	PYGB

续表

NO.	Entry ID	Protein names	Gene names
101	Q9Y617	Phosphoserine aminotransferase	PSAT1
102	Q9BWM7	Sideroflexin‑3	SFXN3
103	Q12768	WASH complex subunit strumpellin	KIAA0196
104	P49588	Alanine—tRNA ligase, cytoplasmic	AARS
105	P41252	Isoleucine—tRNA ligase, cytoplasmic	IARS
106	Q9NXF1	Testis‑expressed sequence 10 protein	TEX10
107	Q96Q11	CCA tRNA nucleotidyltransferase 1, mitochondrial	TRNT1

四、讨论

1. 刺五加有效组分影响路易斯小体的形成

大脑中蛋白质包涵体的形成在几种迟发性神经退行性疾病中是常见的。这些包涵体通常含有一种主要的蛋白质，而编码这些蛋白质的基因的突变与疾病的遗传形式相关。路易斯小体可作为 PD 患者多巴胺能神经元中的标志，其由 α‑synuclein 蛋白丝及其他不太明确的蛋白质组成。在 PD 中，聚集的 α‑synuclein 为路易斯小体的主要成分。除了 α‑synuclein，微管相关蛋白 1B（MAP‑1B）也存在路易斯小体中。MAP‑1B 与 α‑synuclein 蛋白丝重叠，并通过与 α‑synuclein 蛋白丝的相互作用参与到路易斯小体的发病机制中。刺五加有效组分可以下调 α‑synuclein 及 MAP‑1B 的表达，表明其可以通过对这两种蛋白的抑制作用来影响路易斯小体的形成。

2. 刺五加有效组分调节线粒体能量代谢

线粒体的能量转导能力对于神经功能的维持是必须的。线粒体能量代谢紊乱能导致急性脑损伤的病理反应，是大脑老化的标志，这在包括 PD 在内的神经退行性疾病的早期尤为突出。在需氧的器官中，尤其在大脑中，ATP 合成酶在大部分 ATP 的合成过程中起到了关键的作用。ATP 合成酶及 ATP 水平的显著减少在 PD 患者及模型中都能观察到。ATP5A1 表达不足能引起致命的线粒体脑病，其编码的线粒体 ATP 合成酶 α 亚基（ATPA）能催化 ADP 形成 ATP。另外一个与 ATP 形成相关的蛋白质——脂肪酸合成酶（FAS），可以催化胞质内乙酰辅酶 A 形成长链脂肪酸。乙酰辅酶 A 是碳和能量代谢的中心代谢产物。FAS 表达上调可以通过减少乙酰辅酶 A 的水平去影响三羧酸循环的正常过程，并最终导致 ATP 的下降。在本研究中可以观察到，刺五加有效组分表现出纠正 ATPA 与 FAS 异常表达的倾向。这些结果表明，刺五加有效组分可以通过对 ATPA 及 FAS 表达的作用来改善线粒体能量代谢。

3. 刺五加有效组分抑制凋亡

多巴胺能神经元凋亡在 PD 的发病机制中起到了关键的作用。在本研究中，α - synuclein 的过表达能减弱有抗凋亡活性的 fascin 的表达。相反地，另外一个抗凋亡蛋白，CD166 抗原（ALCAM）则出现高表达，推测它表达的上调可能是细胞启动的自我保护机制，去抑制 PD 细胞模型的凋亡。正如本研究所述，刺五加有效组分可以逆转 fascin 及 ALCAM 的不正常表达。表明刺五加有效组分可以通过对这两种蛋白质的调节来维持细胞的完整性。

4. 刺五加有效组分可以维持中心体的完整性

中心体中蛋白质的聚集参与了 PD 的发病机制。在前期研究中，神经毒物鱼藤酮处理的神经元细胞及神经胶质细胞能扩大及增加中心体，其可以显著地影响中心体的结果与功能，并随后引起细胞骨架的破坏。本研究结果表明，刺五加有效组分可以逆转 HAUS 复合体亚基 4（HAUS4）表达的上调。HAUS4 有助于有丝分裂纺锤体组装、中心体完整性的维持及胞质分裂的完成。这一结果表明 HAUS4 可能参与了刺五加有效组分对中心体功能紊乱的治疗。

5. 刺五加有效组分调节蛋白合成

在 PD 患者受影响的大脑中，蛋白质合成调节失调与突触形态及功能的改变是相关联的。基于 UniProt 数据库，得知 40S 核糖体蛋白 S2（RS2）是核糖体的结构组成成分，与蛋白质合成相关。在本研究中，RS2 表达上调，这有可能是细胞的自我保护机制，避免蛋白质合成的不足。刺五加有效组分干预后，对 RS2 的表达有回调的趋势，暗示其可能参与了刺五加有效组分调节蛋白质合成的机制。

6. 刺五加有效组分抑制线粒体 DNA 损伤

线粒体 DNA 损伤在 PD 发展的早期起到了重要的作用。结合它随后产生的氧化磷酸化缺陷，线粒体 DNA 损伤可以影响多巴胺能神经元的生理及引起自主行为的下降。在这种情况下，细胞可能激活自身保护机制去避免线粒体 DNA 损伤。RuvB - like 1 表达的上调可以响应这种情况，其是 AAA + 家族高度保守的成员，在染色质重塑、转录调控及 DNA 损伤修复中起到了重要的作用。本研究表明，在 α - synuclein 过表达的情况下，RuvB - like 1 的表达水平也上调，而刺五加有效组分则表现出纠正 RuvB - like 1 不正常表达的趋势。这些结果表明 RuvB - like 1 可能参与了刺五加有效组分修复线粒体 DNA 损伤的机制。

第五节　基于 iTRAQ 技术的刺五加有效组分对高表达 A53T 突变型 α–synuclein 的 SH–SY5Y 细胞神经保护作用的蛋白质组学研究

基于基因、神经病理及细胞/分子方面的研究，α–synuclein 在 PD 的病理机制中发挥着关键的作用，其水平的增加能损害多巴胺能神经元。α–synuclein 在受影响的大脑区域形成纤维状聚集，该病理特点在黑质多巴胺能神经元中尤为显著。在早发型家族性 PD 患者中，可以检测到 α–synuclein 基因出现 A53T 位点的突变，这一发现可以被用于研究 PD 中 α–synuclein 的作用。

作为系统生物学主要组成部分的定量蛋白质组学已经被运用于中药的机制研究及疾病特定靶点和生物标志物的发现。

一、实验材料

1. 仪器

Spectrum SHANHAI 765Pc 分光光度计（上海光谱仪器有限公司）；超声仪（宁波新芝生物科技股份有限公司）；Dionex Ultimate 3000 液相色谱仪（美国戴安公司）；AB SCIEX TripleTOF5600 质谱仪（美国 Applied Biosystems 公司）。

2. 试剂

BCA 定量试剂盒［生工生物工程（上海）股份有限公司］；iTRAQ© 试剂盒（美国 Applied Biosystems 公司）；甲酸铵（美国 Sigma 公司）；乙腈（美国 Fisher 公司）。

二、实验方法

1. 刺五加有效部位的提取

按照本章第一节中"刺五加有效部位的提取"项下方法进行有效部位提取。

2. α–synuclein 慢病毒表达载体在 SH–SY5Y 细胞中的转染

按照本章第二节相应项下所述方法进行。

3. 蛋白质组学分析

（1）蛋白质提取　往样本中加入 150μL RIPA 裂解液，反复吹打裂解细胞。裂解后的细胞会释放出黏稠的物质，超声处理（2%，1 秒开，1 秒关，超声 5 下后放于冰上冷却，重复 8 次），破碎核酸，4℃，12000rpm/min，离心 20 分钟，收集中层液。

（2）蛋白质定量　取 1、2、4、6、8、10μg/mL 的 BSA 制作标准曲线，样品一般取 1~2μL，双复管测定。每支管加入 100μL 去离子水，100μL BCA 染液，涡旋振荡 20 秒，60℃反应 1 小时，575nm 处测定吸光值。

（3）蛋白 FASP 方法酶解及 iTRAQ 试剂标记

① FASP 酶切：

A. 蛋白定量后取 200μg 蛋白溶液置于离心管中。

B. 加入 4μL 还原剂，60℃反应 1 小时。

C. 加入 2μL 半胱氨酸 – 阻断剂，室温 10 分钟。

D. 将还原烷基化后的蛋白溶液加入 30K 的超滤管中，12000 rpm/min 离心 20 分钟，弃掉收集管底部溶液。

E. 加入 1M TEAB 100μL，12000rpm/min 离心 20 分钟，弃掉收集管底部溶液，重复 3 次。

F. 更换新的收集管，在超滤管中加入胰蛋白酶（胰蛋白酶与蛋白质量比 1∶100），1 小时后，再加胰蛋白酶（胰蛋白酶与蛋白质量比 1∶50），加入 1mol/L TEAB 使终体积为 50μL，37℃反应过夜。

G. 次日，12000rpm/min 离心 20 分钟，酶解消化后的肽段溶液离心于收集管底部。

H. 在超滤管中加入 50μL 1mol/L TEAB，12000rpm/min 再次离心 20 分钟，与上步合并，收集管底部共得到 100 μL 酶解后的样品。

②标记步骤：

样本	空白组	A53T – α – Syn 组	刺五加有效组分组
标记物	116	117	121

A. 从冰箱中取出 8 标的 iTRAQ© 试剂盒，平衡到室温，将 iTRAQ© 试剂离心至管底。

B. 向每管 iTRAQ© 试剂中加入 150μL 异丙醇，涡旋振荡，离心至管底。

C. 取 50μL 样品（100μg 酶解产物）转移到新的离心管中。

D. 将 iTRAQ© 试剂添加到样品中，涡旋振荡，离心至管底，室温反应 2 小时。

E. 加入 $100\mu L$ 水终止反应。

F. 混合标记后的样品，涡旋振荡，离心至管底。

G. 真空冷冻离心干燥。

H. 抽干后的样品冷冻保存待用。

（4）第一维高 pH-RP 液相分离

①具体操作：

A. 用第一维高 pH-RP 液相 A 相重溶，混匀上样，从线性梯度开始收集组分，收集到 10 个 EP 管中，每管每分钟接 1 次，梯度为 40 分钟，相同间隔接样 4 次。

B. 根据峰型和时间共收取 10 个组分，用 50% TFA 酸化，真空干燥后进行第二维 LC-MS 分析。

②柱子信息：Phenomenex columns；Gemini-NX 3u C18 110A；150mm × 2.00mm。流动相 A：20mmol/L 甲酸铵，pH 值 10；流动相 B：20mmol/L 甲酸铵，80% 乙腈，pH 值 10。紫外检测波长：214nm/280nm。流速：$200\mu L/min$。梯度洗脱程序：0~5 分钟，5%~15% B；15~60 分钟，15%~60% B；60~90 分钟，60%~70% B；90~95 分钟，80%~90% B；95~110 分钟，90% B。

（5）第二维反相液质联用 RPLC-MS

①具体操作及参数：

A. 肽段用样品溶解液（0.1% 甲酸、2% 乙腈）溶解，充分振荡涡旋，13200rpm/min，4℃ 离心 10 分钟，上清液转移到上样管中，进行质谱鉴定。

B. 样品通过 Dionex Ultimate 3000 高效液相系统让多肽经过 C18 反向柱进行分离，参数如下：流动相 A：0.1% 甲酸，5% 乙腈，溶于水；流动相 B：0.1% 甲酸，95% 乙腈。流速：300nL/min。梯度：B 相从 5% 上升至 40%，70 分钟。

C. 分离后的肽段直接进入质谱仪 TripleTOF 5600 system（AB SCIEX）进行在线检测，具体参数如下：

扫描模式：信息依赖型模式（information dependent mode）；MS 扫描范围：$400\sim1250m/z$；MS 分辨率：大于等于 30000；MS 信号积累时间：250ms；MS/MS 扫描：每个 MS 最多触发 20 个 MS/MS 扫描；MS/MS 前体离子积累时间：大于等于 100ms；MS/MS 分辨率：大于等于 15000；动态排除时间：20s。

（6）数据检索　检索软件：Protein Pilot 4.0（AB Sciex）；检索参数：Cys alkylation：MMTS, ID focus: biological modificaition, Digestion: typsin, Database: SwissProt_20121128_HUMAN, Search effort: thorough ID。

三、实验结果

通过 iTRAQ 分析，总共鉴别出 3425 种蛋白质，其中的 84 种在空白组与 A53T - α - Syn 组中出现差异表达（表 11 - 6）。这 84 种差异表达的蛋白质可以被认定为与 A53T - α - Syn 相关的潜在生物标志物。刺五加有效组分干预后，生物标志物中的 16 种蛋白质的表达有回调的趋势，它们与路易斯小体、线粒体能量代谢、蛋白质的合成及凋亡等通路相关（图 11 - 17）。

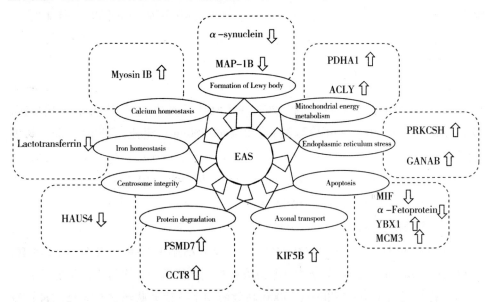

图 11 - 17　与 EAS 治疗相关的发生扰动的蛋白组学途径

表 11 - 6　基于 iTRAQ - 2DLC - MS/MS 方法与两组对比分析所鉴定的不同表达蛋白表

NO.	Entry ID	Protein names	Gene names
Up - regulated in A53T - α - Syn transgenic SH - SY5Y cells			
1	Q16537	Serine/threonine - protein phosphatase 2A 56 kDa regulatory subunit epsilon isoform	PPP2R5E
2	P55196	Afadin	MLLT4
3	Q09666	Neuroblast differentiation - associated protein AHNAK	AHNAK
4	Q16352	Alpha - internexin	INA
5	P07355	Annexin A2	ANXA2
6	P08133	Annexin A6	ANXA6

续表

NO.	Entry ID	Protein names	Gene names
7	P21397	Amine oxidase [flavin - containing] A	MAOA
8	Q9BXS5	AP - 1 complex subunit mu - 1	AP1M1
9	P61158	Actin - related protein 3	ACTR3
10	O75531	Barrier - to - autointegration factor	BANF1
11	Q494V2	Coiled - coil domain - containing protein 37	CCDC37
12	Q9C0F1	Centrosomal protein of 44 kDa	CEP44
13	O00299	Chloride intracellular channel protein 1	CLIC1
14	Q9ULV4	Coronin - 1C	CORO1C
15	P20711	Aromatic - L - amino - acid decarboxylase	DDC
16	P15170	Eukaryotic peptide chain release factor GTP - binding subunit ERF3A	GSPT1
17	Q96CS3	FAS - associated factor 2	FAF2
18	P02771	Alpha - fetoprotein	AFP
19	P21333	Filamin - A	FLNA
20	Q16658	Fascin	FSCN1
21	P07203	Glutathione peroxidase 1	GPX1
22	Q9H6D7	HAUS augmin - like complex subunit 4	HAUS4
23	P09429	High mobility group protein B1	HMGB1
24	Q00839	Heterogeneous nuclear ribonucleoprotein U	HNRNPU
25	Q15181	Inorganic pyrophosphatase	PPA1
26	Q01813	6 - phosphofructokinase type C	PFKP
27	P14618	Pyruvate kinase PKM	PKM
28	P09382	Galectin - 1	LGALS1
29	P02545	Prelamin - A/C	LMNA
30	Q96AG4	Leucine - rich repeat - containing protein 59	LRRC59
31	P46821	Microtubule - associated protein 1B	MAP1B
32	P14174	Macrophage migration inhibitory factor	MIF
33	Q92733	Proline - rich protein PRCC	PRCC
34	P31930	Cytochrome b - c1 complex subunit 1, mitochondrial	UQCRC1
35	Q8TDY2	RB1 - inducible coiled - coil protein 1	RB1CC1
36	P13489	Ribonuclease inhibitor	RNH1
37	P62910	60S ribosomal protein L32	RPL32

NO.	Entry ID	Protein names	Gene names
38	Q9Y265	RuvB – like 1	RUVBL1
39	P52788	Spermine synthase	SMS
40	P37840	Alpha – synuclein	SNCA
41	Q13148	TAR DNA – binding protein 43	TARDBP
42	P37802	Transgelin – 2	TAGLN2
43	P60174	Triosephosphate isomerase	TPI1
44	P02788	Lactotransferrin	LTF
45	Q12792	Twinfilin – 1	TWF1
46	P08670	Vimentin	VIM
47	Q99986	Serine/threonine – protein kinase VRK1	VRK1
48	P02774	Vitamin D – binding protein	GC
49	Q9UNX4	WD repeat – containing protein 3	WDR3
Down – regulated in A53T – α – Syn transgenic SH – SY5Y cells			
50	P53396	ATP – citrate synthase	ACLY
51	P05091	Aldehyde dehydrogenase, mitochondrial	ALDH2
52	P51572	B – cell receptor – associated protein 31	BCAP31
53	P35613	Basigin	BSG
54	P10645	Chromogranin – A	CHGA
55	P17844	Probable ATP – dependent RNA helicase DDX5	DDX5
56	Q14697	Neutral alpha – glucosidase AB	GANAB
57	P14314	Protein kinase C substrate 80K – H	PRKCSH
58	P38646	Stress – 70 protein, mitochondrial	HSPA9
59	P11021	78 kDa glucose – regulated protein	HSPA5
60	Q04637	Eukaryotic translation initiation factor 4 gamma 1	EIF4G1
61	P33176	Kinesin – 1 heavy chain	KIF5B
62	P42704	Leucine – rich PPR motif – containing protein, mitochondrial	LRPPRC
63	Q9UPN3	Microtubule – actin cross – linking factor 1, isoforms 1/2/3/5	MACF1
64	P25205	DNA replication licensing factor MCM3	MCM3
65	P33993	DNA replication licensing factor MCM7	MCM7
66	P35580	Myosin – 10	MYH10
67	O43795	Myosin – Ib	MYO1B

续表

NO.	Entry ID	Protein names	Gene names
68	P19404	NADH dehydrogenase［ubiquinone］flavoprotein 2, mitochondrial	NDUFV2
69	P08559	Pyruvate dehydrogenase E1‑alpha	PDHA1
70	P35232	Prohibitin	PHB
71	P55786	Puromycin‑sensitive aminopeptidase	NPEPPS
72	P51665	26S proteasome non‑ATPase regulatory subunit 7	PSMD7
73	P40429	60S ribosomal protein L13a	RPL13A
74	P50914	60S ribosomal protein L14	RPL14
75	P36578	60S ribosomal protein L4	RPL4
76	P62241	40S ribosomal protein S8	RPS8
77	Q9Y617	Phosphoserine aminotransferase	PSAT1
78	P49588	Alanine—tRNA ligase, cytoplasmic	AARS
79	P50990	T‑complex protein 1 subunit theta	CCT8
80	P02786	Transferrin receptor protein 1	TFRC
81	Q15363	Transmembrane emp24 domain‑containing protein 2	TMED2
82	Q9UI30	tRNA methyltransferase 112 homolog	TRMT112
83	P45974	Ubiquitin carboxyl‑terminal hydrolase 5	USP5
84	P67809	Y box binding protein 1	YBX1

四、讨论

1. 刺五加有效组分影响路易斯小体的形成

大脑中蛋白质包涵体的形成在几种迟发性神经退行性疾病中是常见的。这些包涵体通常含有一种主要的蛋白质，而编码这些蛋白质的基因的突变与疾病的遗传形式相关。路易斯小体可作为 PD 患者多巴胺能神经元中的标志，其由 α‑synuclein 蛋白丝及其他不太明确的蛋白质组成。在 PD 中，聚集的 α‑synuclein 为路易斯小体的主要成分。除了 α‑synuclein，微管相关蛋白 1B（MAP‑1B）也存在路易斯小体中。MAP‑1B 与 α‑synuclein 蛋白丝重叠，并通过与 α‑synuclein 蛋白丝的相互作用参与到路易斯小体的发病机制中。刺五加有效组分可以下调 α‑synuclein 及 MAP‑1B 的表达，表明其可以通过对这两种蛋白的抑制作用来影响路易斯小体的形成。

2. 刺五加有效组分调节线粒体能量代谢

线粒体的能量转导能力对于神经功能的维持是必须的。线粒体能量代谢紊乱能导致急性脑损伤的病理反应，是大脑老化的标志，这在包括 PD 在内的神经退行性疾病的早期尤为突出。丙酮酸脱氢酶不足是线粒体能量代谢的遗传缺陷之一，大部分情况是丙酮酸脱氢酶 E1 – α（PDHA1）的基因发生突变。丙酮酸脱氢酶的活性取决于 PDHA1 的磷酸化状态。另外一蛋白质，ATP 柠檬酸裂解酶（ACLY）也参与了这一通路。在许多组织中，ACLY 是主要的合成胞质内乙酰辅酶 A 的酶。乙酰辅酶 A 是碳和能量代谢的中心代谢产物。在神经组织中，ACLY 参与了乙酰胆碱的生物合成。在 PD 患者中，多巴胺能和胆碱能系统都经历了变性，这能导致突触中多巴胺及乙酰胆碱的不足。在本研究中可以观察到，刺五加有效组分可以上调 PDHA1 及 ACLY 的水平。这可能表明刺五加有效组分可以通过其对 PDHA1 及 ACLY 表达的作用来促进线粒体能量代谢及乙酰胆碱的生物合成，这可以改善 PD 中运动症状和认知功能障碍。

3. 刺五加有效组分抑制内质网应激

已有报道表明，内质网应激参与了多种疾病的发病机制，尤其是神经退行性疾病。葡萄糖苷酶 II 在内质网糖蛋白的生物合成中起到关键性作用，其表达不足可引起内质网应激及凋亡。在本研究中，刺五加有效组分可以逆转蛋白激酶 C 底物 80K – H（PRKCSH）及中性 α – 葡糖苷酶 AB（GANAB）的不正常表达，这两者均为葡萄糖苷酶 II 的亚基。这些发现表明刺五加有效组分可以通过上调 PRKCSH 及 GANAB 的水平来促进内质网应激的恢复。

4. 刺五加有效组分抑制凋亡

多巴胺能神经元凋亡在 PD 的发病机制中起到了关键的作用。巨噬细胞移动抑制因子（MIF）可以诱导凋亡及细胞功能紊乱。MIF 水平的增加与 PD 相关，其在神经内分泌轴中起着举足轻重的作用并参与了神经退行性过程。在一次 PD 的随访检查中，发现患者出现 α – 甲胎蛋白（α – fetoprotein）水平的增加，它与凋亡及肌动蛋白细胞骨架的调节相关。除了上述引起凋亡的蛋白质外，具有抗凋亡活性的蛋白质，Y 盒结合蛋白 1（YBX1）在本研究中也出现了不正常表达。在细胞死亡程序的执行过程中，DNA 复制许可因子 MCM3（MCM3）活性的破坏会导致微型染色体维持复合体的失活及防止不合时宜的 DNA 复制事件。在本研究中，刺五加有效组分可以逆转这些蛋白质的不正常表达。这可能表明刺五加有效组分可以通过调节 MIF、α – fetoprotein、YBX1 及 MCM3 的表达来抑制由 α –

synuclein 过表达引起的细胞凋亡。

5. 刺五加有效组分调节轴突运输

PD 遗传学研究的突破对轴突运输这一领域提出新的认识。轴突运输的减少可以导致 PD 中神经元突起的退行性变。在散发性 PD 中出现轴突运输运动蛋白质的不足，这早于其他已熟知的与黑质细胞相关的病理过程，例如多巴胺表达下调。在 PD 的早期，保守的驱动蛋白水平的下降早于多巴胺能表型标记的改变，这一现象在含有 α–synuclein 包涵体的黑质神经元中尤为显著。驱动蛋白 1 重链（KIF5B）属于驱动蛋白家族，对于轴突运输是重要的，其可以调节轴突运输去维持突触前功能及调节突触可塑性。在本研究中，刺五加有效组分可以逆转 KIF5B 的不正常表达，这可能表明 KIF5B 参与了刺五加有效组分抑制轴突运输不足的机制。

6. 刺五加有效组分调节蛋白质降解

蛋白质降解功能损伤也参与了 PD 的发病机制。26S 蛋白酶体的消耗会导致神经退行性变及类似于路易斯小体包涵体的人类苍白体的形成，它是一种大的参与蛋白质降解的蛋白质复合体。本研究表明，刺五加有效组分可以上调 26S 蛋白酶体非 ATP 酶调节亚基 7（PSMD7）的水平。26S 蛋白酶体的调节亚基的 PSMD7 也与蛋白质降解相关。另一相关蛋白质，T 复合体蛋白质 1 亚基 θ（CCT8）作为分子伴侣有助于蛋白质的折叠。分子伴侣是一类用于保证大量的多肽正确折叠的蛋白质。在无分子伴侣存在的情况下，新合成的多肽很容易出现非特异性相互作用，例如 α–synuclein。除了蛋白折叠的调节作用外，分子伴侣的功能与蛋白质降解通路密切相关。这些发现表明刺五加有效组分可以通过它对 PSMD7 及 CCT8 水平的作用来调节 26S 蛋白酶体及分子伴侣的功能。

7. 刺五加有效组分可以维持中心体的完整性

中心体中蛋白质的聚集参与了 PD 的发病机制。在前期研究中，神经毒物鱼藤酮处理的神经元细胞及神经胶质细胞能扩大及增加中心体，其可以显著地影响中心体的结果与功能，并随后引起细胞骨架的破坏。本研究结果表明，刺五加有效组分可以逆转 HAUS 复合体亚基 4（HAUS4）表达的上调。HAUS4 有助于有丝分裂纺锤体组装、中心体完整性的维持及胞质分裂的完成。这一结果表明 HAUS4 可能参与了刺五加有效组分对中心体功能紊乱的治疗。

8. 刺五加有效组分调节铁稳态

铁元素在 PD 的发病机制中起到中心环节的作用。与 PD 相关的脑铁稳态失衡是该病发病的直接后果。在 PD 患者黑质中，铁元素的水平上升能刺激活性氧的产生及细胞内 α-synuclein 的聚集，并最终导致该大脑区域神经元的氧化应激损伤。乳运铁蛋白是主要的铁结合及多功能蛋白质，其在 PD 患者黑质幸存的神经元中水平增加，这可以清除增加的铁元素。从这些结果可以推测出它表达的上调可能是细胞的自我保护机制，抑制铁代谢的功能紊乱，刺五加有效组分可以通过上调乳铁蛋白来保护铁稳态。

9. 刺五加有效组分调节钙稳态

近来的研究表明，α-synuclein 可以通过参与钙稳态机制发挥毒性，α-synuclein 可以改变膜流动性及增加钙内流，导致 PD 中神经细胞的死亡。本研究结果表明，在 α-synuclein 过表达的情况下，肌凝蛋白 IB（myosin IB）的水平下降。前期研究已表明，钙元素的增加能极大地降低 myosin IB 的活性。基于 UniProt 数据库，得知 myosin IB 是一种参与神经发展及功能关键性过程的运动蛋白。在本研究中，刺五加有效组分可以逆转 myosin IB 的不正常表达及保护钙稳态。

附　刺五加的质量标准——国家标准

《中华人民共和国药典》2015 年版中文名称：刺五加，汉语拼音：Ciwujia，英文名：ACANTHOPANACIS SENTICOSI RADIX ET RHIZOMA SEU CAULIS。

本品为五加科植物刺五加 *Acanthopanax senticosus*（Rupr. et Maxim.）Harms 的干燥根和根茎或茎。春、秋两季采收，洗净，干燥。

【性状】本品根茎呈结节状不规则圆柱形，直径 1.4～4.2cm。根呈圆柱形，多扭曲，长 3.5～12cm，直径 0.3～1.5cm；表面灰褐色或黑褐色，粗糙，有细纵沟和皱纹，皮较薄，有的剥落，剥落处呈灰黄色。质硬，断面黄白色，纤维性。有特异香气，味微辛、稍苦、涩。

本品茎呈长圆柱形，多分枝，长短不一，直径 0.5～2cm。表面浅灰色，老枝灰褐色，具纵裂沟，无刺；幼枝黄褐色，密生细刺。质坚硬，不易折断，断面皮部薄，黄白色，木部宽广，淡黄色，中心有髓。气微，味微辛。

【鉴别】（1）本品根横切面：木栓细胞数 10 列。栓内层菲薄，散有分泌道；薄壁细胞大多含草酸钙簇晶，直径 11～64μm。韧皮部外侧散有较多纤维束，向内渐稀少；分泌道类圆形或椭圆形，径向径 25～51μm，切向径 48～97μm；薄壁细胞含簇晶。形成层成环。木质部占大部分，射线宽 1～3 列细胞；导管壁较薄，多数个相聚；木纤维发达。

根茎横切面：韧皮部纤维束较根为多；有髓。

茎横切面：髓部较发达。

（2）取本品粉末 5g，加 75% 乙醇 50mL，加热回流 1 小时，滤过，滤液蒸干，残渣加水 10mL 使溶解，用三氯甲烷振摇提取 2 次，每次 5mL，合并三氯甲烷液，蒸干，残渣加甲醇 1mL 使溶解，作为供试品溶液。另取刺五加对照药材 5g，同法制成对照药材溶液。再取异嗪皮啶对照品，加甲醇制成每 1mL 含 1mg 的溶液，作为对照品溶液。照薄层色谱法（《中国药典》四部通则 0502）试验，吸取上述 3 种溶液各 10μL，分别点于同一硅胶 G 薄层板上，以三氯甲烷 - 甲醇（19∶1）为展开剂，展开，取出，晾干，置紫外光灯（365nm）下检视。供试品色谱中，在与对照药材色谱相应的位置上，显相同颜色的荧光斑点；在与对照品色谱相应的位置上，显相同的蓝色荧光斑点。

【检查】水分　不得过 10.0%（通则 0832 第二法）。

总灰分　不得过 9.0%（通则 2302）。

【浸出物】照醇溶性浸出物测定法（通则 2201）项下热浸法测定，用甲醇作溶剂，不得少于 3.0%。

【含量测定】照高效液相色谱法（通则 0512）测定。

色谱条件与系统适用性试验　以十八烷基硅烷键合硅胶为填充剂；以甲醇 – 水（20∶80）为流动相；检测波长为 265nm。理论板数按紫丁香苷峰计算应不低于 2000。

对照品溶液的制备　取紫丁香苷对照品适量，精密称定，加甲醇制成每 1mL 含 80μg 的溶液，即得。

供试品溶液的制备　取本品粗粉约 2g，精密称定，置具塞锥形瓶中，精密加入甲醇 25mL，称定重量，超声处理（功率 250W，频率 33kHz）30 分钟，放冷，再称定重量，用甲醇补足减失的重量，摇匀，滤过，取续滤液，即得。

测定法　分别精密吸取对照品溶液与供试品溶液各 10μL，注入液相色谱仪，测定，即得。

本品按干燥品计算，含紫丁香苷（$C_{17}H_{24}O_9$）不得少于 0.050%。

饮片

【炮制】除去杂质，洗净，稍泡，润透，切厚片，干燥。

本品呈类圆形或不规则形的厚片。根和根茎外表皮灰褐色或黑褐色，粗糙，有细纵沟和皱纹，皮较薄，有的剥落，剥落处呈灰黄色；茎外表皮浅灰色或灰褐色，无刺，幼枝黄褐色，密生细刺。切面黄白色，纤维性，茎的皮部薄，木部宽广，中心有髓。根和根茎有特异香气，味微辛、稍苦、涩；茎气微，味微辛。

【检查】水分　同药材，不得过 8.0%。

总灰分　同药材，不得过 7.0%。

【鉴别】（除横切面外）【浸出物】【含量测定】同药材。

【性味与归经】辛、微苦，温。归脾、肾、心经。

【功能与主治】益气健脾，补肾安神。用于脾肺气虚，体虚乏力，食欲不振，肺肾两虚，久咳虚喘，肾虚腰膝酸痛，心脾不足，失眠多梦。

【用法与用量】9~27g。

【贮藏】置通风干燥处，防潮。

【商品规格】商品药材规格一般为统货：干货，呈不规则筒状，外表面灰褐色，有扭曲的皱纹及长圆皮孔，内表面灰黄色、体轻、断面灰黄。气香，味辛、苦。长短、厚度不分。无杂质、无霉变。

商品性状：商品呈长筒状，多为双卷。外表皮灰褐色，有纵向稍扭曲的纵沟及横向长圆形皮孔，内表面呈黄色，有纵纹，质轻而脆，易折断。断面不整齐，灰黄色或灰白色。微有香气，味苦、涩。

附 图

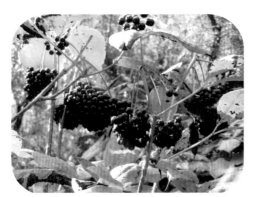

刺五加果实

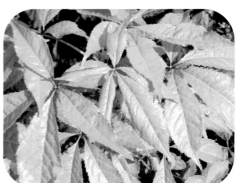

小叶型

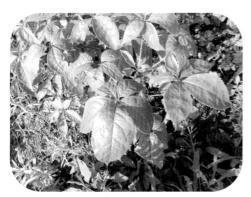

大叶型

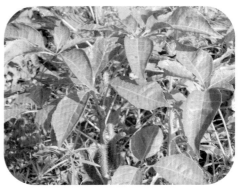

革质叶型 红刺型

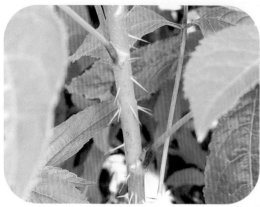

少刺型

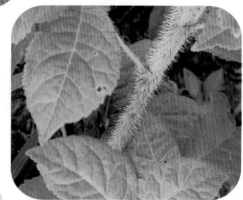

多刺型

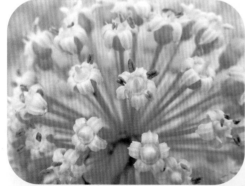

短花丝型花

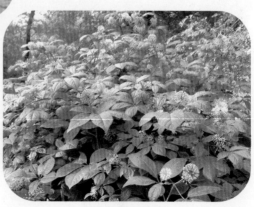

刺五加植株

责任编辑 王 爽 李艳玲
封面设计 陈 金

刺五加，又名五加参，具有益气健脾，补肾安神之功。其药用价值不仅能与人参相媲美，而且它的生理活性在增强机体防御力方面还优于人参，现代主要用于治疗失眠、神经衰弱、帕金森病等。作者对刺五加进行了多年深入研究，以其研究成果为基础，写就本书。本书上篇综述了刺五加的文献研究、现代研究及应用，下篇对刺五加治疗帕金森病的神经保护作用机制实验过程和结论进行了详细介绍，希望对刺五加的深入研究或对其他中药的实验研究提供借鉴与参考。

读中医药书，走健康之路

扫一扫 关注中国中医药出版社系列微信

服务号 中医出版 养生正道 悦读中医
(zgzyycbs) (zhongyichuban) (yszhengdao) (ydzhongyi)